동양의학 강좌 제2권

간장 · 심장

-『동의보감』으로 배우는 간장·심장의 기능과 상관-

동양의학 강좌 제 2 권

간장 · 심장

-『동의보감』으로 배우는 간장·심장의 기능과 상관 -

고바야시 산고 지음 / 조기호 · 김형규 · 곽영 옮김

집문당

번역에 즈음하여

올해 초에 우리들은 동양의학의 원형을 찾고자 그 기본원리에 해당하는 『우주와 인체의 생성원리』라는 책을 번역, 출판하였다. 이어서 이번엔 각론에 해당하는 『간장 · 심장편』을 담은 제2권을 내게 되었다. 한의학을 하는, 혹은 한의학에 관심을 가지고 있는 사람들에게 원저자인 고바야시 산고 선생의 동양의학에 관한 수많은 저서 가운데 총론에 해당하는 『우주와 인체의 생성원리』와 『肝心脾肺腎』의 五臟만은 소개하는 것이 좋겠다는 생각으로 번역작업을 시작하여 그 두 번째 결실을 맺게 된 것이다.

이 책의 특징은 첫째, 동양의학의 기본 문헌에 해당하는 『內經』을 바탕으로 해설하고 있다는 점이다. 단순히 원전을 해석하는데 그치는 것이 아니고 그것을 임상적으로 응용하는 방법에 대하여 상세히 서술하는 실증적인 사고가 눈에 띈다. 우리들은 그 『內經』의 원문을 일일이 찾아 註를 달아 독자들의 편의를 도모하였다. 둘째, 우리 나라 한의학의 근본 경전에 해당한다고 할 수 있는 『東醫寶鑑』의 원문을 필요에 따라 인용하였다는 점이다. 이는 『東醫寶鑑』이 실제로 일본학자에게 영향을 끼친 좋은 예라 할 수 있으며, 우리들이 공부하는 데도 도움이 된다. 『內經』과 마찬가지로 『東醫寶鑑』에 나오는 원문도 전부 찾아 註를 달아 놓았다. 셋째, 각 편 머리에 서양의학의 해부 · 생리 · 병리에 관하여 간결하게 요점을 서술함으로써 고금을 아우름과 동시에, 동서양의학의 균형을 맞추었다는 점이다. 근자에 서양의학의 맹점이 지적되지만, 그 기초적인 지식은 우리 현대인들이 살아가는데 필요한 중요한 기반 지식으로 경시될 수 없다. 이러한 점에서 본서는 동서양의학을 적절히 조화시킴으로써 자칫 전통의학을 강조한 나머지 서양의학의 역할을 경솔히 여기는 우를 범하지 않게 하는데 도움을 주고 있다. 넷째, 최근 우리 나라에서는 전통 한의학의 맥을 잇고자 형상의학에 대한 관심이 고조되고 있는데, 바로 본서가 얼굴, 손, 손톱 등의 색과 형태에 대하여 구체적으로 설명함으로써 그 기초를 제공한다는 점이다. 다섯째, 약물 처방과 침 처방을 말하지 않음으로써 독자들의 사고의 폭을 한없이 넓힐 수 있도록 한 점이다. 우리들이 어떤 한 저서, 특히 동양의학에 관한 저서를 접할 때 간혹 그것만으로 다 된다는 식의 만병통치식 이론으로 채워져 있는 허구를 접하는 경우가 있는데 반하여 본서는 단지 그 이론적인 배경만을 제시함으로써 이러한 문제를 피할 수 있게 하였다.

따라서 우리들은 본서가 잊혀져 가는 동양의학의 원형을 어느 정도 맛볼 수 있게 하는 계기가 되리라고 생각하며 「脾臟, 肺臟, 腎臟篇」을 함께 다루는 제3권도 곧이어 마무리함으로써 미력이나마 이 분야에 관심이나 흥미를 가지고 있는 분들에게 도움이 되었으면 한다. 이 책이 나오기까지 경희의료원 2내과 노기환 선생님의 원고정리와 집문당 성인숙님의 세심한 교정의 수고로움에 깊은 감사를 드린다.

2001년 9월 中秋之佳節에
세 사람이 같이 모여 글을 쓰다

책머리에

『동양의학 강좌 제1권 우주와 인체의 생성원리』(1979년 10월 발간)을 시작으로 한 동양의학 강좌 시리즈를 五臟의 기능과 그 相關性에 관해서도 쓰기 시작하였다. 그 작업의 일환으로 먼저 「간장·심장편」을 하고, 이어서 「비장·폐장·신장편」을 마무리하려는 계획을 세우고서는 벌써 이러한 작업이 일 년 정도 전부터 진행되었다. 다행스럽게도 많은 분의 도움으로 드디어 다음 봄까지 동양의학에 있어서 「원론」에 해당하는 위의 세 권을 발간할 수 있는 단계에까지 이르게 되었다.

解剖·生理에 해당하는 이와 같은 원고가 완성되면 연이어서 「經絡·經穴篇」을 완성하는 것이 순서이겠지만, 經絡·經穴에 관해서는 문제점이 너무 많아서 일단 뒤로 미루고, 우선 「病因篇」 「診斷篇」 「治療篇」을 출판한 후, 시간을 두고서 정리하고 싶다. 지금은 「病因篇」과 「臨床心理篇」의 두 편을 집필중이다. 이 두 편도 宇宙眞理에 바탕을 두고 정리하고 있기 때문에 독자 여러분은 충분히 참고할 수 있을 것이라고 자부한다.

요즘, 제1권에 관해서 독자로부터 많은 의견을 받아 보고 있다. 「폭넓은 관점에서 이루어져 있다」 「이러한 견해나 사고방식은 지금까지 알지 못했다」 등의 의견이 많다. 그러나 이것은 내가 처음으로 만들어 낸 것도 아니고, 새롭게 발견한 것도 아니다. 모두 옛 선인들의 유산이다. 단지, 나는 우주진리, 다시 말해서 동양철학의 척도를 이용하여 현대인들에게 이해하기 쉽게 해설을 시도했을 뿐이다. 지금까지의 해설과 다른 점은 한 가지의 철학만 본 것이 아니라, 命·相·卜·仙 등 학문상의 이론을 풍부하게 받아들인 것이다. 진리의 「뿌리」를 버리고 가지 끝만을 취한다면, 이는 너무 협소하여 자유자재로 사용할 수 없게 되는 것이다.

本書도 1권과 마찬가지로 海老原讓治·岡部紀了·後藤惠康·福田惠美子를 비롯하여 文研유니언의 鶴田顯三·市原一辛氏에게 많은 수고를 끼쳤다. 이 지면을 빌려 감사의 말씀을 드리고자 한다.

著 者

차 례

제 4 장 心系統의 구성과 기능

제5장 心系統의 상관관계

제 1 장 인체는 오장을 근원으로 한다

1. 인체의 생성기전과 腎

잘 알다시피 인체가 만들어지는 기원은 父의 성숙된 정자와 母의 성숙된 난자로 시작되고, 탄생의 기원은 母胎의 나팔관 속에서 精子·卵子가 결합함으로써 시작된다.

인체의 原子라고 하여야 할 정자·난자는 腎의 精인데, 이는 다시 말하여 腎精體이다. 이것은 부모로부터 떨어져 나와 독립한 腎精體이고, 이 독립한 한 방울의 腎精體는 후천의 脾化作用과 大氣作用에 의해서 성장하는데, 이것이 우리들의 인체라고 할 수 있다.[1]

우리들 한 사람 한 사람의 근원은 모두 腎精體이고, 天食·地食을 흡수하여 膨脹·成育한 것에 지나지 않는다. 즉, 인체는 腎體인데, 이 腎은 인체의 기본이며 生命源이다. 이, 胎育則에서는 腎化活動이 가장 왕성하게 이루어지며, 心系·肝系·肺系·脾系 등의 조직도 각각 이루어진다.[2]

이러한 사실에서 알 수 있듯이 신장의 힘은 그 사람의 生命源이 되며, 또한 心·肝·肺·脾의 후천적인 기능을 어떻게 운용하고, 또 어떻게 운용되는가 하는데 중요한 요점이 된다.

※ 先天力 : 腎精力

※ 後天力 : 五臟力

---

1) <靈樞 本神 第八 第三章> "腎藏精, 精舍志, 腎氣虛則厥, 實則脹, 五藏不安."
2) <素問 六節藏象論篇 第九 第四章> "天食人以五氣, 地食人以五味."

腎精體는 飽食性을 가지고 脾化 해 가기 때문에 근원은 腎體이지만, 전체로 보면 脾化體이기도 하다.

후천의 脾化作用 속에는 腎을 비롯한 心・肝・脾의 작용이 포함되어 있다. 예를 들면 木氣性의 음식물을 받아들이기 쉬운 腎精은 木氣 肝旺體가 되고, 火氣性 식품을 쉽게 흡수하는 체질은 火氣 心旺體가 된다. 이와 같이 土氣는 脾旺體, 金氣는 肺旺體, 水氣는 腎旺體가 된다.

또 태어나서 늙을 때까지의 과정은 시간이 흐르고 있기 때문에 나이에 따라서 脾化性이 달라지게 된다. 다시 말해서 선천적인 肝旺體・脾旺體・肺旺體・腎旺體가 있으며, 또한 시간의 흐름에 따라 肝・心・脾・肺・腎의 왕성한 시기가 있게 된다.

시간의 흐름으로 보면 胎養・幼年시대는 腎旺期이고, 小兒・少年시대는 肝旺期, 青年・壯年시대는 心旺期, 中年시대는 脾旺期, 老年시대는 肺旺期이다. 예를 들면 소년시대에는 肝旺體의 肝旺期이므로 전신이 肝臟體로 이루어져 있는 것과 같다. 따라서 신경과민이 되면서 木氣의 원 뜻대로 왕성하게 쭉쭉 뻗어 나간다.

이와 같이 우리들의 인체는 선천・후천의 五旺體로 이루어져 있음을 알 수 있다.

〈강의〉 인체는 어떻게 만들어져 있는가

▶ 全體性이라는 것은

먼저 인체는 全體性이라는 것을 알아두지 않으면 안 됩니다.

"인간은 체내의 각 부분 활동이 생명의 유지를 위해서 하나로 정리된, 고도로 통합된 한 個體이다"라고 하는 것이 全體性, 혹은 全機性입니다.

이 인체의 全體性은 무엇을 根幹으로 할까요. 우선 오장이 그 根幹을 이루고 있다고 생각하면 이해하기 쉬울 것입니다. 진짜의 뿌리는 뇌입니다만, 여러 가지 생리작용을 생각해 보면 오장에 根幹을 두고 있다고 생각하는 것이 이해하기 쉬울 것입니다.

그렇다면 먼저 인간의 全體性을 생각해 가는 데에는 어떠한 과정에서, 어떤 식으로 성장해 갔는가를 아는 것입니다. 이러한 사고방식으로 진행해 가면 우리들 인간은 어떤 식으로 만들어져 있는가 하는 것까지 알게 됩니다. 그래서 인체의 生成機轉과 腎體라는 주제로 먼저 시작하겠습니다.

▶ 인체의 생성과 腎體와의 관계

인체에서 생명의 근원은 뭐라 하든지 간에 母胎・子宮體에 두게 됩니다. 인체의 생성은 난자와 정자가 결합할 때부터 시작되고, 이 정자와 난자는 父와 母의 腎精, 즉 腎氣가 精製된 것이므로 인체의 근원을 전부 갖추고 있다고 할 수 있지요. 그러므로 정자와 난자가 인체의 대 근원을 이루고 있다는 의미입니다.

다음으로 이 腎精의 결합에 의한 腎精體, 즉 腎氣는 어떻게 생육되어 가는가를 알 필요가 있습니다. 이 생육과정은 어머니의 몸안에서 어머니로부터 대기와 음식물을 흡수하고, 여기에 脾化作用이 이루어짐으로써 腎精體를 팽창시켜 가는 것에 지나지 않습니다.

이와 같이 인체는 신장과 비장의 힘에 의해서 生成機轉이 이루어져 있습니다만, 아무리 脾化作用이 활발하더라도 본래의 신장의 힘이 없으면 성장할 수 없습니다. 따라서 모든 치료의 기본은 비장의 활동을 조절하고, 대 근원인 신장의 활동을 도와 주는 것이 됩니다.

이 脾化作用은 나이에 따라서 다른 형태로 나타납니다. 구체적으로 살펴보면 다음과 같습니다.

0세부터 25세까지는 성장기로서 五行으로 본다면 木氣에 해당합니다. 이 성장기에는 脾化作用이 왕성하게 작용합니다만, 이 근원에는 간의 기능이 자리하고 있습니다.

幼兒期와 유아기 이전의 胎養期는 신장이 왕성한 시기입니다. 이 시기는 아직 脾化作用이 충분히 발달해 있지 않습니다. 이 시기, 즉 腎旺期에 주의하여야 할 것은 음식물에 의한 土剋水 현상이 일어나는 것입니다. 먹는 양과 질을 잘못하면 안 됩니다. 이것과 「냉기」에 의한 水白剋이 위험합니다(『동양의학 강좌 제1권 우주와 인체의 생성원리』 참고).

소아·소년기는 간이 왕성한 木旺期에 해당합니다. 木旺期는 伸長의 성장기로서 인체에서는 간이 활발하게 활동하는 때입니다.

木旺期에는 모든 것이 일단은 성장을 주도합니다. 반드시 木系 유형만이 성장하는 것은 아닙니다만, 각 타입 나름대로 최고의 성장을 하는 시기입니다.

木旺體인 사람이 木氣를 맞이하게 되면 더욱 크게 성장합니다. 金·水타입은 키가 크기보다는 오히려 몸 안의 내용물이 견실해지고 키는 중간 정도로 됩니다.

心旺期·脾旺期에는 활동이 거의 같고 中年期에 해당합니다.

노년기가 되면 폐가 왕성한 시기이므로 음식물은 그다지 필요로 하지 않습니다. 대기 속의 5대 영양소를 왕성하게 받아들이기 때문입니다.

이와 같이 시간의 흐름에 따라서 일생은 腎旺期에서 시작되어 肝旺期, 心旺期, 脾旺期, 肺旺期를 거치게 되는데, 이 과정이 태어나서 죽을 때까지의 흐름을 나타내고 있습니다.

그렇다면 각 왕성한 시기에 어떠한 병에 걸리기 쉬운가, 어떠한 치료법이 가능한가, 또한 어떠한 사상을 가지고 있는가, 어떤 이념을 가지고 있는가 하는 등의 활용에 이르기까지는 「旺相死囚休」

를 이용하여 발전시키는 것입니다(『동양의학 강좌 제1권 우주와 인체의 생성원리』 참조).

이것을 정리하면 선천적인 힘, 후천적인 힘의 작용으로 요약됩니다.

▶ 인체에 미치는 선천적인 힘과 후천적인 힘

선천적인 힘이라는 것은 腎精의 힘이고 부모로부터 물려받은 힘과 질입니다. 그 질은 ○인가 □인가 △인가 하는 구별, 그 힘은 10인가, 100인가, 1000인가 하는 것으로—이들은 사람마다 전부 다릅니다. 후천적인 힘이라는 것은 오장의 기능을 사용하여 脾化作用을 한 것입니다. 선천의 힘과 후천의 힘을 합한 것이 현재 우리들의 몸입니다. 질병에 걸려 있으면 현재의 증상이라고 말할 수 있습니다.

선천적으로 태어나면서 부모로부터 받은 힘에 불만을 가지지 말고, 오히려 그 힘을 어떻게 유효하게 사용할 것인가가 중요한 것인데, 이것이 후천적인 기능이기도 합니다. 그리고 선천적인 힘은 이미 정해진 것이기 때문에 그것을 없애지 않도록 생활하는 것이 중요하다고 말할 수 있습니다.

2. 오장을 근원으로 하는 다섯 계통

인간의 五臟·五官이 하늘과 땅의 작용인 五氣로부터 이루어져 있듯이 인체 내에서도 五氣와 관련하여 이루어져 있다. 자연은 五季로서 지상의 만물을 조절하고 있는데 반해서, 인체는 오장을 중심으로 五系統으로 나뉘어 있으며 이 시스템으로 전신이 조절되고 있다.

오장과 관련하여 다섯系統의 대략적인 것을 들어 보면 다음과 같이 요약할 수 있다.[3)]

◎ 肝: 膽·神經·筋·腱·爪·皮膚·眼·淚·下肢·全身의 運動性

◎ 心: 脈管·小腸·血液循環·舌·血色·汗·熱·上肢

◎ 脾: 口腔·食道·胃·膵臟·小腸·大腸의 消化器를 비롯한 全 肉體

◎ 肺: 氣管·大腸·鼻·皮膚·皮毛·經絡·冷却·上肢

◎ 腎: 腦·頭髮·骨齒·膀胱·耳鼻咽喉·生殖器·泌尿器·關節·下肢·體液(血液·임파 液·호르몬·消化液 등의 전신 水液)

이상과 같이 다섯 계통으로 나누어지며, 또한 이들은 서로 拮抗協力을 하면서 자연의 운행에 따라 부지런히 활동하고 있다.

3) <東醫寶鑑 肝臟門> 【肝屬物類】 在天爲風在地爲木在體爲筋在藏爲肝在色爲蒼在音爲角在聲爲呼在變動爲握在竅爲目在味爲酸在志爲怒其液爲淚其榮爲瓜其臭爲臊其卦爲震(生數三成數八)其穀爲麻(一作麥)其畜爲犬(一作鷄)其蟲爲毛其數爲八其果爲李其菜爲韭<內經>其脉爲足厥陰<內經>

<東醫寶鑑 心臟門> 【心屬物類】 在天爲熱在地爲火在卦爲离在體爲脉在藏爲心在色爲赤在音爲徵在聲爲笑在變動爲憂在竅爲舌在味爲苦在志爲喜其液爲汗其榮爲色其臭爲焦其數爲七其穀爲麥(一作黍)其畜爲羊(一作馬)其蟲爲羽其果爲杏其菜爲薤<內經>其脉爲手少陰<內經>

<東醫寶鑑 脾臟門> 【脾屬物類】 在天爲濕在地爲土在卦爲坤在體爲肉在藏爲脾在色爲黃在音爲宮在聲爲歌在變動爲噦在竅爲口在味爲甘在志爲思其液爲涎其榮爲脣其臭爲香其數爲五其穀爲稷其畜爲牛其蟲爲倮其果爲棗其菜爲葵<內經>其脉爲足太陰<內經>

<東醫寶鑑 肺臟門> 【肺屬物類】 肺在天爲燥在地爲金在卦爲兌在體爲皮毛在藏爲肺在色爲白在音爲商在聲爲哭在變動爲咳在竅爲鼻在味爲辛在志爲憂其脉爲手太陰其液爲涕其榮爲毛其臭爲腥其數爲九其穀爲稻其畜爲鷄(一作馬)其蟲爲介其果爲桃其菜爲葱<內經>其經爲手太陰<內經>

<東醫寶鑑 腎臟門> 【腎屬物類】 腎在天爲寒在地爲水在卦爲坎在體爲骨在藏爲腎在色爲黑在音爲羽在聲爲呻在變動爲慄在竅爲耳在味爲鹹在志爲恐其脉爲足少陰其液爲唾其榮爲髮其臭爲腐其數爲六其穀爲豆其畜爲彘其虫爲鱗其果爲栗其菜爲藿<內經>其經足少陰<內經>

〈강의〉 인체에서 五系統이라는 것은

지금부터는 나무의 枝葉처럼 오장을 근간으로 기능이 같은 계통의 器官臟器와 이들이 협력하면서 다른 계통과 拮抗協力하고는 시스템에 관해서 대략적으로 설명하겠습니다.

▶ 간을 근원으로 하는 것

먼저 간부터 시작하겠습니다. 간은 간장에 관련된 것으로서 膽·筋·腱·神經 등을 한 계통으로 들 수 있습니다. 신경은 뇌신경까지 모든 것을 포함하고 있습니다. 신경과 근육은 같은 기능이라고 생각해도 좋습니다. 전신을 신경가닥이라고 봅니다. 머리에 있는 뇌신경도 간장과 관계하고 있습니다. 예를 들면 정신이상은 간장의 기능이 중용을 유지하지 못한 사람에게서 많이 볼 수 있습니다. 히스테리 등도 간의 항진에 의해서 쉽게 일어나지요.

통증이라는 것도 간 기능의 일시적 항진입니다만, 만약 陽性의 통증을 따뜻하게 하면 木化火가 되어서 통증은 더욱더 악화되어 심해집니다. 통증의 치료에서는 항진된 간의 기능을 억제시키면 의외로 좋게 됩니다. 이 경우에는 각 장기의 旺相死囚休를 고려하여 치료하는 경우도 있습니다. 즉 간뿐만 아니라 다른 장기를 응용하여 肝系를 간접적으로 억제시킴으로써 진통효과를 볼 수 있습니다.

또 눈을 보면 간의 상태를 알 수 있습니다. 눈의 색·힘에 이상이 보이면 그것은 간 기능의 언밸런스라고 봅니다.

간은 횡격막보다 아래에 있는 臟器이기 때문에 下肢에도 관련하고 있습니다. 다시 말해서 간이 침해를 받으면 下肢에 이상이 나타나기 쉽습니다.

그리고 운동성의 모든 것은 간에 의해서 조절되고 있습니다.

▶ 心을 근원으로 하는 것

다음으로는 心입니다만, 心은 혈액순환을 중심으로 하고 있습니다. 心을 뿌리라고 한다면 그 꽃은 혀가 해당합니다. 옛날에는 혀를 보고 심장의 상태를 알았으며, 심장의 활동을 통해서 전신을 진단했습니다.

小腸은 熱源입니다. 그래서 부심장이라고도 부르고 있으며, 몸의 열을 만듭니다. 물론 소장은 영양 흡수원이기 때문에 이와 같이 부르더라도 무방할 것입니다.

횡격막보다 위에 있는 장기는 주로 上肢와 관련하고 있습니다.

얼굴 전체는 전신을 상징하고 있습니다. 안면의 혈색은 심장작용을 나타내는 하나의 표시이지요. 이에 관해서는 心系에서 자세하게 설명하겠습니다.

땀도 心과 관련하고 있습니다. 심장이 튼튼한 사람은 땀이 잘 나오는데 이것은 혈액순환이 빠르고, 몸이 뜨겁기 때문입니다. 땀이라는 것은 동맥을 체내에 浮沈시키거나, 순환의 속도를 조절하여 체온조절에도 관여하고 있습니다.

▶ 脾를 근원으로 하는 것

脾는 소화기계통을 가리키는 것으로 입에서 항문까지의 소화기관을 말합니다. 췌장도 포함합니다. 그리고 더 나아가 몸 전체라든가 어떤 한 형태를 갖추고 있는 것은 전부 脾라고 인식합니다. 예를 들면 皮下結合組織이 해당합니다.

방금 몸 전체를 脾로 본다고 말했습니다만, 좀더 자세하게 세분하여 말하면 腦·脊髓·骨·體液은 腎이고, 이 나머지는 전부 脾

라고 보면 됩니다. 다시 말해서 인체는 腎體와 脾體로 이루어져 있다는 것을 알 수 있습니다.

▶ 폐를 근원으로 하는 것

폐는 대장과 형제관계로서 길항하고 있습니다. 대장이 허하면 치질이 되기 쉽습니다만, 치질에 걸렸다는 것은 폐의 기능이 떨어졌기 때문입니다. 매운 것을 좋아하는 사람은 치질에 걸리기 쉽다고 얘기하지요. 이것은 원래 매운 맛은 폐에 영양을 공급하는 원천입니다만, 지나치면 폐를 상하게 하기 때문입니다. 폐는 氣를 담당하고 있기 때문에 陽氣가 모여 있는 百會(머리의 중앙)에 뜸을 뜨면 치질에 효과가 있다고 하는데 바로 이런 원리 때문이지요.

코의 모양과 활기를 보면 폐의 虛實을 알 수 있습니다. 그리고 어깨폭·가슴의 두께·어깨의 오르내림에 의해서도 알 수 있습니다.

피부는 폐와 관련하여 아주 중요한 곳입니다. 인간은 피부호흡을 하고 있기 때문에 피부는 副폐장이라고 말할 수 있습니다. 오히려 피부가 주인공이라고 할 정도로 중요합니다.

폐는 上肢와 관련하고 있습니다.

▶ 腎을 근원으로 하는 것

腎은 膀胱·腦·頭髮·骨·齒 등과 관련하고 있고, 耳鼻咽喉·關節·下肢·生殖器·泌尿器·호르몬·血液을 비롯한 모든 水性을 조절하고 있습니다.

이상이 인체의 生成機轉과 다섯 계통의 대략적인 내용입니다.

복잡하게 얽혀 있는 다섯 계통에 관해서는 지금부터 각각 자세하게 설명해 드리겠습니다.

제2장 간 계통의 구성과 기능

-서양의학적 고찰*-

1. 간장의 구성

[위치] 복강내우상부(오른쪽의 제5 늑골부터 제10 늑골의 높이)이고, 횡격막의 바로 아래에 있다. 간장의 상후면은 횡격막과 결합조직으로 결합되어 있고, 이 부분과 肝門部(하면 중앙)를 제외한 거의 전면이 복강으로 둘러싸여 있다.

[형상] 윗면이 볼록하게 나와 있고, 아랫면이 약간 움푹하게 들어가 있는 피라미드형(Xiphisternum).

[색] 암적갈색

[크기] 인체 내 가장 큰 내장기관

[무게] 1,200~1,500g(성인 체중의 50분의 1)

[구분] 肝鎌狀間膜에 의해 좌우의 양잎으로 나누어지고, 오른쪽 잎은 전체의 4분의 3, 왼쪽잎은 4분의 1을 차지한다(다음 그림 참조).

[구조] 간장은 글리손(glisson)낭, 간실질, 혈관계 및 담즙배설관 등 네 개의 부분으로 이루어진다.

역주: *) 원저가 이미 20년 전에 나왔기 때문에 서양의학적인 고찰에서 약간의 수정이 필요한 부분이 있어 역자들이 최신지견을 참고하여 원저의 내용을 훼손하지 않는 범위에서 첨삭을 하였다. 역자들이 참고한 문헌은 제2장 끝머리에 싣는다.

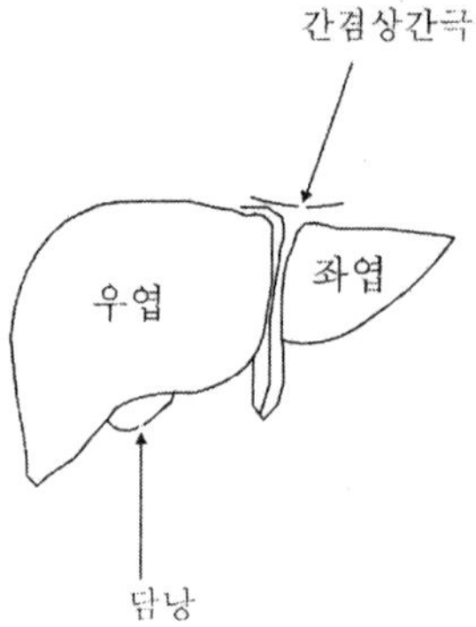

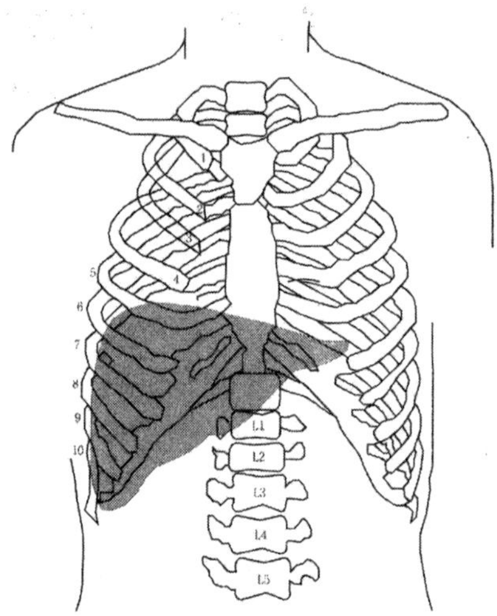

<간장의 위치>

(1) 글리손(glisson)낭

간장의 표면을 둘러싼 결합조직성의 얇은 피막을 말하고, 이것은 나아가서 내부로 들어가서 「小葉間中隔(glisson梢)」가 되고, 간장을 수많은 소엽으로 나누고 있다. 글리손梢 속에는 문맥, 간동맥, 膽管, 림프관 등이 달리고 있다.

(2) 간실질

수많은 간소엽으로부터 이루어진다. 간소엽은 직경 0.7~2.0mm의 다각형 柱狀體이고, 중심에 중심정맥이 달리고, 그 주위에 간세포가 일렬로 늘어서서 판상을 이루고(간세포판이라고 한다), 밖을 향해서 방사상으로 배열되어 있다.

간세포 사이에는 서로 세포막으로 둘러싸인 小孔이 존재하고, 이것이 세포담관으로 담관이 시작되는 부분이 되고 있고, 간세포로부터 담즙의 분비를 받는다.

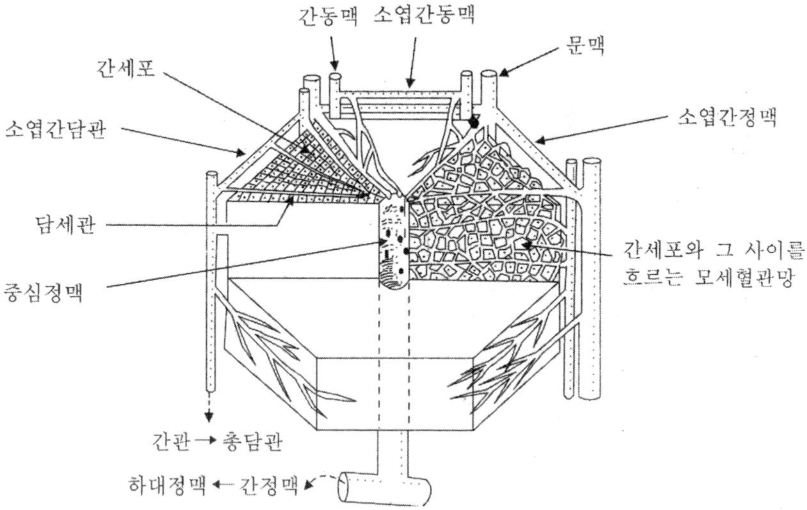

<간소엽의 구조모형>

(3) 혈관계

간장은 특유한 순환계를 가지고 있다. 그 경로를 나타내면 다음과 같이 된다.

위·소장·대장	(肝門)(글리슨梢)(간소엽)		
췌 장·비 장	門靜脈 → 門靜脈枝 → 類洞	→ 中心靜脈 → 肝靜脈	→ 下大靜脈 → 右心房
복 강 동 맥 →	肝動脈 → 肝動脈枝 → 類洞		

· 문정맥(문맥) : 복부소화기로 흡수된 영양소를 간장에 운반하는 정맥.

· 간동맥 : 간장 자신을 배양하는 혈관. 간장에 들어오는 혈액량은 일 분 동안에 1,300~1,500mℓ로, 그 중 약 70%가 문맥, 30%가 간동맥이다. 동맥혈량은 적지만, 복잡하고 다양한 많은 활동을 하고 있는 간세포에 산소를 공급하는 중요한 역할을 하고 있다.

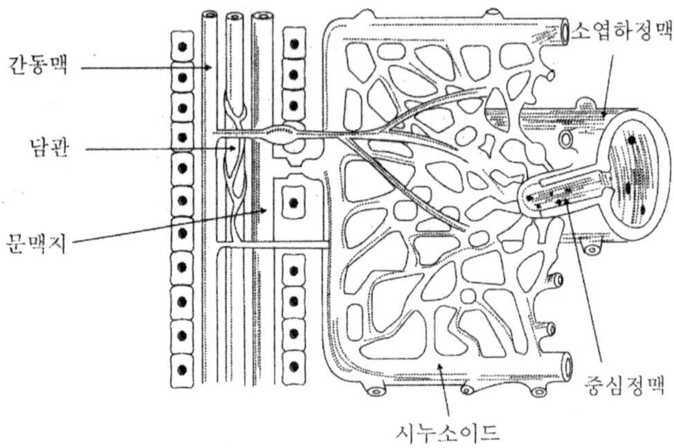

<간혈류의 분포>

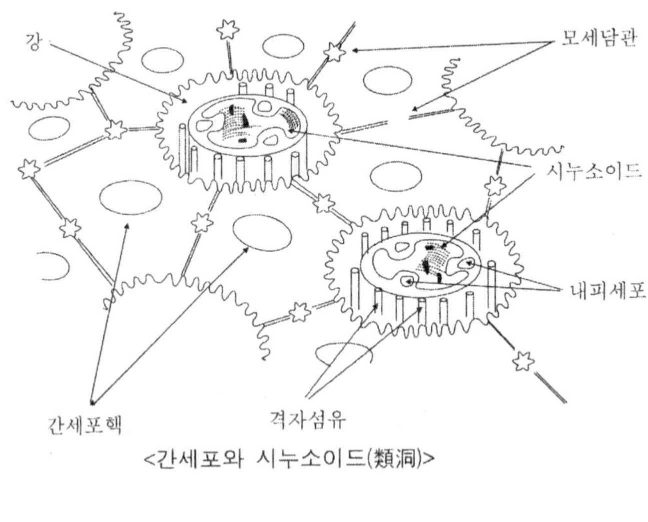

<간세포와 시누소이드(類洞)>

· 類洞(sinusoid) : 소엽 안에 있어서 간세포판에 둘러싸인 毛細血管腔을 말한다. 모든 간세포와 접하고, 혈액과 간세포 사이의 물질교환을 하고 있다. 또, 類洞壁은 내피세포와 망상 내피계의 식세포로 구성되는데 이 편평한 식세포가 Kupffer cell이고 세포내이입(endocytosis)에 의해 탐식작용을 하며 이물질을 탐식하여 처리하고 있다.
· 중심정맥 : 간소엽의 중심을 세로로 달리고, 類洞에서 처리된 정맥혈을 모은다.
· 간정맥 : 중심정맥은 합해서 2~3개의 간정맥으로 되어 있고, 肝門으로부터가 아니고, 간장 뒤쪽의 윗면에서부터 나와서 하대정맥으로 흘러 들어간다.

(4) 담즙배설관

담즙의 유출경로는 다음 페이지의 그림과 같다.
· 모세담관 : 간세포막으로 둘러싸인 틈이고, 고유의 벽은 아니며, 망의 눈모양으로 간세포판을 통과하고 있다.
· 담세관 : 모세담관이 모인 것으로 고유의 담관상피세포로 만들어져 있다. 수엽내를 글리손(glisson)梢를 향해서 달린다.
· 小葉間膽管 : 글리손(glisson)梢 안을 달리고, 管腔도 넓어져 있다.
· 좌우의 肝管 : 膽管은 肝門部의 가까운 쪽이고, 左葉은 左葉대로 右葉은 右葉대로 각각 한 줄기로 나와, 두 줄기의 肝管으로 된다. 그리고 좌우 두 줄기의 肝管은 肝門에서 합쳐져 나오면 하나의 總肝管(common hepatic duct)으로 되고, 담낭에서 나온 담낭관을 만나 총(수)담관(common bile duct)을 형성한다.

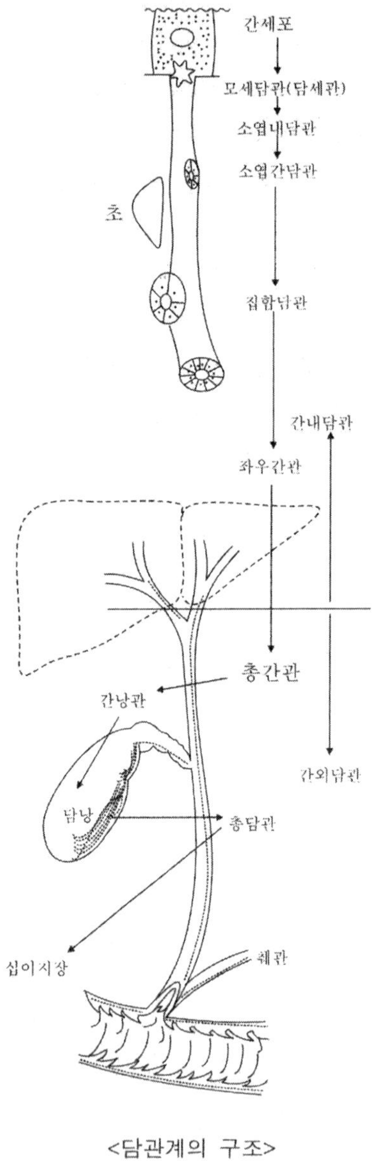
간세포
모세담관(담세관)
소엽내담관
소엽간담관
초
집합담관
간내담관
좌우간관
총간관
간낭관
간외담관
담낭
총담관
십이지장
췌관

<담관계의 구조>

2. 간장의 생리작용

간장은 실제로 수많은 복잡한 활동을 하고 있다. 평상시에는 그 능력의 5분의 1정도밖에 활동하고 있지 않지만, 필요에 따라서는 그 5배나 되는 활동을 늘린다. 간장의 기능은 크게 다섯 가지로 나눌 수 있다.

① 대사작용

② 담즙배설작용

③ 해독작용

④ 혈액량의 조절작용

⑤ 조혈촉진작용 및 혈액응고에 관한 인자의 생성작용

(1) 대사작용

① 당질대사

당질은 장관에서 포도당 등의 단당류로서 흡수되어 門脈부터 간장에 이르러서 간세포에 의해 글리코겐으로 바뀌어 저장된다.

혈액 속의 포도당이 부족하면 글리코겐(glycogen)을 다시 포도당으로 분해하여 혈액 속으로 방출한다. 다음에 아미노산과 지방도 간세포에 의해서 글리코겐으로 바뀌어 저장된다.

② 단백대사

단백질은 장관에서 아미노산으로 분해되어 흡수되고, 門脈을 지나서 간장에 이르지만 여기에서 다시 간세포에 의해서 생체에 필요한 단백질로 합성된다. 특히 알부민, 피브리노겐(fibrinogen), 프로트롬빈(prothrombin), 글로불린(globulin) 등의 혈장 단백은 여기에서 만들어진다.

또, 일부는 간장에서 이루어지고 있는 여러 가지 대사를 위하여 산소 단백으로 되고 나머지 일부는 아미노기를 벗어나서 글리코겐(glycogen)과 지방으로서 저장된다. 이 탈아미노에 의해서 생겨난 암모니아는 간장에서 요소로 변하여 신장에 운반되어 소변 속에 배설된다.

③ 지방대사

지방은 장관에서 지방산, 글리세롤(glycerol), monoglyceride으로 분해되고 monoglyceride가 가장 많다. 지방산과 monoglyceride는 대부분 장관의 점막세포에서 중성지방으로 합성되어, 胸管을 거쳐 혈액 속으로 들어간다. 門脈을 거쳐 간장에 들어가는 지방산은 일부분이다. 더욱이 간장은 초산으로부터도 지방산을 합성하고 있다. 이러한 지방산은 간장에서 인지질(phospholipid)과 중성지방을 만드는데 이용된다.

그 밖에 대부분의 혈청콜레스테롤은 간장에서 酢酸으로부터 합성된 것이든지 음식물 본래의 것이다. 이 중 약 70%가 지방산에스테르의 형태로 존재한다. 스테로이드 호르몬과 담즙산은 콜레스테롤로부터 합성된 것이다.

④ 체온발생

간장은 간세포에 의한 물질대사를 증대하고 골격근과 함께 열발생의 근원이 되고 있다.

⑤ 기타

간장은 비타민 B_1, B_2, H, 엽산, 판토텐산, B_{12} 등의 수많은 비타민의 저장 및 철 등의 금속저장을 하고 있다.

(2) 담즙배설작용

① 생성

간세포는 類洞 내의 혈액으로부터 재료를 얻어 담즙을 만들고 모세담관에 분비한다. 하루 총 생산량은 약 500~1,000mℓ이다. 낮 동안은 매시간 23mℓ, 밤에는 이것보다 적은 15mℓ의 비율로 분비된다. 간장으로부터 분비된 직후의 담즙은 「간장담즙」이라고 불린다.

② 성분

담즙의 주성분을 중량별로 나누면 수분이 82%이고, 나머지 고형성분의 절반이 담즙산이다. 그 밖에 빌리루빈(담즙색소), 콜레스테롤, 간장에서 처리된 약물과 독물 등이 포함된다. 빌리루빈은 적혈구 속의 헤모글로빈(혈색소)이 간장과 비장에서 파괴되어 철을 잃어버린 것이다. 쓴맛이 나고 알칼리성이며, 황색을 띤다.

③ 배설

간장으로부터 분비된 담즙은 일단 담낭에 수용되고, 여기에서 물과 염분 등이 흡수되어 5~10배로 농축된다. PH도 알칼리성(7.8~8.6)에서 중성(7.0~7.4)으로 바뀐다. 또, 담낭벽으로부터는 소량의 점액이 분비되고, 여기에 담낭담즙이 형성된다.

담낭 내에 담즙이 충분히 채워져 있거나, 지방성의 식사가 십이지장점막에 닿거나, 혹은 미주신경의 긴장이 높아지면 담낭은 수축을 시작하고 십이지장에 담즙을 배설한다. 특히, 지방성식사가 십이지장점막에 닿으면 이 부분에 담낭수축호르몬(cholecystokinin)이 생성되고, 이것은 혈액 속에 들어가 담낭에 이르고, 담낭벽을 수축시킴과 동시에 膽管의 십이지장개구부의 괄약근(oddi괄약근)을 느슨하게 하여 담즙을 장내로 배설시킨다.

④ 기능

담즙기능의 중심은 그 속의 담즙산염에 의한 것이고, 지방을 乳化시켜서 지방의 표면적을 늘리고, 지방분해효소(lipase와 steapsin)가 작용하는 면을 증대시킨다. 또, 지방산과 결합하여 지방산의 腸壁으로부터의 흡수를 용이하게 만든다. 그 밖에 지용성비타민의 흡수촉진, 철과 칼슘의 흡수촉진기능이 있다. 이미 살펴본 것처럼 담즙에는 빌리루빈과 콜레스테롤, 나아가서는 간장에서 처리된 비교적 고분자의 약물과 독물이 포함되어 있고, 이것들의 체외배설경로가 되고 있다.

⑤ 담즙의 腸肝循環

腸管에 배설된 담즙은 세균작용과 환원작용을 받은 후에 일부는 변으로, 일부는 다시 腸壁에서 흡수되어 간장으로 돌아온다. 담즙산은 대부분이 재흡수되고 빌리루빈은 腸 속에서 유로비리노겐으로되어 대부분은 변 속에 배출되는 변의 황색을 형성하지만, 일부는 腸壁에서 흡수되어 간장에서 다시 빌리루빈으로 된다.

(3) 해독작용

간장의 해독작용에는 간세포에 의한 것과 類洞壁의 星細胞(kupffer cell)에 의한 것이 있다.

① 간세포에 의한 해독

외래성의 독물과 약물, 혹은 장관에서 세균분해에 의해서 만들어진 내인성의 유해물질은 간세포에 의해서 산화, 환원, 가수분해, 혹은 抱合을 받아서 수용성을 높인 후에 담즙 또는 뇨 속으로 배설된다.

② 星細胞(kupffer cell)에 의한 식작용

星細胞는 망상내피계에 속하고 노폐혈구, 세균, 이물질 등의 혈액 속의 불필요한 물질을 탐식한다.

(4) 혈액량의 조절작용

분당 1,400~1,500mℓ의 혈액이 간장 내 관류하며 총 심박출량의 30%에 해당된다. 간장은 혈관이 많고, 풍부한 혈액을 포함하기 위해서 비장과 함께 순환 혈액량의 조절에 참여한다. 순환 혈액량이 많이 필요하지 않은 안정 시에는 상당한 혈액은 간장에 저장되고, 활동이나 출혈 등으로 순환 혈액의 요구가 있을 경우에 간장 내에 저장되어 있는 혈액을 동원한다.

(5) 조혈작용, 혈액응고작용

간장은 태생기에는 조혈작용을 하고 성장과 함께 골수에 의하여 대체된다. 또, 생후 비타민 B_{12} 등과 같은 항빈혈인자를 저장하고, 이것으로 골수를 자극해서 적혈구의 성숙을 촉진하고 있다. 이 인자가 부족하면 적혈구의 성숙이 방해받아 미성숙한 대형 적혈구가 만들어져서 악성빈혈이 된다.

헤모글로빈이 간장과 비장에서 파괴되었을 때, 유리된 철은 간장에 저장되고, 필요에 응해서 골수에 운반되어 새로운 적혈구의 생성에 이용된다.

간장은 이미 단백질대사의 부분에서 본 것처럼 피브리노겐(fibrinogen)과 프로트롬빈(prothrombin) 등의 혈액응고인자 및 해파린(heparin) 등의 항응고인자를 만들고 있다.

3. 담 낭

[위치] 간장의 아랫면

[형상] 서양 배 모양의 낭상

[크기] 길이 8cm, 폭 3~5cm, 용적 30~40mℓ

[기능] 담즙의 저장, 농축, 배설작용(자세한 것은 앞의 「담즙의 배설작용」의 항목을 참조)

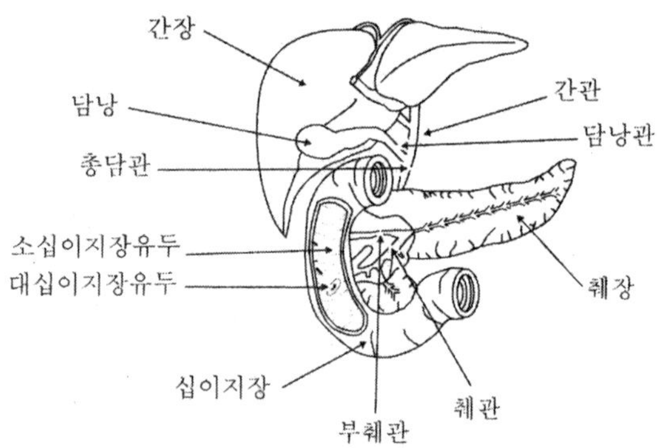

<간장과 담낭>

4. 황달과 담석

▶ 황달이라는 것은

[정의] 혈액 속의 빌리루빈(담즙색소 농도)이 비정상적으로 증대하고 혈관 밖으로 스며 나와, 피부·점막 등의 조직에 스며들어가 달라붙는 것을 말한다.

[원인] 황달의 종류에 따라서 각각 다음과 같이 된다.

(1) 溶血性 黃疸

간장과 비장에서 적혈구의 파괴가 과도하게 되어, 빌리루빈이 과잉 생산되고 이를 간장에서 생리적으로는 처리하지 못할 때 생기는 황달이다. 각종 용혈성질환에서 볼 수 있다.

(2) 肝細胞性 黃疸

간세포의 기능장애에 의한 황달이다. 예를 들면 간장 이외에서 만들어진 빌리루빈을 간세포 안으로 받아들일 때 일어나는 장애와 세포 내에서의 수송 장애, 세포 내에서의 빌리루빈처리의 장애 등 여러 유형의 간염과 간경변일 때에 볼 수 있다.

(3) 閉塞性 黃疸

담도의 협착·폐쇄에 의해서 담즙이 정체상태가 되어 혈액 속으로 들어가는 경우, 담석증, 담낭암, 담관염, 십이지장암 등일 때 볼 수 있다. 더욱이 소화관에 담즙이 나오지 않으면 변은 황색을 상실하고 새하얗게 된다. 또, 지방소화가 저해받는다.

▶ 담석이라는 것은

〔성분〕 담석은 주로 콜레스테롤로 구성(11~98%)되며, 기타 빌리루빈의 칼슘염, 지방산, 인지질, 담즙산, 당단백으로 구성되어 있고, 크게 콜레스테롤系石과 빌리루빈系石의 두 가지로 분류된다.

콜레스테롤系石은 새하얗고 단단하며, 빌리루빈系石은 갈색으로 손가락으로 누르면 쉽게 부서져 모래모양으로 된다.

〔존재부위〕 담낭내(콜레스테롤系石이 많다) 및 담관내(빌리루빈

系石이 많다)

[크기] 모래모양의 미세한 것부터 계란처럼 큰 것까지 다양하다.

[수] 한 개부터 수천 개까지 종류가 많다.

[발생빈도] 전체 인구의 10~20%에서 발생되고, 서양사회에서는 담석증의 90% 정도가 콜레스테롤 담석이다. 백인 여성에게 발생빈도가 높다. 일반적으로 남성보다도 여성에게 많다.

[원인] 확실한 원인은 분명하지 않지만, 국소성변화로서 담낭과 담관의 염증, 담즙정체, 담즙분비 이상과 전신성 변화로서 콜레스테롤과 칼슘의 대사 이상, 자율신경 실조증, 지방의 과잉섭취 등이 원인으로 생각되고 있다.

이상의 원인에 의해서 콜레스테롤系石의 경우는 담즙 안의 콜레스테롤 비율이 상승하고 콜레스테롤의 석출이 일어나고, 이것이 응결하여 담석이 된다. 빌리루빈系石의 경우는 세균의 담도 내 감염을 받아서 β글루쿠로니다제(β-glucuronidase)의 활성이 늘고, 이 효소에 의해서 담즙 속의 抱合빌리루빈이 가수분해되어 非抱合빌리루빈이 된다. 이것이 칼슘과 결합하여 비용해성칼슘-빌리루빈 결정체를 형성한다.

[증상] 膽石疝痛, 발열, 황달 등 다양하다.

약 90% 정도에서 무증상성 담석을 가지고 있으며 膽石에 의한 증상은 담석으로 인한 담낭염이나 담도염에 수반증상과 췌장염, 복막염 등과 같은 합병증에 의한 증상이다.

膽石疝痛(복통) 부위는 우상복부, 심와부, 우측견갑부, 배부로 방산될 수 있다.

〈참고문헌〉

『解剖學・生理學』, 日野原重明, 醫學書院, 1977.
『肝・膽・膵疾患』, 奥田邦雄, 朝倉書店, 1974.
『간・담도질환』, Sheila Sherlok, 고려의학, 1989(역자 참고문헌).
『생리학』, 성호경・이상돈, 의학문화사, 1992(역자 참고문헌).
『내과학』, 김노경, 고려의학, 1998(역자 참고문헌).

제 3 장 肝系統의 상관관계

-동양의학적 고찰-

1. 간 계통에 대해서

간의 기능은 간장·담낭을 근간으로 하여 神經組織·筋肉·腱組織·爪·眼 등에 枝葉的인 관련을 가지면서 지각·운동·혈액대사·발열·영양대사·해독 등에 관여하고 있다.

〈강의〉 동양의학의 사고방식

동양의학에서 말하는 간은 단지 서양의학에서 말하는 간장만을 가리키고 있는 것은 아닙니다. 동양의학에서는 肝系라는 말을 쓰는데, 이것은 간을 주축으로 한 전체적인 하나의 시스템을 가리키고 있습니다.

간, 다시 말해서 肝系는 간장이라는 장기에 근본을 두면서 담낭·신경·근육·腱·피부·爪·眼 등의 각 조직이 枝葉末端으로 서로 관련을 맺으면서 작용하고 있습니다. 그렇기 때문에 간 기능이 저하된 경우에는 간과 관련된 모든 곳에서 문제가 일어나게 되지요. 그러므로 우리들처럼 동양의학을 하는 사람들은 간이라고 하더라도 간 하나에만 초점을 두지 말고 몸 전체에서의 의미를 알아야 됩니다.

피부에 문제가 있으면 피부는 간장과 길항관계에 있기 때문에 반드시 폐와의 길항문제가 일어나게 됩니다. 그리고 눈에도 문제가 발생합니다.

지금 동양의학적, 즉 전체적으로 보는 예를 하나 들어 보겠습니다.

심장이 답답한(고통스러운 것) 경우에는 간장에서 영향을 받고 있는 경우가 많습니다. 질병이라 하더라도 지엽적인 증상인 心悸亢進만을 치료하기보다는 그 뿌리를 치료할 필요가 있습니다. 心悸亢進이라는 하나의 증상에서 그 속에 있는 질병의 근본이 되는 것을 찾아가는 것이 필요하다는 것이지요. 병의 원인이 되고 있는 뿌리를 찾아내어 그것을 제거하는 것이 중요합니다. 근본적 원인을 제거하면 말초적인 증상은 자연히 없어지게 되는 것이지요.

요컨대 근본적인 치료가 필요하다는 것입니다.

기침의 예를 들어 보면 단지 기침만을 멈추게 하는 진해거담제를 아무리 먹어도 소용이 없는 경우를 경험할 것입니다. 어떤 질환에서 그 잎은 잘라 없애더라도 아직 그 뿌리가 남아 있기 때문에 또다시 병의 잎은 바로 돋아나게 됩니다. 이와 같은 방법은 일시적인 방편에 지나지 않습니다. 또다시 기침을 하게 되지요. 단지 기침이 괴로워서 견딜 수 없을 때에는 임시방편으로 사용할 수 있습니다만, 계속해서 기침약만을 사용해서는 곤란합니다.

이와 같은 경우에도 기침만을 멈추게 할 목적으로 처방을 하지 않는 것이 좋습니다. 그것보다 오히려, 「냉기」가 근본의 원인이 되기 때문에 몸 전체를 따뜻하게 해 주면 더 좋은 경우가 있습니다. 냉기가 있는 것은 腎이 약해져 있기 때문입니다. 냉기는 腎이 관리하고 있으므로 냉한 것은 腎의 힘이 떨어져 있다는 것을 의미하지요. 지킬 힘이 없기 때문에 냉기가 속으로 들어가 버리게 된 것이지요. 그렇기 때문에 뿌리의 치료로서는 腎을 튼튼하게 해 주는 것이 좋습니다. 그렇게 하면 기침은 멈추게 됩니다.

2. 肝과 膽

간과 담은 형과 누이동생과 같은 협력관계에 있으며 간장에서 만든 담즙을 담낭에서 저장하고 이를 다시 십이지장으로 보내어 지방소화를 돕고, 분변배설을 쉽게 하도록 한다.

또한 정신적으로는 담력을 키우기도 한다.

일반용어 가운데에서도 간덩이가 크다, 겁이 많다, 담차다, 간 떨어진다, 담이 서늘하다, 뚝심, 강심장 같은 말을 자주 사용하는데 이들은 전부 담낭의 기능을 일부 나타내고 있다.

담은 脾와 길항협력하고 있다. 甲己干合에서 土旺期를 중심으로 하여 膽은 脾와 함께 소화작용을 담당하고 있는 것이다.

膽汁과 大腸의 관련에서 담즙은 대변을 조절하고 대장생리를 용이하게 하며 그 기능을 돕는다.

간・담과 소화기계의 脾는 부부길항을 이룬다. 간장에 의해 담즙이 생성되며 이 담즙은 담낭에 저장되어 필요에 따라서 십이지장으로 내려가 지방을 비롯한 소화작용을 돕는다. 이처럼 肝系와 脾系는 부부길항하고 있다.

〈강의〉 간과 담의 관계 및 기능

▶ 간과 담은 兄妹의 관계

간과 담낭은 형과 누이동생 같은 협동관계를 유지하고 있습니다.

그 기능은 간장에서 만들어진 담즙을 담낭에 비축하고 그리고 십이지장으로 보내어 지방소화, 분변배설을 쉽게 하도록 하고 있습니다.

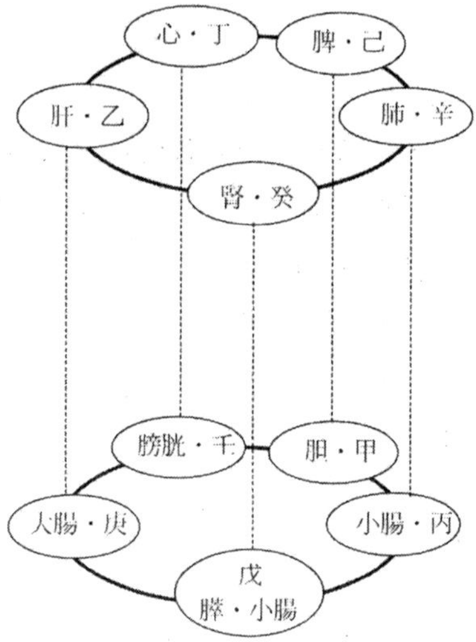

<장부의 길항>

그리고 정신적으로는 담력을 길러 주고 있습니다.

膽力이라는 것은 배짱 즉 용기를 말합니다. 보통 담력이 크다 작다 하는 것은 肝系의 힘을 가리키고 있습니다. 이 간계에는 肝力과 膽力으로 또다시 나누어집니다만, 대체로 肝力이 있으면 膽力도 있다고 말할 수 있습니다. 그러나 외관상으로는 누이동생인 간의 힘이 강하더라도 담에 힘이 없는 경우도 있습니다.

간 쪽에 힘이 있는 사람은 키가 큽니다만, 옆으로도 살이 붙습니다. 왜냐하면 담은 비장과 밀접하게 부부길항을 맺고 있기 때문에 이 관계가 好拮抗하고 있으면 뚱뚱해집니다. 힘도 생기게 됩니다.

키가 크고, 살집이 좋고, 체격이 좋은 사람은 간이나 담 모두 힘이 충실해 있다고 말할 수 있습니다.

담낭은 脾와 함께 낮부터 저녁때의 土旺期에 木과 土로 부부길항을 하면서 소화작용을 담당하고 있습니다.

담과 대장입니다만, 담즙은 변을 조절하는 기능이 있으므로 대장생리를 쉽게 하고 있습니다. 이것은 金系와의 길항입니다. 대장은 副肺臟입니다. 또한 大腸은 즉 피부인데, 이는 金과 木으로 길항하고 있습니다.

이 밖에 정신적인 면을 설명하는 말에는 담차다, 간 떨어지다, 두려워서 떨다, 뚝심이 있다, 강심장이다… 등이 있는데, 우리들은 무심코 늘 이와 같은 말을 사용하고 있습니다만 이 역시 간과 담의 기능을 나타내고 있습니다.

▶ 오장에도 정신작용이 있다

여기에서는 서양심리학과 동양심리학의 차이에 관해서 조금 언급하겠습니다.

동양에서 정신이라는 것은 仁·義·禮·智·信이라고 하는 다섯 개의 心이 있는데, 이들이 心과 잘 균형을 유지하고 통합되어 있는 사람을 「大人」이라고 합니다. 이와 같은 사고방식은 서양에는 없습니다.

동양에서는 五心이 통합되어 있는 정신에 관해서 이미 3000년 전부터 논의가 있습니다. 이것을 인체로 말하면 왜 인간의 손은 다섯 손가락으로 되어 있는 것일까 하는 문제와 마찬가지로서, 五心의 근본이 오장에서 이루어지고 있기 때문입니다. 오장에는 오장 각각의 고유한 기능이 있고, 또한 정신이 있습니다. 간장에는 간장의 생리와 정신작용이, 신장에는 신장의 생리와 정신작용이 있는 것과 마찬가지이지요.

이와 같이 간과 담이라는 것은 실제 장기로서의 작용뿐만 아니라 정신적인 기능도 담당하고 있다는 사실을 알아두십시오.

3. 肝과 大腸

대장과 폐는 형과 누이동생의 관계이며 폐가 누이동생이고 대장은 형에 해당한다. 간이라는 것은 乙庚干合에서 부부길항을 하고, 봄·아침의 木期에 왕성하게 작용하고 있다(干合에 관해서는 『동양의학 강좌 제1권 우주와 인체의 생성원리』 참조).

대장의 생리작용은 배변에 관여하면서 소장의 열기에 의하여 수분을 氣化시키고, 온몸에 氣를 보내는 것이다.

한편, 간은 전신의 신경·근육운동의 조절을 쉽게 하기 위해서 대장과 길항하면서 봄·아침의 주최자로서 부지런히 활동하고 있다.

아침이라는 시간은 온몸을 발동시켜 운동을 하려는 때이고, 그 활력원으로서 大腸의 腸氣가 안에서 밖으로 향하고 있다. 예를 들면 변비증이 있는 사람은 腸氣의 활동이 나쁘므로 아침의 氣가 활동하지 않게 되어 부인에 해당하는 간과 누이동생에 해당하는 폐에 나쁜 영향을 미치게 된다. 그러므로 결국에는 피부호흡이 활발하게 이루어지지 않게 되어 피부에 윤기와 활기가 없어지게 된다.

〈강의〉 대장과 소장의 기능

대장은 간장과 길항하면서 봄, 또는 아침을 중심으로 활발하게 활동하고 있습니다.

대장의 생리작용은 배변기능을 하면서 동시에 소장의 열기를 받아 수분을 氣化시킵니다. 다시 말해서 氣의 동력원이 되고 있습니다. 아랫배에 힘이 들어가는 것은 이 기능에 의합니다. 그리고 전신에 氣를 보내고 있습니다.

일단 소장과 대장을 나누어 살펴보면 소장은 심장과의 관계에서 형과 누이동생이 되므로 火가 됩니다. 그러므로 열기를 발생합니다. 소장에서 혈액의 근원이 만들어집니다. 소장을 둘러싸고 있는 것이 대장이고 이것은 앞에서 말한 것처럼 氣를 만들고 있습니다.

소장과 대장에서 氣血이 생성되고 있습니다. 횡격막보다 위에 있는 臟器, 즉 心과 肺에서는 氣血을 순환시키고, 아래에 있는 小腸과 大腸에서는 氣血을 체내에서 생성하고 있습니다.

간과 대장이 관련성을 가지고 있는 예를 하나 들어 보겠습니다. 간 기능이 극도로 저하하면 항문괄약근이 느슨해져 직장내벽의 일부가 항문 밖으로 나옵니다. 그렇게 되면 속옷을 더럽히게 됩니다. 그리고 여기에 腎機能 低下까지 일어나면 소변을 조금씩 싸게 되는 경우도 있습니다. 최근 중・고등학생 중에 오줌싸는 학생이 늘고 있습니다. 이것은 腎・肝기능 저하에 의한 것입니다.

4. 肝과 眼(1)

『素問』에 「眼은 肝을 관리한다. 肝은 血을 저장하고, 筋을 담당한다」라고 되어 있다.[1] 또한 『銀海精微』에 「눈은 속 五臟의 精華, 日月天에 빛나는 조명으로 전체를 나타내는 것과 같다」라고 되어 있다.

모든 眼변화는 肝의 병변에 의한다.

① 近視(선천・후천)

② 遠視(후천)

③ 眼疾(선천・후천)

④ 盲視(선천・후천)

---

1) <素問 金匱眞言論> "東方靑色 入通於肝 開竅於目"
<素問 調經論> "肝藏血"
<素問 陰陽應象大論> "肝生筋 筋生心 肝主木"
<素問 六節藏象論> "肝者 罷極之本…其華在爪 其充在筋 而生血氣"

⑤ 三白眼(선천): 上三白眼은 이상가로 才力이 뛰어나고 奸策을 잘 꾸민다. 下三白眼은 마음에 침착함이 없고, 사람을 속이며 나쁜 지혜가 들어 있다.

⑥ 四方眼(선천): 잔인성이 있으며 지조가 없고, 여성의 경우는 難産, 亂心의 두려움이 있다.

⑦ 車輪眼(선천): 눈동자가 車輪狀이고 싸움을 좋아하는 惡人의 相이다.

⑧ 桃花眼(선천): 윤곽이 아름답지만 생기가 없어 흐리멍텅하다. 계획성이 없고 이성에게 약한 타입이다.

그리고 선천적인 것은 선천적으로 肝기능장애가 있다. 후천적인 것은 생활섭생의 무절제가 肝기능에 장애를 미친 것이다.

〈강의〉 眼 이상에 관해서

『素問』의 한 구절에 「肝이 眼을 담당하고 있다」라고 되어 있습니다.[2] 肝은 뿌리로서 眼을 통하여 그 기능을 밖으로 나타내고 있습니다. 즉 肝기능의 일부분이 사물을 보는 눈에 해당합니다. 肝의 上葉은 다시 말해서 눈이라고 하는 것입니다.

이 밖에 肝臟은 心臟과 어머니와 아이들의 관계가 되어 혈액의 증감조절을 하면서 心臟의 부담을 덜어주고 있습니다. 이것이 「肝이 血을 저장한다」라는 의미입니다.

『銀海精微』에서도 「眼은 五臟의 꽃이다」라고 말하고 있습니다.

실제 임상에서도 肝과 眼이 상관성을 갖고 있는 것은 잘 알려져 있습니다. 눈의 변화는 전부 肝의 변동에 의한 것이기 때문입니다.

2) 제3장 주 1) 참조(p. 47).

▶ 왜 近視가 되는 것일까[3)]

먼저 근시에 대하여 말씀드리겠습니다만 이것은 선천성과 후천성이 있으나 실제로는 상당히 분류하기가 어렵습니다.

선천적으로 肝이 약한데 후천적으로 눈에 부담이 가면 근시가 되고, 또한 선천적으로 肝이 튼튼하더라도 후천적으로 많은 부담을 받으면 근시가 됩니다. 대체로 근시는 선천적인 것이 많은 듯합니다. 假性近視는 후천적입니다. 물론 눈의 질이 나빠진 것이지만, 肝의 힘이 떨어져 있을 때에 텔레비전 따위를 가까이에서 너무 지나치게 보면 이와 같은 근시가 생기기도 합니다.

다른 모든 질병에서도 그러하지만 여기에서 서양적인 사고와 다른 것은 근시의 원인에도 內傷性과 外傷性이 있다는 것입니다. 內傷性은 체력이 저하되어 있을 때에 外傷性이 더하여져 발병합니다. 전체를 보면 內傷性 쪽이 主를 이루고 있습니다. 99%가 이렇다고 생각하여도 괜찮을 것입니다. 단, 콜레라균이라든가 성병의 감염균 등 강렬한 外傷性은 예외입니다.

그렇기 때문에 근시라는 눈병을 생각할 때도 肝力低下라는 內傷性에 근본문제가 있다고 하는 것을 주의할 필요가 있습니다.

▶ 나이 들어 遠視가 되는 것은 자연이다[4)]

원시는 후천성입니다. 나이와 함께 肝의 힘이 쇠약해지면 원시가 됩니다. 혹시 나이를 들어도 원시가 되지 않는다고 하면 이것

---

3) <東醫寶鑑 眼門> 【不能遠視不能近視】能遠視不能近視者陽氣有餘陰氣不足也乃血虛氣盛氣盛者火有餘也能近視不能遠視者陽氣不足陰氣有餘乃氣虛血盛也血盛者陰火有餘也氣虛者元氣衰弱也此老人桑榆之象也<東垣>○目能遠視責其有火不能近視責其無水法當補腎宜服地芝丸或六味地黃丸(方見虛勞)加牡蠣<海藏>○目能近視責其有水不能遠視責其無火法當補心宜定志丸(方見神門)加茯苓<海藏>○不能近視晨服地黃元不能遠視臥服定志丸<東垣>

4) 제3장 주 3) 참조(p. 49).

은 정상이 아닙니다. 왜냐하면 노년이 되어도 肝의 활동이 왕성하면 肝기능이 지나치게 되어 다른 부분을 상하게 할 수 있기 때문입니다. 허약해질 나이가 되어도 그렇게 되지 않고 實하다는 것은 이 實이 다른 곳을 방해하고 있기 때문입니다. 다시 말하면 연령상응 즉, 나이에 걸맞는 상태가 되는 것이 자연스럽고, 가장 좋다는 것입니다. 다른 사람과 비교하여 보통 체력을 가진 사람을 방금 말한 연령상응하다고 할 수 있습니다.

▶ 眼 질환은 일과성

일반적으로 말하는 眼 질환은 一過性입니다만, 이것도 후천성입니다. 肝機能이 저하되어 일어난 眼疾입니다.

▶ 盲視는 음식물이 원인이다

맹시는 선천적인 것도 후천적인 것도 있습니다. 선천적으로 전혀 보이지 않는 사람은 그리 많지는 않습니다. 선천적으로 시력이 약한데다가 단 것이나 찬 것을 너무 많이 먹거나, 또는 체질에 맞지 않는 음식섭취, 혹은 몸을 너무 차게 하여 腎 기능을 저하시키고, 혹은 극도의 슬픔으로 인하여 肺를 亢進시켜 肝의 힘이 약하게 될 때 맹시가 되는 예가 많은 것 같습니다. 맹시인 사람은 극단적으로 단것을 좋아하거나 뚱뚱한 사람이 많은 것 같습니다. 이와 같은 원인으로 腎力을 유지할 수 없게 되면 눈의 기능이 갑자기 떨어지게 됩니다.

지금부터는 眼의 구성에 관해서 이야기하겠습니다.

眼이라는 것은 腎이 根, 肝이 幹, 心이 葉인 하나의 조합으로 이루어져 있습니다. 腎은 발전소이고 전원이기 때문에 사물을 보는 힘은 腎力에 의한 것입니다. 腎力이 없어지면 어둡게 되어 보이지 않게 됩니다. 백내장과 녹내장 등에서 회복하지 않는 眼疾은 모두 肝 기능저하에 의한 것입니다.

肝은 송전소에 해당됩니다. 肝化作用에 의하여 원근조절을 하기도 합니다. 그리고 전원과 전등을 연결하는 역할을 하기 때문에 肝 기능이 저하되면 視力의 축소·遠近의 變調를 초래하고, 명확하게 보이던 것이 흐릿하게 보입니다.

心은 전등입니다. 心 기능이 저하되면 시력 자체는 좋아도 밝기가 부족하게 되며 밝은 것을 싫어하여 상당히 눈이 피로해지는 증상이 나타납니다. 또한 凝視性이 없어져 눈을 깜빡깜빡하지 않고서는 있을 수 없게 되는 현상이 일어나게 되지요.

이상과 같이 눈이라는 것은 腎·肝·心 3장기의 협력에 의해서 이루어지기 때문에 이들 중 어느 하나만 뒤떨어지더라도 變調를 초래합니다.

▶ 三白眼에는 두 종류가 있다

三白眼이라고 하는 것은 세 방향이 하얗게 보이는 눈을 말합니다. 正常位의 얼굴이라면 눈동자가 중앙에 위치하는 것이 정상입니다.

三白眼에는 上三白과 下三白이 있습니다. 上三白은 얼굴이 正常位에서 눈동자가 위에 있는 것을 말합니다.

上三白眼인 사람은 理想이 높은 특징이 있습니다. 보통 위를 지향하는 경향이 강하고 항상 위쪽에 신경을 쓰는 눈입니다. 대인관계로 말하면 윗사람에게 주의를 기울이고, 아랫사람을 쉽게 무시한다고 말할 수 있습니다.

下三白眼은 얼굴이 正常位에서 눈동자가 아래에 있는 것을 말합니다. 이와 같은 눈을 갖고 있으면 대체로 아래를 향하는 자세를 취하기 쉽고 아래쪽에 신경이 가 있기 때문에 아랫사람을 잘

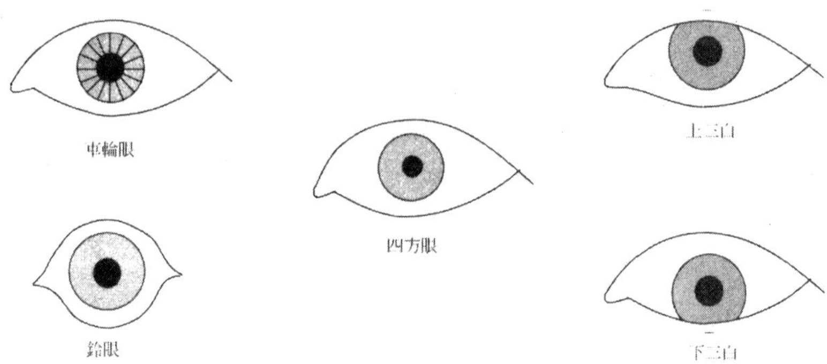

<특수한 눈>

돌보아 줍니다만, 윗사람에게는 쉽게 거슬리는 특징을 가지고 있습니다.

어느 쪽이든 三白眼은 肺系가 강하고, 대신에 肝系를 누르고 있기 때문에 支配性이 강하고 반역하는 성질이 있으며 한쪽으로 치우치는 면이 많습니다. 좋은 면으로 말하면 개성이 강하다고 하겠지요.

三白眼에서 瞳睛의 안구가 작으면 나쁜 쪽으로 쉽게 내닫는 경향이 있습니다. 눈동자는 큰 쪽이 마음이 선하고 常識性이 있음을 보여줍니다.

三白眼은 거의 선천적인 경우가 많고 肝 생리상 中庸性이 부족하여 일어납니다.

▶ 四方眼이란

四方眼이라고 하는 것은 눈동자의 안구가 작고, 사방 흰자위가 넓은 경우를 의미합니다. 그렇기 때문에 흰자위가 사방에서 보입니다. 이것은 三白眼보다 더 한층 개성이 강하고 나쁜 일에도 쉽게 빠지는 경향이 있습니다. 범죄자에게 많은 눈입니다. 안구가 상당히 작고 뱀처럼 예리한 눈매를 하고 있는 무서운 눈이지요.

예리한 눈, 眼力이 지나친 것은 肝旺이 강해서 다른 요소를 이기고 있다는 것이지요. 理性과 相剋하고 있는 것이지요. 理性은 水性・金性이고, 水性은 英知性, 金性은 正義性을 대표합니다만 肝이 이들을 누르고 있는 것입니다. 그러므로 쉽게 범죄 등에 빠져 버리는 경향이 있지요.

四方眼을 가진 사람은 주의할 필요가 있습니다. 작은 눈에 눈이 매서우면 집념이 강하고 집착이 강하다는 것을 알 수 있지요.

▶ 車輪眼이란

車輪眼은 마치 고양이 눈처럼 안구에 방사선상의 선이 들어가 車輪狀으로 보이는 것입니다. 四方眼과 마찬가지로 선천적으로 나쁜 방향으로 흐르기 쉽고 자기중심적으로 사고하는 경향이 많습니다. 車輪眼이면서 四方眼이라면 肝의 작용이 너무 지나친 것으로서 더욱 나쁜 형상입니다.

▶ 桃花眼이란

桃花眼은 눈이 흐릿하면서 충혈되어 있는 것입니다. 둥근 눈을 가진 사람에게 이런 경우가 많은데 이것을 鈴眼이라고 합니다. 副腎이 지나치게 발달되어 있는 사람에게 많고 여성인 경우는 유방 등이 잘 발달되어 色情 넘치는 傾向이라고 할 수 있습니다. 다른 곳보다 腎力이 지나치게 왕성하게 활동하고 있기 때문에 腎의 기능이 亢進하기가 쉽지요. 이 때문에 이러한 행동을 잘 일으키는 것이지요.

5. 肝과 眼(2)

『銀海精微』에 「大眥가 붉은 사람은 心이 실하고, 大小의 眥는 血輪이 되어 心火에 속한다. 小眥가 붉은 사람은 心이 허하고 烏睛은 風輪이 되어 肝木에 속한다. 瞳은 水輪이 되어 腎水에 속한다. 白睛은 氣輪이라 하고 肺金에 속한다. 上下의 胞瞼을 肉輪으로 하고 脾土에 속한다」라고 되어 있다.

肝腎의 精氣가 충실할 때는 眼目이 精彩하고 光明을 발한다.

肝腎의 精氣가 쇠퇴할 때는 眼力이 없고, 집중시력 즉 응시성을 상실하여 쉽게 피로해진다.

① 눈동자는 검으면서 맑게 개어 있는 것이 좋고 다른 색이면서 침침한 것은 腎虛이다.

② 눈동자는 그 사람이 가지고 있는 정상 색이 다른 色으로 더렵혀지지 않는 것이 肝이 實한 것이다.

③ 흰자위는 하얗게 개어 있는 것이 정상적인 肝이고 血脈에게 침해당하면 변한 것이다.

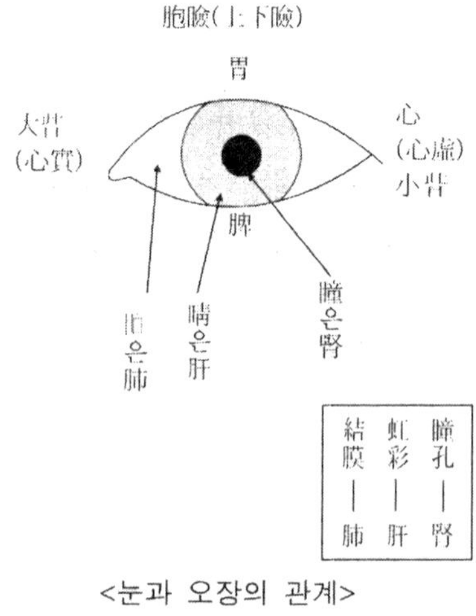

<눈과 오장의 관계>

④ 大小의 눈초리에 적색이 나타나지 않는 것이 정상적인 心이고, 적색이라면 心의 변동을 나타낸다.

⑤ 눈꺼풀은 脾胃가 담당하는 곳으로 浮腫(부어서 부석부석한 것, 다래끼 등)은 脾胃 또는 腎의 허약을 나타낸다.

⑥ 안구가 가만히 있지 못하고 자주 움직이는 것은 發狂의 징조이다.

⑦ 자주 눈을 감는 것은 神氣가 허약한 것(腎・肝・心의 虛)이다. 三臟의 기능이 함께 저하되면 눈을 뜨고 있는 것이 곤란해진다.

⑧ 안구에 움직임이 없고, 直視轉動하지 않는 것은 重患者에게 많다.

⑨ 동공은 밝을 때에 縮小하고, 어두울 때에 散大하지만 일상적으로 散大하고 있으면 梅毒이 뇌를 침범한 경우가 있다.

⑩ 『靈樞』에 「눈이 아파서 赤脈上보다 내려오는 것은 太陽病, 아래보다 올라가는 것은 陽明病, 바깥보다 안쪽으로 달리는 것은 少陽病이다」라고 되어 있다.

또 같은 『靈樞』에 다음과 같은 말이 있다.

「눈이 빨간 것은 心臟病을 앓고 있다.
눈이 하얀 것은 肺病을 앓고 있다.
눈이 파란 것은 肝에 병이 있고
눈이 노란 것은 脾에 병이 있으며
눈이 검은 것은 腎에 병이 있고
눈이 황색으로 이름을 붙일 수 없는 것은 병이 胸中에 있다」[5]

5) <靈樞論疾診尺 第七十四 第二章 第一節> "目赤色者, 病在心, 白在肺, 靑在肝, 黃在脾, 黑在腎, 黃色不可名者, 病在胸中."

〈강의〉 眼의 진단방법

▶ 眼의 부위별 명칭[6]

大眥라고 하는 것은 目頭를 말합니다. 小眥는 目尻가 됩니다. 相學의 운명학에서 大眥는 「龍宮」이라고 합니다. 이 大眥가 붉으면 心이 실하다는 것을 나타내고 있습니다. 즉 心臟이 實하다는 것이지요. 心臟이 다른 장기와의 균형에서 앞서 나가고 있는 것입니다. 즉, 활동이 조금 지나치다라고 말할 수 있겠지요. 體質 그 자체에서 心臟이 다른 臟器보다 지나친 것도 포함됩니다.

血輪이라고 하는 것은 血의 輪이라고 하는 것으로 혈액순환계를 가리키고 있다고 생각됩니다. 이것이 『銀海精微』에서 心火에 속한다고 되어 있기 때문에 心臟의 순환계를 가리키고 있다고 생각됩니다. 다시 말해서 目頭와 目尻에서 心臟의 상태를 알 수 있다고 하는 것이지요.

小眥가 적색인 것은 大眥와는 반대로 心臟이 허하다고 봅니다. 心臟이 허하다고 하는 것은 지금 心臟에 힘이 없는데도 불구하고 다른 臟器와 균형을 맞추어서 작용하지 않으면 안 되는 상태입니다. 그러므로 가지고 있는 힘 이상으로 일을 하게 되는 경우를 말합니다.

烏睛이라고 하는 것은 睛을 말합니다. 黑目에 관한 것입니다. 風輪이라고 하는 것은 風은 木이기 때문에 木의 輪, 즉 肝臟系統이겠지요. 睛은 肝木에 속한다고 되어 있기 때문에 睛은 肝臟의 상태를 나타낸다고 말할 수 있을 것입니다.

睛의 색은 인종에 따라서 상당한 차이가 있습니다만, 일본인은

6) <東醫寶鑑 眼門> 【五輪之圖】"白睛屬肺 氣之精爲氣輪<得效>黑睛屬肝 筋之精爲風輪<得效>上下瞼屬脾 肉之精爲肉輪<得效>大小眥屬心 血之精爲血輪<得效>瞳人屬腎 骨之精爲水輪<得效>"

대체로 갈색과 흑색계통입니다. 갈색인 사람은 성격적으로 순진하고 융통성이 있습니다. 폭이 넓고 상하좌우로 적응을 잘하는 성질을 가지고 있어 장사하는 사람에게 어울립니다.

검은색 눈을 가진 사람은 純眞, 純情한 편입니다. 좋은 면으로 본다면 정직하고 거짓말을 하지 않는다는 것이지만, 이 반면에 융통성이 없고 視野가 좁다는 견해도 있을 수 있습니다.

瞳은 「눈동자」를 가리키고 있습니다. 일반적으로 눈동자라는 것은 睛과 瞳의 둘을 지칭하고 있습니다. 瞳은 腎系에 속해 있기 때문에 瞳은 腎의 상태를 나타내고 있습니다. 絶命하면 동공의 腎이 열리게 되지요.

白睛이라고 하는 것은 흰자위 부분으로 俗되게 말하면 白目을 말합니다. 이것은 肺에 속하여 氣와 상관성을 가지고 있습니다.

胞瞼은 상하의 눈꺼풀입니다. 위 눈꺼풀은 胃, 아래 눈꺼풀은 脾로 인식하므로 脾土系의 기능을 나타내고 있습니다. 그러므로 다래끼 등은 脾胃의 변화를 나타냅니다.

다래끼를 치료하는 데에는 예로부터 민간요법이 많이 있습니다만, 회양목의 빗을 다다미 위에서 문질러 열을 낸 다음 그 빗을 환부에 댄다는 것이지요. 즉, 이것은 일종의 열 요법이라고 할 수 있겠지요. 또 하나는 구운 소금을 배꼽에 채워 넣고 동전을 붙여서 하룻밤 놓아두는 방법도 있습니다. 이외에도 여러 가지 있습니다만, 민간요법을 알아두는 것도 때로는 필요하다고 생각합니다. 민간요법 중에도 뛰어난 것이 꽤 있습니다.

▶ 변화점의 감별

이상과 같이 눈 하나를 봐도 모든 것을 알 수 있습니다. 모든 인체조직이 다섯 부분으로 나누어져 있다는 것은 여러분들이 잘 알고 있을 것입니다. 이것은 인체의 모든 구성이 五臟의 기본 개념으로 성립되어 있기 때문이지요. 그러므로 어떤 사물을 보는 경우에도 먼저 이와 같은 5원소로 나누어서 보는 것이 중요합니다. 모든 곳에 다섯 개의 기능이 있기 때문에….

이와 같이 분류해 가면 정상적인 상태와 그렇지 않은 병리상태를 알 수 있게 됩니다. 이 사고방식은 人體를 관찰할 때뿐만 아니라 다른 사물을 보는 경우에도 모두 해당한다고 할 수 있습니다.

예를 들면 본래의 하얀 흰자위가 새까맣다든지 새파랗다고 하면 먼저 肺에 큰 변동이 있음을 알 수 있고, 한 걸음 더 나아가 腎과 肝 기능의 中庸, 過·不及도 알 수 있게 됩니다.

흰자위의 변화 하나만을 볼 때에도 표면에 나와 있는 기능은 몇 개의 기능이 합하여져 主와 從이라는 관계로 되어 있기 때문에, 우리들은 이들을 몇 가지로 분류해 볼 필요가 있습니다. 복잡한 것을 바로 이해하는 것이 어렵기 때문에 세분해서 보는 것이 이해하기 쉽다는 것이지요. 우리들은 평면사고밖에 할 수 없습니다. 그러므로 진실을 알기 위해서는 해부를 하기도 하고 분석하기도 하여야 합니다. 우리들의 사고구조와 자연의 성립구조를 충분히 이해한 후 진실을 파고들지 않으면 잘 풀리지 않습니다.

腎과 肝이 약해지고, 이 영향이 心臟에까지 미치고 있는 사람은 눈에 精彩와 힘이 없고 시력집중이 떨어집니다. 심장성 신경증이 이런 예입니다. 후천적으로 심장이 약한 사람은 腎과 肝이 약하여 心臟에 영향을 미치고 있는 경우입니다. 先天性 心臟病 이외에는 모두 먼저 腎·肝을 조절하는 것이 기본입니다.

▶ 각부의 진단법

지금부터는 눈의 각 부분에 대하여 관찰하는 방법을 말씀드리겠습니다.

① 눈동자는 검고 맑은 것이 좋습니다. 黑目이 티없이 검으면

腎은 정상입니다.

② 눈동자는 탁해서는 안 됩니다. 갈색 눈을 가진 사람이라도 깨끗한 갈색(정상색)이면 좋습니다. 정상색이라고 하는 것은 그 사람이 선천적으로 가지고 있는 색을 말합니다. 정상색을 분간한다는 것은 조금 어려운 작업이지만은.

③ 흰자위는 눈 안에서는 비교적 보기 쉬운 곳입니다. 흰자위가 하얀 것은 肺의 상태가 그 수준에서 건강을 유지하고 있다는 것을 나타냅니다. 하얗지 않으면 변화가 있음을 나타내는데, 충혈되어 있으면 心臟에 변동이 있음을 알 수 있습니다. 즉, 肺와 心의 변동입니다. 흰자위는 肺系를 나타내기 때문에 氣 순환을 보여 줍니다. 수면부족 때문에 눈이 충혈된 것은 氣 순환이 부족해서 혈액순환이 재빠르게 이루어지지 않은 탓입니다. 특히 頭部는 陽經이 모여 있는 곳이기 때문에 陽氣가 모이기 쉽고 민감한 부위가 됩니다. 이 때문에 肺氣와 心氣를 관찰하는 데에는 아주 적당한 곳이지요.

인체 구성상 횡격막보다 위 부분은 陽氣가 모이는데, 그 대표부위가 百會입니다. 머리 속이 들여다보이는 外候點이 눈이라는 것이지요. 얼굴은 머리의 메타系이고 그 중에서도 눈이 머리 속을 가장 잘 알 수 있는 곳입니다. 「눈은 心의 창」이라고 하여 눈은 중심부를 들여다보는 창이므로 氣의 움직임은 눈에 전부 나타나게 됩니다. 특히, 흰자위는 血이라든가 氣라든가, 보이지 않는 여러 생리작용을 알 수 있습니다. 검은빛을 띠고 있으면 腎기능이 지나친 것이고, 푸른氣가 강하면 肝이 지나치게 강한 것입니다.

이와 같이 흰자위는 氣의 움직임이 잘 나타나 관찰하기 쉬운 곳입니다.

누구나 알기 쉬운 곳은 눈의 윤곽과 모양입니다. 다음으로 보기 쉬운 곳은 눈의 大小와 안구의 위치, 즉 위에 있는가 아래에 있는가 하는 것이고, 이 다음이 흰자위의 血色입니다.

④ 정상적인 眥는 心臟이 정상인 것을 나타내고 있습니다. 붉은 氣가 강하면 心臟에 변동이 있다는 암시입니다.

⑤ 浮腫은 脾胃가 왕성하여 腎을 누르고 있는 경우에 나타납니다. 脾胃가 지나쳐 있는 경우는 반드시 그 뒤 배경에 腎의 허약함이 있습니다. 腎이 약하지 않는 한 脾胃가 지나치더라도 별다른 이상이 나타나지 않습니다. 腎力이 平衡을 유지할 수 없기 때문에 변화가 일어나는 것입니다.

⑥ 눈동자를 안정감이 없이 이리저리 굴리고 있는 사람은 마음이 침착하지 못하다는 것을 나타냅니다. 얼굴을 이쪽저쪽으로 움직이고 視點이 불안하면 변덕스러운 사람으로 생각이 잘 정리되지 않은 경우입니다. 심하면 정신이상에 가깝게 됩니다. 이 경우에도 좀더 폭넓게 생각해 보면 눈은 肝臟과 관계를 맺고 있기 때문에 肝臟의 문제를 도외시할 수 없습니다. 즉, 肝이 너무 왕성하여 亢進하고 있는 경우가 많습니다. 다르게 보면 이것은 肺의 肝제어가 부족하여 肝이 지나치게 왕성하게 활동하고 있다고도 할 수 있습니다. 그러므로 정신이상이라고 하는 것은 肝의 변동으로 肝이 다른 臟器와 균형을 유지하지 못하고, 이 때문에 肝이 지나치게 활동하여 초래되는 것이라고 할 수 있지요. 그리고 이 肝臟 속에서도 또 다섯 개로 나누어집니다. 肝 속의 肝이 특히 지나치게 되면 히스테리로 발전하며, 이렇게 되면 가만히 있지를 못하여 공격적이 되거나 아니면 肝力이 허하게 되어 노이로제에 걸리기도 합니다.

⑦ 心臟까지 약해져 있으면 눈을 뜨고 있을 수 없게 됩니다. 먼저 腎·肝이 허하여 心臟에까지 영향이 미치고 있는 것입니다. 반대로 腎이 지나쳐 있고, 肝·心도 지나치면 눈을 감고 있을 수 없게 됩니다. 이와 같이 약해져 있는 상태에도 두 가지가 있습니다. 다시 말해서 전체의 체력이 떨어져 약한 경우

와 一過性으로 약해져 있는 경우가 있으므로 끝까지 잘 지켜 볼 필요가 있습니다.

⑧ 안구가 움직이지 않고 한 점만을 보고 있는 경우는 중환자에게서 많이 볼 수 있습니다. 허공에 떠 있는 것처럼 멍하니 한 점을 보고 있는 것 같은 눈이지요.

⑨ 동공은 밝은 곳에서 縮小되고 어두운 곳에서는 散大하는 것이 정상입니다. 평상시에 동공이 散大하고 있는 것은 비정상적인 경우로서 뇌에 병변이 있을 수 있으며, 대표적인 예가 뇌 매독입니다. 물론 요즈음은 많이 없어졌습니다만, 예전에는 꽤 많았던 병 중에 하나입니다.

눈동자가 크고 작은 것은 선천적인 것입니다. 눈동자가 큰 사람은 총명하고 명랑한 성격인데 반하여 작은 사람은 마음이 좁고 음습합니다. 이것은 자연철학적 사고에서 바로 알 수 있습니다. 大는 陽이고 小는 陰이기 때문이지요.

▶ 혈맥이 나와 있는 경우

五臟色을 배당하여 흰자위 색으로 臟의 변화를 알 수 있습니다. 흰자위에 잘 나타나는 혈맥에 관해서 잠깐 다루어 보겠습니다.

혈맥도 역시 색이 있기 때문에 이 혈맥의 색으로 어느 臟器에 변동이 생긴 것인지 알 수 있습니다.

운명학에서는 혈맥이 睛에까지 이르고 있는 것은 劍에 의한 재난 혹은 수난의 相이 나타난다고 말합니다. 目頭로부터 睛을 뚫고 나아가 目尻에 이르고 있는 것은 죽음을 나타낸다고도 말하고 있지요. 이와 같은 것은 자세히 보지 않고서는 알 수 없습니다만, 세밀하게 살펴보면 睛을 뚫고 있음을 알 수 있습니다.

이러한 예는 좀처럼 없습니다만, 睛을 뚫지 않은 혈맥은 눈에 잘 띕니다. 이것은 어려움에 처해 있음을 보여 주는데, 사람에 따라서 조금씩 다릅니다만 작은 문제라도 있는 경우가 대부분입니다. 예를 들면 결혼하기 전에 다른 사람과의 육체관계에 대하여 본인이 죄책감을 느끼거나 하면 혈맥이 睛을 관통하려고 하는 형상이 나옵니다.

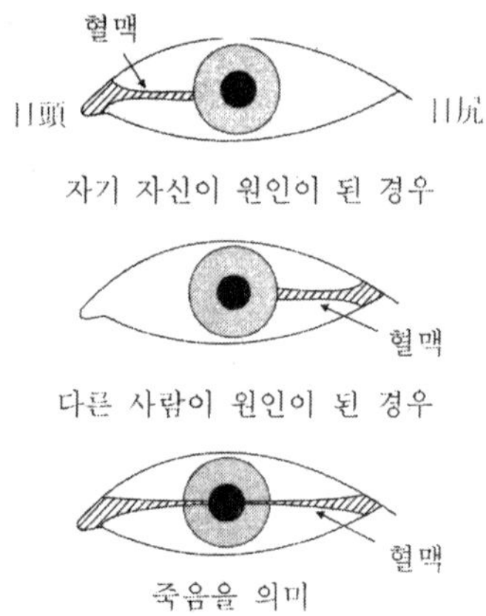

<여러가지 혈맥>

6. 肝과 筋·腱

肝은 筋을 담당하므로 筋 운동은 肝 운동과 관련되어 있다.

肝은 亥時부터 활동하기 시작한다. 시간이 지남에 따라 점점 그 힘은 강하게 되어 아침에 가장 왕성하게 활동하게 된다. 이 작용은 근육운동의 始動源이 되어 모든 근육의 움직임을 활발하게 하고 있다. 그리고 筋이 움직임으로써 肝도 작용하기 쉽게 한다.

예를 들면 근육이 경직되어 움직이기 힘든 상태라면 肝이 動源을 더욱 강하게 보내고, 그래도 움직이지 않으면 통증을 느끼게 한다든지 경련을 일으키게 한다. 中樞가 아닌 근육은 그대로 硬縮하여 움직이지 못하게 되지만, 중요한 기능을 하고 있는 것은 통증과 경련을 일으킬 때까지 발동하게 된다. 그러나 간이나 모든 臟器에 힘이 없을 때는 기립불능으로까지 빠진다.

또한 筋 상태에 따라 다음과 같은 일이 일어난다.

· 등 근육이 硬直되어 움직이기 힘들면 허리를 구부릴 수 없다.
· 가슴 근육이 경직되어 움직이기 힘들면 가슴이 고통스러워 숨쉬기가 곤란해진다.
· 腹筋·腰筋이 경직되어 움직이기 힘들면 허리를 펼 수 없다.
· 下腿筋이 움직이기 힘들면 장딴지에 쥐가 나거나 허리를 구부릴 수 없다.

아래의 그림을 한번 보자. 이것은 筋·腱과 肝의 관계를 나타낸 것이다.

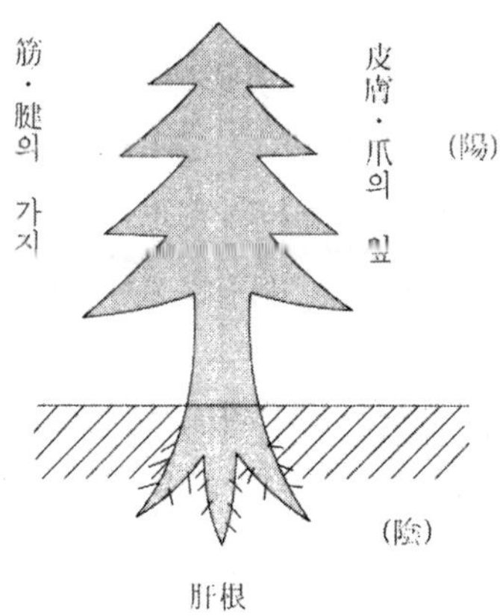

<간의 뿌리와 지엽>

뿌리 기능이 枝葉의 生源이 되고, 枝葉의 筋·腱 기능이 肝의 근원적인 힘을 증가시킨다.

筋·腱이 약한 것은 肝이 약한 것이고, 肝이 약한 것은 筋·腱이 약한 것이다.

筋의 가장 動的인 부분이 腱이고, 이 腱은 筋의 일부분이며, 肝・筋・腱・爪는 일련의 관계를 이루고 있다.

만성 간염이 되면 전신의 筋肉에 變調를 초래하여 나른해지고, 게으르고 태만해지며, 肛門括約筋도 느슨해져 속옷을 더럽히는 경우가 있게 된다.

肝 기능이 저하하면 筋・腱이 硬縮・弛緩하고, 결림이나 권태감, 마비 등을 일으킨다.

肝의 생리상태와 건강與否를 알려면 筋・腱・爪・眼을 비롯한 肝계통의 작용을 보면 알 수 있다.

또한 소년기는 肝旺體이기 때문에 筋腱이 상당히 유연하고 탄력이 있어 풍부한 운동력을 가지게 된다. 이에 비하여 노인은 筋腱이 탄력을 잃고 전신이 경직되는 경향이 나타난다. 그러나 젊은이라 하더라도 肝弱體인 사람은 筋腱이 딱딱해져 있으며 수축되어 몸에 유연성이 없다.

서양의학에 의하면 근육에 저장된 글리코겐의 양은 肝臟과 비교하면 筋肉 쪽의 비율이 훨씬 적다. 그러나 筋肉 전체의 양이 많기 때문에 전신에 있어서는 筋肉에 있어서의 글리코겐 저장량이 훨씬 많다고 한다. 이러한 사실에서 筋肉은 副肝臟이라고 해도 지나치지 않다. 요약하면 다음과 같다.

・肝 속의 글리코겐 양은 肝무게의 3.5%

・筋肉 속의 글리코겐 양은 筋무게의 0.2%(글리코겐이라고 하는 것은 營養素源이다)

〈강의〉 肝과 筋·腱의 관계 및 기능

肝이 筋肉을 담당하고 있다는 것은 肝과 筋과 腱은 동일한 기구를 가지고 있음을 말하고 있습니다.

肝을 뿌리로 하여 筋과 腱은 枝葉을 이루고 있습니다. 이것은 이론적으로는 이해하기 쉽습니다만, 실제 임상에서는 의외로 잘 모르고 있습니다. 예를 들면 근육이 결린다, 어깨가 결리는 등의 증상은 肝 기능저하라고 생각하지 않으면 안 됩니다.

▶ 근육기능이 활발해지는 시간

肝은 亥時부터 움직이기 시작합니다. 그리고 아침의 卯時를 중심으로 寅·卯·辰의 시간대에 왕성하게 활동하고, 未時에는 활동을 쉬므로 墓가 됩니다.

肝은 筋肉이 운동하려고, 起立하려고 하는 始動源이 되며, 亥·子·丑時에 시동모터를 걸고, 모든 근육이 잘 움직이도록 작용합니다. 그리고 완전하게 엔진이 작동하는 것은 寅·卯·辰時가 되어야 합니다.

그러므로 시간적으로 아침에 몸이 나른하다거나 혹은 좀처럼 일어날 수 없는 사람은 肝 기능이 왕성하지 않다는 것을 뜻합니다. 근육운동이 잘 이루어지지 않기 때문에 아침에 일어나기가 힘들어지는 것입니다. 그러나 卯時를 지나 辰時가 되면 餘力이 생겨 운동도 편안해집니다. 또한 심장도 寅時부터 활동하기 시작하여 肝의 動기능을 응원해 주기 때문에 肝臟의 기능이 다소 나쁜 사람이라도 午時의 점심 무렵에는 편안해집니다. 이처럼 시간대에 따라 특징적으로 나타나는 증상을 보고서도 건강 상태를 알 수 있지요.

따라서 寅·卯·辰時에 몸의 조절이 좋지 않다고 하는 사람은

肝 기능이 나쁘다고 말 할 수 있지요. 이와 마찬가지로 봄에 증상이 나빠지면 肝이 나쁘다는 것을 알 수 있겠지요. 반대로 저녁 무렵에 증상이 악화되면 肺 기능에 문제가 있다는 사실을 응용할 수 있어야 합니다.

인간도 자연계와 마찬가지로 시간의 흐름에 따라서 몸이 조절되고 있습니다. 몸의 臟器를 중심으로 해서 다섯 계통의 기능은 시간에 따라서 제각각 조절되고 있습니다.

▶ 아침운동은 왜 좋은가

이상에서 살펴본 바와 같이 肝과 筋은 서로 관계를 맺고서 작용하고 있습니다. 그러므로 筋肉을 움직임으로써 肝의 활동이 활발해지게 됩니다. 肝이 왕성하게 활동할 필요가 있는 아침에 하는 운동·체조 등은 肝 기능을 조절하는 면에서도 반드시 필요하다는 것을 알 수 있습니다.

병으로 누워 있는 사람이라 하더라도 아침운동은 필요합니다. 운동하는 방법은 손목과 발목을 움직이는 정도입니다. 특히 발목을 돌리는 것은 肝 기능을 높이는데 아주 효과적입니다. 이것은 肝 기능의 대부분은 발에서 시작하여 下腿에 관여하고 있기 때문입니다. 몸이 약한 虛證 유형은 발목을 안쪽으로 돌립니다. 반대로 고혈압 유형의 實證에는 발목을 바깥쪽으로 돌리면 각각 체질에 맞는 효과가 나옵니다. 운동이 불가능한 사람이라면 손가락 끝을 자극해 주는 방법도 좋습니다. 이것은 足心術이라고 하는데 重病 時에는 유효한 방법입니다.

이와 같이 누워서 하는 운동은 몸이 수평위치를 유지함으로써 심장의 혈액순환이 편안하게 이루어지고 있기 때문에 일어나서 하는 운동에 비해서 적은 양의 운동으로도 충분한 효과를 얻을 수 있습니다. 발 운동은 肝 기능과 깊이 관련을 맺으면서 간 기능을 충실히 수행하고 있습니다.

▶ 筋肉이 硬直되는 것은

아침에는 본인의 의지와는 상관없이 자율신경에 따르며, 五臟 중에 肝이 중심적으로 활동하고 있습니다. 자율신경이라고 하는 것은 그 사람의 의지로는 마음대로 되지 않는 신경입니다. 하늘에 의해 조절되는 신경을 자율신경이라고 하는 편이 이해하기 쉬울지도 모르겠습니다.

肝이 왕성할 시간대에 筋肉이 경직되는 것은 밤 사이에 충분히 회복되지 않고 아직 굳어 있는 筋肉이 움직이도록 肝이 指令을 내보내는 것이지요. 그리고 아무리 하여도 움직일 수 없는 경우에 肝으로부터 始動이 걸리면 筋肉은 통증과 경련까지 일으키게 됩니다. 이런 경우에 어깨와 같이 직접 생명활동에 관계가 없는 筋肉은 경직된 그대로 움직이지 않게 됩니다만, 중요한 筋肉은 肝으로부터의 指令에 의해 통증과 경련을 일으켜서라도 움직이려고 합니다.

그러나 肝과 모든 臟器에 힘이 없으면 결국에는 起立不能으로 됩니다. 起立筋肉 혹은 發動筋肉이 경직되어 힘이 없을 때, 몸 전체에 체력저하가 되어 있으면 대부분의 筋肉이 경직되어 起立不能상태가 되지요.

지금부터 구체적으로 筋肉이 경직된 예를 들어 보겠습니다.

背筋에서 예를 들면 最長筋이 경련이 일어나면 허리에 부담이 와서 허리를 구부릴 수가 없게 됩니다. 이 경우에는 허리의 치료만이 아니라, 背筋의 치료도 해주어야 합니다. 그리고 最長筋에만 국한되는 것이 아니라 이를 중심으로 한 모든 근육에 경련이 일어난다는 것을 잊어서는 안 되지요. 몸 전체의 筋肉은 서로 연결되어 관련을 맺고 있기 때문입니다.

胸筋이 경련이 일어나면 가슴이 압박을 받습니다. 감기가 걸린 경우나 기침이 나올 때는 大胸筋에 주로 경련이 일어납니다. 그렇기 때문에 가슴이 괴로운 것입니다.

腹筋・腰筋에서 단지 腹直筋만 경련이 일어나면 바르지 않은 허리자세에서 일어납니다. 주로 腰筋에서 경련이 일어나면 허리를 삔 경우입니다. 삔 허리라고 하여도 어느 筋肉이 쥐가 났느냐에 따라서 증상은 다릅니다.

肝 기능저하에서도 肺力의 방해를 받아 肝力이 저하되어 있는 것인지, 또는 腎力이 부족했기 때문에 그렇게 되어 있는지, 아니면 어느 臟器의 영향에 의해서 肝이 저하되었는지 등에 따라 筋肉의 경련이 전부 다르게 나타납니다. 즉, 같은 肝 기능저하라 하더라도 관계하는 臟器의 영향에 따라 내용은 다릅니다.

下腿筋이 쥐가 나는 경우는 대개 운동이 심한 부위에 오기 때문에 장딴지에 잘 옵니다. 腓腹筋이나 아킬레스건은 운동이 심한 부위이기 때문에 이 곳에 부담이 가장 많이 오게 됩니다. 이 경우 大腿筋도 경련이 일어나는데, 이 大腿筋은 硬縮하더라도 그다지 통증은 느껴지지 않습니다.

足關節이 자유롭지 못한 경우에도 足關節에만 침을 놓아서도 안 됩니다. 上部의 筋肉이 경련을 일으키고 있기 때문에 그쪽을 풀어 주지 않으면 안 됩니다. 근원이 되는 筋肉을 느슨하게 풀어 줄 필요가 있습니다. 아무튼 몸 전체는 하나라는 인식을 할 필요가 있지요.

뿌리인 臟器를 중심으로 하여 上肢・下肢・體表의 末梢로 筋肉은 퍼져 있습니다. 아픈 부위만을 치료해서는 한쪽으로 氣가 치우치게 됩니다. 뿌리부터 치료해 가는 것이 중요하지요. 발전소로부터 전기가 오지 않는데 전구만 교환해서는 안 되는 이치와 같습니다.

시들해져 있는 나뭇잎을 보면 반드시 뿌리 쪽에 문제가 있다는 것을 아는 것이지요. 왜냐하면 잎과 뿌리는 상통하고 있기 때문입니다. 뿌리의 활동이 枝葉의 生源이 되고, 枝葉인 筋腱의 활동이 肝의 根源의 힘을 증가시킵니다. 아침운동이 肝臟의 기능을 편안하게 해 주는 것과 같습니다. 이런 사실에서 여러분들은 아침에 하는 운동의 중요성을 이해하였으리라 생각합니다.

▶ 運動筋과 內臟筋

지금부터 肝과 筋의 相關性에 관해서 또 하나의 예를 들어 보겠습니다.

만성 간염이 되면 전신의 筋肉에 變調를 가져옵니다. 즉 運動筋은 수축되고 그 반대로 內臟筋은 느슨해집니다. 內臟筋이 이완되면 생리작용이 떨어집니다. 그 때문에 運動筋은 영양부족상태에 빠지고, 산소부족이 되어 그 결과 運動筋은 수축됩니다.

筋肉도 또한 陰陽이 拮抗하고 있습니다. 內臟筋과 運動筋은 緊張과 弛緩이라는 상태로 서로 拮抗하고 있습니다. 대부분 內臟筋의 병적 상태는 弛緩하고, 運動筋에 있어서는 경직상태를 나타내고 있습니다.

內臟筋은 밖에서 보이지 않기 때문에 弛緩되어 있는 병적 상태가 어떠한지 알기 어렵습니다. 비교적 알기 쉬운 예로써 만성 간염을 들어 보겠습니다. 만성간염일 때 肝 기능을 더욱 저하시키는 생활을 하게 되면 肛門括約筋과 直腸의 壁筋이 이완되어 열리고, 밖으로는 脫肛性으로 됩니다. 肛門括約筋은 안쪽으로 말아 넣어져 있는 모양이 정상적입니다. 그러므로 대변을 보더라도 항문이 더러워지지 않고, 종이를 필요로 하지 않는 것이 정상적인 건강상태라고 말할 수 있습니다. 속옷이 더러워지는 것은 몸 상태가 좋지 않을 때입니다. 이것은 肝 기능이 저하되어 있는 증거입니다.

또 筋肉과 腱은 연령과도 관계가 있습니다. 소년기는 肝旺體이기 때문에 당연히 筋肉과 腱에 탄력이 있고 발달도 왕성합니다. 노년기가 되면 肺旺體이기 때문에 그 收斂作用에 의해 筋·腱도 탄력을 잃어 굳어집니다.

▶ 筋은 副肝臟이다

그런데 앞에서 서술한 것처럼 筋肉 사이에 포함된 글리코겐 양을 살펴보면 肝臟에서는 단위용적당 3.5% 포함되어 있습니다만, 筋肉 속에는 0.2%라고 하는 비율밖에 나오고 있지 않습니다. 그러나 全身의 근육 양이 간장에 비해서 훨씬 많기 때문에 전체 筋肉 속에 보존된 글리코겐 양은 간장 속의 글리코겐 양보다 훨씬 많다는 것을 알 수 있습니다. 이러한 사실에서 筋肉은 副肝臟이라고 말할 수 있습니다. 그러므로 肝과 筋이 同一性을 가진다는 것은 이러한 점에서 이해할 수 있습니다.

7. 肝과 爪(1)

『靈樞·本藏編』[7]에 「간의 반응은 손톱에 나타난다. 즉, 손톱이 두껍고 황색이면 膽이 튼튼하다. 손톱이 얇고 홍색을 띠는 것은 膽이 약하다. 손톱이 단단하고 푸른색을 띠는 것은 膽이 온화하다. 손톱이 곧고 하얀색이며 無紋인 것은 膽이 곧다. 색이 나빠 검은색이고 紋이 많은 것은 膽이 뭉쳐져 있다」라고 되어 있다.

『東寶醫鑑』에는 「환자의 손톱이 희면 치료할 수 없고, 손발톱이 푸르면 8일이 지나 안정이 되더라도 치료하기 어렵다. 肝腎의 氣가

7) <靈樞 本藏篇 第四章 第五節> "肝應爪, 爪厚色黃者, 膽厚, 爪薄色紅者, 膽薄. 爪堅色靑者, 膽急. 爪濡色赤者, 膽緩. 爪直色白無約者, 膽直, 爪惡色黑多紋者, 膽結也."

끊어진 것이다. 환자의 손톱이 푸르면 죽는다. 환자의 손톱 밑 피부가 검으면 8일을 못 넘기고 죽는다. 손톱이 푸르고 검으면 죽는다」라고 되어 있다.[8)]

이것들을 알기 쉽게 하나씩 살펴보면 다음과 같다.

『靈樞·本藏篇』

① 爪厚黃 : 膽厚

② 爪薄紅 : 膽薄

③ 爪堅靑 : 膽緩

④ 爪直白 : 膽直

⑤ 爪紋黑 : 膽結

『東寶醫鑑』

① 爪甲白 : 고칠 수 없다

② 爪甲靑黑 : 고치기 어렵고 肝腎이 絶함

③ 爪甲靑 : 죽는다

④ 爪甲黑 : 8일 만에 죽는다

⑤ 爪甲紫 : 죽는다

서양의학에서는 손톱의 색깔을 다음과 같이 보고 있다.

① 爪甲이 白色 : 貧血

肺의 色은 하얗기 때문에 爪甲이 紅潤色보다 하얗게 되면 肺氣가 강하고 心氣가 약하다는 것을 나타낸다. 따라서 이 경우 心·肺에 變動이 있음을 알 수 있다. 面色까지 하얗다면 빈혈이다.

② 爪甲이 赤蒙色 : 치아노제, 酸性

蒙이라고 하는 것은 탁하다. 안개가 낀 듯한 거무스름하게 보이는 색을 말한다. 赤色이 거무스름하게 탁해진 색은 치아노제, 酸性體色인 것을 나타내고 있다. 대부분의 환자는 이러한 색을 띠고 있다.

8) <東醫寶鑑 審病>【雜病占死候】“手足爪甲皆靑黑更過八日定難醫(肝腎絶也)”

③ 紅色 : 혈압이 높다.

④ 鮮色(紅潤色) : 良好

⑤ 爪甲을 눌렀을 때 血의 왕래가 빠르면 정상, 늦으면 정체, 瘀血症.

爪甲을 눌러 보아 血의 왕래가 늦는 것은 혈액이 정체되어 있고, 혈액이 나쁜 의미로 진해져 있다는 것을 말한다. 소위 瘀血이 되어 있다는 것이다.

⑥ 黃斑은 消化器病

黃斑이라고 하는 것은 작은 황색 점들이 나타나는 것을 말하는데, 이것은 만성의 중증 소화기계의 병에 걸려 있음을 나타내고 있다.

⑦ 白斑이 많은 것은 신경쇠약

白斑이라고 하는 것은 하얀 점을 말한다. 점 하나만 있는 것은 좋은 의미이지만, 많이 있는 경우는 肝이 허약해서 신경쇠약이 되어 있다는 것을 암시한다.

⑧ 紫黑色은 死相

人體에서의 紫色은 死色으로 통한다. 따라서 紫黑色은 死色이고 이제 인생이 그다지 길게 남아 있지 않다는 것을 의미하고 있다. 紫色이 되기 이전이 赤蒙色이다. 赤蒙色에서 보라색으로 되고, 이것이 紫黑色으로 진행된다. 자색이 들어가지 않는 흑색도 물론 死色이다.

⑨ 黃色은 死色

黃色도 좋지 않은 색이다. 손톱이 노랗게 되어 있는 사람은 단단해져 성장하지 않는다. 손톱표면이 울퉁불퉁하고 단단해져 샛노랗게 되어 있으면 손톱이 죽어버린다.

손톱에 관해서는 고대 그리스에서도 널리 연구되었으며 手相學에서는 「爪學」이라고 하여 중요하게 다루고 있다.

손톱은 체질을 나타내므로 체질을 알 수 있는 창이다.

손톱은 腱·筋의 연장이고 肝의 枝葉이다.

손톱의 外型은 체질을 나타내고 혈색은 건강상태를 나타낸다. 죽음의 형상은 눈과 손톱에 나타나는 것이 보기 쉽다고 古人은 말하고 있다.

〈강의〉 爪의 色과 硬軟에 관해서

▶ 『靈樞』에서 손톱을 보는 견해

『靈樞』에서는 「肝은 爪에 응한다」라고 되어 있습니다.[9] 이것은 肝과 손톱은 상통하고 있으므로 손톱을 보면 간의 상태를 알 수 있음을 말하고 있습니다.

손톱의 두께는 담력, 즉 肝力을 나타냅니다. 손톱 색이 조금이라도 황색이 낀 사람은 膽이 튼튼합니다. 즉, 간 기능이 왕성하고 담즙이 많음을 나타냅니다. 손톱 표면이 노란 사람은 담즙이 血中에 들어가 있다는 것을 나타내고 있습니다. 그러므로 당연히 손톱이 황색이면 筋組織과 皮膚도 노랗게 됩니다.

진찰할 경우 다른 望診 부위보다 손톱에서 훨씬 쉽게 유용한 정보를 얻을 수 있습니다. 보통 손톱이 노랗게 되어 있으면 脾臟이 亢進하고 있는 경우인데, 이것은 脾臟의 힘이 약하기 때문입니다. 여기에서는 「손톱이 두껍게 되어」라는 조건이 있습니다. 그러므로 손톱이 두꺼우면서 황색으로 되어 있는 사람은 肝·膽이 너무 강하다고 말할 수 있습니다.

이어서 손톱의 단단함에 대하여 말씀드리겠습니다. 손톱은 건강체라면 탄력이 있게 되는데, 이것이 지나치게 단단해도, 혹은 지나치게 부드러워도 안 됩니다. 단단한 경우는 「膽이 느슨하게」라고 하듯이 肝도 脾도 강하고, 담즙도 천천히 힘있게 代謝됩니다. 이것은 느긋하고 대범한 성격이나 이와 같은 생리작용을 나타

9) 제3장의 주 7) 참조(p. 70).

내고 있습니다. 이와 같은 사람의 손 전체 모양은 손끝이 두껍고, 손가락 뿌리와 거의 같을 정도의 두께로 뭉툭하며 전체가 네모집니다. 마치 권투선수의 글러브 같은 손을 하고 있습니다. 이와 같은 유형은 성실하고 정직하며, 일에 정성을 가지고 열심히 완성해내는 면이 있습니다. 이 반면, 한번 정한 생각을 바꾸지 않는 면도 지니고 있습니다.

爪直이라고 하는 것은 곧은 손톱이라는 것으로 단단하여 탄력이 없는 것을 의미합니다. 이것은 肝만이 亢進한 것으로 체질도 성질도 마음먹은 대로 표현하고, 화를 잘 내며, 융통성이 결여된 면이 있습니다.

하얀 손톱은 肺의 기능이 강한 것을 나타냅니다. 肺氣가 강하면 氣의 순환도 빠르고 패기가 있으며 기가 강한 성격을 나타내고 있습니다.

無紋이라고 하는 것은 손톱에 縱縞와 横縞가 없고, 손톱의 표면이 매끈하여 예쁘고 아무런 상처가 없는 것을 말합니다.

膽直이라고 하는 것은 병적인 의미로 해석하는 것이 타당하며, 성격이 급한 경향을 말합니다. 요컨대 담즙분비가 빨라서 성격이 급해진 것입니다.

손톱의 색이 검은 것은 腎 기능의 저하를 나타내고 있습니다. 무늬(紋)가 있다는 것은 장애가 있었던 것으로써 지금까지 肝 기능장애가 있었음을 알 수 있습니다.

「膽은 結하게 된다」라고 하는 것은 「結」은 엮어지다, 적다라는 의미입니다. 結代脈에서도 「結」이란 글자가 사용되고 있으므로 의미를 알 수 있을 것입니다. 腎肝의 기능이 저하되면 담즙은 그다지 많이 나오지 않는다고 보고 있습니다.

▶ 『東寶醫鑑』에서 보는 爪의 견해

다음으로 『東寶醫鑑』에서는 「爪甲이 하얀 것은 고칠 수 없다」라고 합니다만, 여기에서 말하는 「白」이라고 하는 것은 肺의 색을 가리킵니다.10) 따라서 손톱이 하얗다고 하는 것은 肺 기능이 亢進하고 있는 것이므로 金剋木이 되어 肝臟에 문제가 일어납니다. 여기서는 肺의 剋作用이 강한 것을 나타내고 있습니다. 대개 肺 기능이 亢進하고 있는 사람은 귀가 하얗습니다. 귀가 하얀 것은 귀는 腎이기 때문에 肺의 힘이 腎에 영향을 미치고 있다는 것을 나타냅니다. 귀가 하얀 것은 좋습니다만, 손톱이 하얗게 되는 것은 肝에까지 영향을 미치고 있다는 증거입니다. 이렇게 되면 肺·腎·肝 세 개의 臟器가 침범당하고 있다는 것이므로 병의 상태가 중증이지요. 그러므로 이런 경우에는 「고칠 수 없다, 고치기 어렵다」라고 하는 것이지요.

「手足의 爪甲이 靑黑할 때 8일이 지나면 치료하기 어렵다」라는 말은 그 안에 旺相死囚休의 사고방식이 들어 있다고 생각됩니다. 여기에서 말하는 8일은 甲乙丙丁戊己庚으로 보면 정확히 庚辛의 날에 해당합니다. 金의 날이기 때문에 金剋木이 되어 고치기 어렵다고 말하는 것이지요.

肝臟이 발병하는 것은 甲乙의 날입니다. 그리고 肝病은 庚辛의 날에 악화되겠지요. 8일이라고 하는 의미는 이렇다고 할 수 있지요.

靑은 肝의 활동, 黑은 腎의 활동을 나타냅니다. 그렇기 때문에 손톱의 색이 청흑이라는 것은 肝臟의 활동이 끝나고 이제 죽는다는 것입니다.

「病人의 爪甲이 푸르면 죽는다」라는 것은 前단계에서 병이 더욱 진행된 것입니다. 아마 여기에서 「파랗다」고 한 것은 선명하면

10) 제3장의 주 8) 참조(p. 71).

서 진한 파란색입니다. 이것은 肝이 최고로 亢進하고 있다는 증거입니다. 급성간염 등에 걸렸을 때처럼 급성으로 肝力에 부담이 되었을 때 나타나는 색입니다.

肝力에 힘이 없고 급하게 항진되면 肝力은 급하게 떨어집니다. 그렇게 되면 心臟에 부담이 오게 됩니다. 이때 心臟에 힘이 없으면 갑작스럽게 죽게 됩니다. 이와 같이 急死하는 사람에게는 肝臟에서 心臟으로 오는 경우가 많습니다.

그리고 「爪甲下」라고 하는 것은 爪甲根部를 말합니다. 손톱의 밑 살이 검은 것은 8일 안에 죽는다는 것입니다. 밑뿌리가 죽으면 당연한 것이지요. 黑은 腎이고 腎은 生命力을 담당하고 있기 때문입니다.

손톱에 관한 연구는 고대부터 활발하게 이루어졌습니다만, 최근에는 독일에서 비교적 활발하게 연구되고 있으며, 취직시험 등에서도 채택되는 경향인 것 같습니다.

▶ 손톱으로 무엇을 보는가

손톱은 筋·腱의 연장이기 때문에 손톱을 봄으로써 간장을 통해 몸 전체를 파악하는 것과 같습니다. 지금까지 늘 강조하였듯이 筋·腱은 간이기 때문에 이와 같은 논리가 성립하는 것이지요. 즉, 손톱을 보면 그 사람의 체질을 알 수 있게 됩니다. 이것은 診脈이 심장을 통해 全身을 보는 것과 같은 이치입니다.

손톱은 그 모양새에 따라 여러 종류가 있습니다. 손톱의 모양은 先天·後天의 기능을 나타냅니다. 손톱의 혈색으로 현재상태를 알 수 있고, 또한 이 혈색은 심장을 중심으로 하여 활동하고 있는 五臟色을 나타내고 있습니다. 그러므로 현재의 건강의 與否는 혈색을 보면 알 수 있게 되는 것이지요. 이것을 더 빨리 파악하려면 맥을 짚어 보는 방법이 있습니다. 건강하지 않은 상태가 계속되면 맥은 즉각 변동을 나타납니다. 맥 다음으로는 혈색에서 변화를 볼 수 있습니다. 이런 사실에서 환자의 몸 상태는 피부의 윤택이나 活氣에도 영향을 미치고, 마지막에는 형태가 變形되는 순서로 나타납니다.

보통 일반 사람들은 뚱뚱하다가 말랐다든가 하는 모습에서 그 사람의 건강상태를 관찰하고 있습니다. 그리고 피부에 윤택이 있다든가 활기가 없다든가, 혹은 혈색까지는 늘 보고 익숙하여 있기 때문에 잘 알 수 있습니다.

그리고 맥에는 병의 상태가 상세하게, 바로 알 수 있으므로 잘 배워 둘 필요가 있습니다. 맥은 현재상태를 나타내는 것입니다. 급성의 경우 등에 특히 그 변화가 잘 나타나고 있습니다. 이뿐만 아니라 앞으로 일어날 만한 상황까지도 맥으로 알 수 있게 됩니다. 死相 등도 맥에 나옵니다.「七死의 脈」등이 古典에도 실려 있는데, 이것은 어떤 死相의 형태가 맥으로 나타나는 것을 말하고 있습니다.

그런데 맥에는 정상적으로 뛰려고 하는 기능이 겹쳐 오기 때문에 복잡하고 알기 어려운 맥으로 됩니다. 이와 같은 맥도 훈련을 쌓고 공부를 해 가면 분별할 수 있게 됩니다. 그러므로 기회가 있을 때마다 많은 사람의 맥을 접하도록 신경을 써서 진맥에 대하여 완숙해지도록 노력해 주십시오.

8. 肝과 爪(2)

건강한 손톱이라고 하는 것은 다음과 같은 것을 말한다.

① 爪甲이 너무 두껍지도 않고 얇지도 않고 탄력이 있어 약하지 않은 것

② 손가락은 너무 길지도 않고, 폭은 너무 넓지 않으며, 길이는 4 대 3의 장방형일 것
③ 無紋이면서 광택이 있는 것
④ 紅潤色을 띠는 것
⑤ 手掌背에는 살이 붙고, 혈색, 탄력, 윤기가 있는 것(손, 손톱 모두)

▶ 爪의 發育

손톱이 자라나는 것은 보통 손톱뿌리에서 손톱 끝까지 약 3개월을 필요로 한다. 병에 걸렸을 경우에는 손톱이 완전하게 자라지 못하여 위축되고, 옆 무늬나 층계가 생긴다.

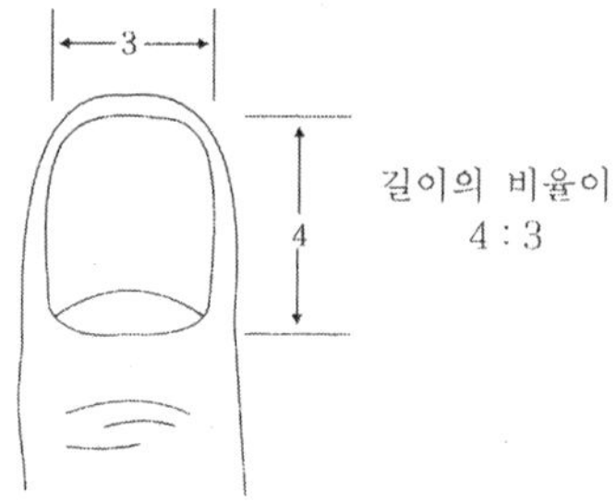

<표준이 되는 손톱>

손톱 크기의 표준은 다음과 같다.
① 첫째마디의 절반 정도의 길이
② 폭은 길이 4에 대해서 3의 비율
③ 손톱의 폭에 대해서 指肉이 6분의 1 정도 좌우에 있는 것

손톱 종류	大爪	스푼爪	小爪
모양	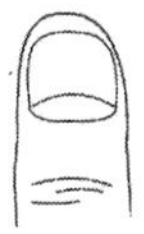	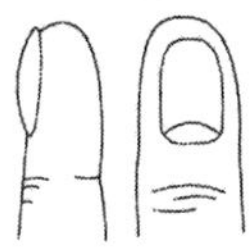	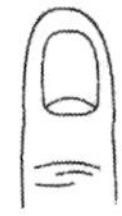
특징	손가락과 손톱의 차이가 없다	스푼을 엎어놓은 듯한 손톱	손가락에 비해서 손톱이 작다. 손에 비해 손끝이 가늘고 손톱도 그것에 맞추어 작은 것도 있다
증상	肺·肋膜·咽喉·氣管系의 질환에 걸리기 쉽다. 尖頭型이고 大爪인 경우는 肺系가 허약하다	결핵손톱이라고 말하고 肺系가 약하다. 현재 건강한 사람은 과거에 肺系질환 경험자가 많다. 흥분이 고조되어 있는 사람일수록 상기의 증상들이 더욱 심해진다	선천적으로 심장의 움직임이 빠르다. 心系의 병에 걸리기 쉽다. 고혈압, 逆上症인 사람은 ① 적색을 띤다 ② 감정선의 혼란·끊어짐·배타적 ③ 손톱이 작을수록 심장이 약하다 ④ 小爪에서 사각형은 좋지 않다
유형	상식적이고 느긋하고 대범한 면과 성격이 급한 면이 있다. 의뢰심이 강하고 지기 싫어하는 성격이지만 다소 패기와 실행력이 부족하다	大爪가 스푼형으로 되기 쉽다. 성격은 大爪와 같다	상당히 토론적이고 토론을 좋아한다. 逆上型. 마음이 좁아 질투심이 강하다

손톱 종류	長爪	短爪	幅爪	四角爪
모양	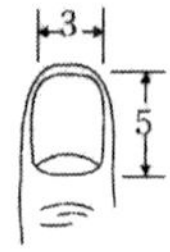	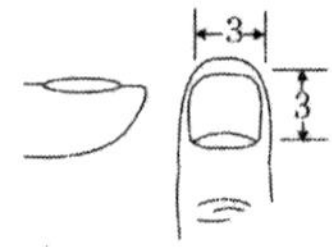	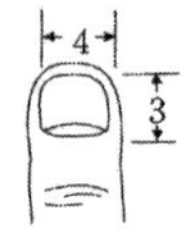	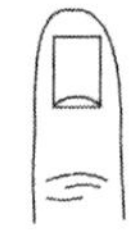
특징	세로가 길다	세로가 짧다	넓고 짧은 손톱	각이 진 손톱
증상	腦頭部가 유전적으로 약하다. 肺·肋膜·咽喉·氣管系의 병에 걸리 기 쉽다. 너무 긴 사람은 혀를 침해당하기 쉽고 상기의 증상들이 더욱 심해진다	심장이 약하고, 腰部·下半身의 병에 걸리기 쉽다. 손톱이 짧고 작은 손톱은 유전성 심장병. 短爪가 평탄하고 살 속으로 들어가 있는 것은 신경통·류머티즘	短爪의 특징을 갖는다. 心·腎系가 약하다. 여자가 심한 幅爪이면 자식을 두지 못한다	短爪의 요소를 갖는다. 心系에 특징이 있다
유형	온화, 침착함, 감수성, 예술성, 협조성, 무사안일주의, 이상형, 소극적, 집안에서만 강하다. 손톱이 뒤로 젖혀져 있으면 잔인성을 띤다	분석형, 호투형, 행동형, 현실형, 비판형, 성격이 급하다	성격이 급함, 苦勞性, 남을 보살피는 것을 좋아한다. 정의감, 자기본위, 완고, 義憤型	상식적이고 극단적으로 달리지 않는다. 성실하며 꼼꼼하고 착실한 성격

손톱 종류	狹爪	貝爪	기타
모양	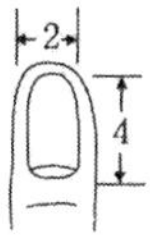	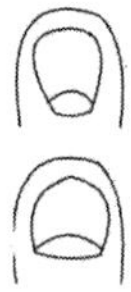	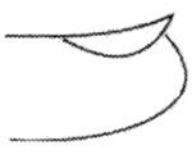
특징	폭이 좁고 긴 손톱	조개껍질 모양의 손톱. 손톱이 빈약하고 조개형의 손톱을 말한다	① 손톱 끝이 높이 올라 있으면 병적인 感情家. 이상을 꿈꾼다 ② 손톱이 편평하면 소화력이 약하고 이러면서 짧으면 심장병이 된다 ③ 손톱이 심하게 깊이 파고 들어가 있으면 불면증이며 히스테리 ④ 얇은 손톱은 감정적으로 격해지기 쉽다 ⑤ 두꺼운 손톱은 우둔하고 태평한 사람. 낙천가 ⑥ 손톱이 휘어 있으면 기생충, 동맥경화, 알코올 중독, 편식 등 ⑦ 손톱의 縱·橫縞는 간 장애 ⑧ 縱縞 위에 점들이 있으면 니코틴 중독, 약물 중독, 기생충 등 ⑨ 손톱 끝이 약하면 기생충, 신경쇠약 ⑩ 손톱 면이 패이면 心身의 변조, 기생충, 치질, 큰 병 직후 ⑪ 손톱 면에 橫溝가 많으면 탈장, 치질 ⑫ 아치형의 손톱은 호흡기, 심장, 중독증으로 보다. 손톱의 가장자리가 살 속으로 파고 들어가고 있으면 병이 진행되고 있음을 나타낸다 ⑬ 손톱 면에 높고 낮음이 있는 것과 손톱의 질이 약하면 신경쇠약
증상	腎系가 약하다. 결핵성 척수염, 칼슘 부족, 손톱이 구부러지는 것은 중증	肝·腎系가 약함. 신경계·척수·관절·마비	
유형	끈기와 치밀함이 부족하다. 히스테리와 우울증에 빠지는 형	사치형, 화려함, 돈 씀씀이가 헤프다. 실무적이 아니고 변덕이 심하다. 끈기가 없다	

▶ 爪의 種類

손톱의 종류에는 다음과 같은 것이 있다.

① 普通爪

② 大爪

③ 스푼爪

④ 小爪
⑤ 長爪
⑥ 短爪
⑦ 幅爪
⑧ 四角爪
⑨ 狹爪
⑩ 貝爪
⑪ 不正爪, 그 외

이들 각 손톱이 갖는 특징은 別表(79~81페이지)대로이다.

▶ 혈압을 보는 爪의 三日月(손톱의 눈)

손톱의 三日月은 혈압을 나타내는 것으로, 다섯 개 손가락은 제각각 三日月의 크기가 다르다. 표준은 다음과 같다.

拇指 : 6분의 1 정도
示指 : 7분의 1 정도
中指 : 9분의 1 정도
環指 : 약간 보인다
小指 : 없음

다섯 개 손가락 모두 三日月이 나오는 경우는 혈압이 높으며, 또한 爪甲의 紅色이 강하면 위험하다는 것을 의미한다.

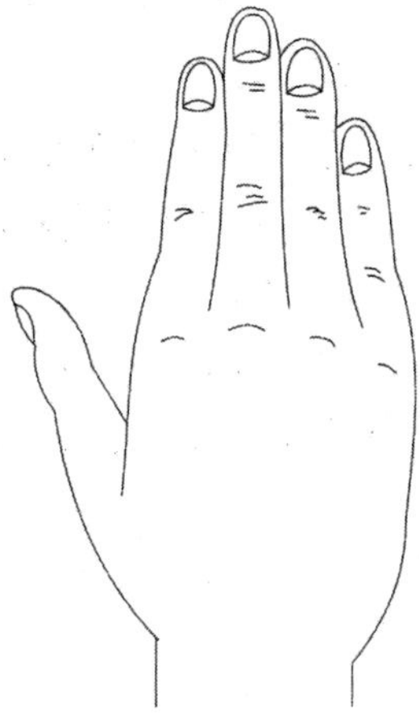

<爪의 三日月>

〈강의〉 爪의 진단과 모양

▶ 爪의 건강도

건강한 손톱이라고 하는 것이 어떤 것인지 설명해 드리겠습니다.

① 爪甲은 너무 두껍지도 얇지도 않고 중간 정도가 건강한 손톱입니다. 생물에서는 硬과 軟을 균형있게 유지하는 것이 탄력이 있다고 합니다. 健康한 사람은 손톱에도 탄력이 있어야 합니다.

② 손톱의 크기는 손가락에 비해서 어느 정도가 좋은가 하면, 이것도 손가락에 비해서 지나치게 길거나 짧지 않은 것이 좋습니다. 손톱의 폭이 3이라면 길이는 4가 되는 것이 표준입니다.

③ 縱溝가 깊이 들어가 있는 것일수록 간 기능이 현저하게 저하되어 있다는 것을 나타냅니다.
④ 손톱도 面色과 마찬가지로 紅潤色이 건강한 색입니다. 너무 빨간 것도 너무 하얀 것도 좋지 않습니다.
⑤ 손톱을 하나 보더라도 항상 그 사람의 全體를 보고, 여러 가지 조건을 파악하여 이들을 종합하여 진단을 할 필요가 있습니다. 그러므로 손톱진찰이라고 하여 손톱하나만을 보는 것이 아니고, 指·手掌·手背에 붙어 있는 살·혈색·탄력 등이 어떠한가를 살펴볼 필요가 있습니다.

▶ 爪의 성장

손톱의 성장은 사람에 따라 다르고, 年齡에 따라서도 다릅니다. 약 3개월에 걸쳐 전부 자라는 것이 정상이라고 여기고 있습니다. 그러나 병에 걸려 있으면 자람이 늦어지고, 이외에 사람의 체질에 따라서도 달라집니다.

故事에 「樂髮苦爪」라는 말이 있습니다. 이 의미는 즐겁고 편안하면 머리카락이 자라고, 고생을 하면 손톱이 자란다는 것입니다. 그러면 왜 이렇게 되는 것일까요.

갑자기 머리카락과 즐거움을 연관지으려고 해서는 안 됩니다. 이런 문제를 생각할 때는 먼저 다섯 개로 나누어 생각하는 것이 좋습니다.

머리카락은 사람의 일부분이기 때문에 五臟에 그 뿌리를 두고 있습니다. 머리카락을 五臟으로 분류해 보면 腎에 해당합니다. 腎은 뿌리가 되고, 머리카락은 잎에 비유됩니다. 腎이 성장한다, 즉 '腎이 旺氣하다는 것은 어떠한 것일까'라고 생각을 전개해 나아가야 됩니다.

腎이라는 것은 전신운동을 쉬고 있을 때가 旺氣할 수 있는 시간입니다. 쉰다고 하는 것은 다른 말로 하면 편안할 때입니다. 따라서 편안하면 머리카락은 자란다는 것입니다.

그럼 「苦爪」는 어떠한 것일까요. 벌써 이해가 빠른 사람이라면 알아차렸을 것이라고 생각합니다만, 앞에서와 똑같은 사고방식으로 생각해 나가면 됩니다.

먼저 손톱은 간입니다. 간이 旺氣하다는 것은 작용하고 있을 때입니다. 수고하고 있다는 것은 정신과 육체를 움직이고 있다는 뜻입니다. 수고를 하게 되면 전신과 육체를 매우 많이 사용하게 됩니다. 그러므로 왕성하게 움직이고 있다는 것은 간이 활동하고 있다는 것이며, 따라서 손톱이 자라나고 있다는 것입니다.

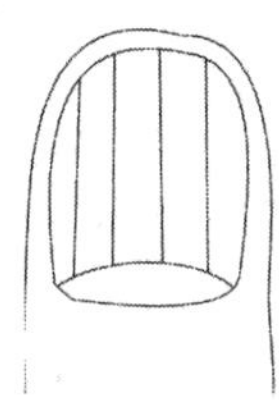

세로줄이 있는 것은 간기능 저하를 나타낸다
<손톱의 세로줄>

손톱은 간의 잎이기 때문입니다. 수고하고 있는 상태는 肝旺·心旺의 상태에 있게 됩니다. 肝氣는 움직이지 않으면 힘이 생기지 않습니다. 너무 지나친 것도 또한 문제입니다. 筋肉 등은 사용하지 않으면 발달하지 않습니다. 인간의 몸은 腎 이외는 적당하게 사용하지 않으면 발달하지 않도록 되어 있습니다. 腎만은 휴식을 취함으로써 힘을 가질 수 있도록 되어 있습니다.

이처럼 손톱의 발육에서도 그 예를 알 수 있습니다만, 어떤 경우에도 그 사람의 체력·체질·생활상태·연령 등으로 달라지기 때문에 이들을 살펴볼 필요가 있습니다. 체질에 따라서도 다르다고 하는 것은 역시 간이 旺氣하고 있는 사람은 손톱이 잘 자라기 때문입니다. 이와는 달리 폐가 旺氣하고 있는 사람은 손톱의 성장은 늦어지겠지요.

▶ 爪에 橫筋이 나오면

병을 앓으면 손톱에 橫筋이 생깁니다. 손톱의 어디에 筋이 들어 있는가 하는 위치로 언제 병에 걸렸는지 대강 짐작을 할 수 있습니다. 병을 앓고 있는 동안에는 손톱의 성장이 약간 늦어지기 때문에 이것을 고려하는 것입니다. 예를 들어 본인이 병을 앓았다고 말하지 않더라도 橫筋이 나타나 있는 경우라면 어느 한때에 간 기능이 반드시 떨어졌다는 것을 의미합니다. 누워 있는 것만이 병이 아닙니다. 한때 기능이 떨어져 있는 것도 넓은 의미에서 일종의 병으로 보는 것입니다.

▶ 손톱의 모양은 손 모양과 관계있다

다음으로 손톱의 모양을 살펴보겠습니다만, 예를 들면 大爪라고 해도 여기에는 종류가 있습니다. 다시 말해 어느 手型에 있는 大爪인가 하는 것입니다. 尖頭型의 손에 있는 大爪인가, 圓錐型의 손에 있는 大爪인가에 따라서 다소 의미는 달라집니다.

手型의 종류를 간단하게 정리한 것이 94~95페이지의 표입니다. 이 표의 手型을 고려하면서 爪型을 보아 가면 사람의 체질 · 체력 · 성격 · 질환들을 쉽게 알 수 있게 됩니다.

◑ 普通爪

표준적인 손톱입니다. 손가락에 대해서 평균을 유지하는 손톱을 말합니다.

◑ 大爪

肺旺유형의 사람에게 많은 모양으로 肺系의 疾患에 걸리기 쉽고, 이 손톱의 모양이 좀더 진행된 것이 다음에 설명하는 스푼형 손톱입니다.

손이 尖頭型이고 大爪인 사람은 허약합니다. 手型 속에서도 가장 허약한 유형은 尖頭型입니다. 네모지게 大爪인 사람은 좀처럼 병에 걸리지 않습니다만, 일단 병이 나면 重症입니다. 단, 회복되는 힘은 다른 것과 비교해 왕성합니다.

◑ 스푼爪

둥근 형의 손톱입니다. 손톱이 평면적이고, 大爪의 기능을 가집니다. 홍분이 고조되면 肺系의 병에 걸려 있다는 증거이고 현저하게 폐 기능이 저하하고 있다고 판단해도 좋을 것입니다. 그때의 혈색과 홍분의 정도로 병의 輕重을 알 수 있습니다.

이런 손톱을 가지고 있는 사람은 감기에 잘 걸리고, 기관지계통에 증상이 나타나기 쉽습니다.

◑ 小爪

손가락의 크기에 비해서 손톱이 작은 것으로 心系가 약한 것을 의미합니다.

손톱이 적색을 띠는 것은 心의 亢進症 중의 하나입니다. 또, 感情線의 不正도 心과 관계가 있습니다. 작은 손톱일수록 심장이 약하고, 몸에 비해서 심장이 활동하지 않습니다. 간에 힘이 있어도, 선천적으로 심장이 약한 것은 소용이 없습니다.

네모지고 작은 손톱은 脾臟系의 사람입니다. 사각형은 土性이기 때문에 肉體가 크고 심장이 작은 것을 의미하고 있고 心에 부담을 주게 됩니다.

성격면에서 逆上型이라고 하는 것은 육체도 성질도 모두 逆上

症입니다. 물론, 체질이 그러한 것이겠지만, 하나에 치우쳐서 열중하는 경향이 있습니다.

◑ 長爪

표준형에 비해 지나치게 긴 손톱을 말합니다. 뇌와 頭部가 약하다는 것은 다른 장기와 비교한 경우이고, 선천적으로 약한 조건을 가지고 있습니다.

大爪와 長爪는 공통점이 있습니다. 모양으로는 차이는 있습니다만, 陰陽의 사고로 진행시켜 나가면 「陰으로서는 작고, 좁고, 짧고, 낮고,…」가 되고, 「陽으로서는 넓고, 길고, 높고…」라고 됩니다. 따라서 長爪라고 하면 바로 大爪에도 생각이 미쳐야만 합니다.

長爪에서 더욱 이러한 경향이 강한 것은 혀를 침해당하기 쉬운 것입니다. 혀를 길게 마는 듯한 어조의 사람에게는 그다지 사려깊은 사람이 없는 것을 보면 공통성이 있을지도 모릅니다.

◑ 短爪

손톱의 폭과 길이가 같은 것으로 이것은 심장이 亢進하기 쉬운 유형으로 심장이 침해당하기 쉬운 것을 나타내고 있습니다. 腰部와 下半身이 쉽게 침해당하는 것은 腎과의 관계일 것입니다. 心剋腎으로 되어 腎의 기능이 저하되기 쉽기 때문입니다.

이런 손톱의 사람은 腎과 心의 균형이 무너지기 쉬운 유형으로 손톱이 살에 깊이 파고 들어가 있는 경우는 류머티즘에 걸리기 쉽다는 것을 알 수 있습니다. 류머티즘은 물론 여러 가지로 해석하겠습니다만 여기에서는 일단 심장의 항진에서 오는 것으로 心과 腎의 불균형 문제를 언급하고자 합니다.

◑ 幅爪

이런 손톱은 손가락 끝이 두꺼운 사람에게 많고, 특히 손가락 끝이 가늘고 손톱이 넓은 것은 좋지 않습니다. 心系와 腎系에 문제가 있기 때문입니다. 여성으로서 손톱이 심하게 넓은 사람은 腎에 變調가 있어 아이를 낳을 수 없다고 말하고 있습니다.

이 손톱의 폭이 넓은 사람의 손가락 끝은 경단모양으로 되어 있는 경우가 많고 특히 엄지손가락이 그런 경우를 많이 볼 수 있습니다.

◑ 四角爪

사각형 손톱에도 여러 가지 있습니다만, 정방형의 것이 표준으로 되어 있습니다. 이 모양은 心臟系에 특징이 있습니다. 심장이 너무 강하기 때문에 오히려 심장에 무리를 줘, 파괴하고 있는 상태입니다.

성격은 역시 네모진 손과 발의 경우와 같고, 고지식한 성격입니다. 상식적이고 극단적인 방향으로 내달리거나 하지 않는 타입입니다. 네모진 손 모양에 네모진 손가락이 있고, 네모진 손톱이 있는 것이 보통입니다. 사각형의 손에 스푼형의 손톱이 있거나 하는 것은 후천적 생활에서 肺系와 腎系를 약하게 만든 결과 다른 모양이 된 것입니다. 선천성·후천성의 서로 다른 점은 이러한 점에서도 판단할 수 있습니다.

◑ 狹爪

폭이 좁은 손톱은 腎系가 약하다는 것을 나타냅니다. 이것은 肝系도 약하다는 것을 말합니다. 腎과 肝이 약하기 때문에 뼈(骨)의 발육이 나쁘고 손톱의 발육도 그다지 좋지 않습니다. 체격이 딱 벌어져 튼튼한 사람에게는 손톱이 좁은 사람은 없습니다. 骨格이 가늘고, 단단하고, 무른 사람에게서 이런 손톱을 많이 볼 수 있습니다. 손톱이 좁은 사람은 몸이 단단합니다. 왜냐하면 腎機能이 약하면 몸이 굳어지기 때문입니다.

본래, 손톱은 간입니다만, 간장의 뿌리는 腎입니다. 이 손톱이 얇다든가 구부러져 있다든가 해서 정상이 아닌 경우는 腎力이 약하고, 또한 重症입니다. 이와 같은 좁은 손톱은 결핵성 척추염이나 칼슘부족 또는 이러한 체질적인 경향이 있습니다. 그러므로 손톱이 좁은 사람은 腎系에 관련된 질병에 주의할 필요가 있습니다.

또, 손가락과 손톱 사이의 폭이 넓을수록 좁은 손톱이 됩니다만, 다소 손톱이 좁더라도 그 나름대로의 좁은 손톱의 의미를 가지고 있습니다.

표준형의 손톱이라도 손톱이 아치형으로 둥그스름하면 폭은 좁아집니다. 이것은 후천적으로 肺系·腎系의 기능저하에 의해서 변화된 것입니다. 이러한 손톱에는 縱筋이 많이 들어 있습니다.

손톱이 둥글게 되면 단단해지는 역할은 반드시 腎의 활동이 간에 작용하고 있다고 봐도 좋습니다. 그러므로 피부에 비해서 손톱은 같은 간의 활동에 의한 것입니다만, 腎의 활동이 많이 작용한 肝 계통이 되는 것입니다.

이상을 정리해 보면 손톱이라고 하는 것은 腎이 뿌리가 되고 있고 간이 그 기능을 나타내고 있는 것입니다. 손톱을 보면 간과 동시에 腎의 힘도 알 수 있습니다.

손톱이 변형되어 있는 경우, 표준형보다 폭이 좁다든가 작아진 것은 반드시 腎 기능의 저하를 나타내고 있습니다. 반대로 표준형보다 폭이 넓어지거나 지나치게 큰 것은 무언가가 한쪽으로 치우쳐 있는 것입니다. 그러므로 과부족현상에 따라서 그 지나친 부분만 힘이 부족한 쪽으로 相剋을 하게 됩니다. 그와 같이 생각하면 中庸이라고 하는 것이 가장 좋습니다.

◑ 貝爪

보통 貝爪라고 하는 것은 손톱의 뿌리가 좁고, 앞으로 가서 넓어집니다. 또 반대로, 손톱 뿌리가 보통의 폭을 가지고 있으면서 앞으로 감에 따라서 삼각형처럼 좁아진 것을 말합니다. 이 손톱은 손톱 뿌리가 두껍게 되어 있고, 손톱 끝과 가장자리가 얇아져 있는 경우가 많습니다. 결국은 손톱의 성장이 불완전한 것입니다. 오장의 기능이 완전한 사람은 역시 손톱도 표준형을 보입니다.

이런 손톱의 사람은 腎系가 약한 것입니다. 간에서 본 상태는 뿌리의 脆弱性이 깊고, 발전소의 역할을 담당하는 腎의 기능이 활동을 잘 못하고 있습니다. 이 貝爪인 어린이는 어린이 경풍을 일으키기 쉬운 경향이 있습니다.

손톱이 성장하여 모양이 바뀌어올 때까지는 적어도 3개월 이상은 걸리기 때문에 반년 정도 전부터 그러한 징후가 나오게 됩니다.

이 밖의 손톱에 대해서는 79~81페이지의 표에 들어 있는 것을 참고로 하여 설명해 놓겠습니다(①~⑬은 표 안의 숫자입니다).

손톱 끝은 보통 똑바로 뻗어 있습니다만, ①의 경우는 살짝 끝이 올라간 경향이 있습니다. 뿌리부분이 깊이 파고 들어가 있는 손톱의 형태도 여기에 속합니다. 이 손톱을 갖고 있는 사람은 感情이 풍부한 사람이거나 이상을 쫓는 유형입니다.

②의 扁平은 大爪의 의미를 갖습니다. 중앙이 편편해서 솟아 있지 않습니다. 大爪에 관해서는 앞에서 나왔기 때문에 알 수 있을 것이라고 생각합니다.

여기서 조금 앞에서 서술한 손톱유형에 관해서 보충설명을 해 둡시다.

손톱의 유형을 크게 나누면 세 개의 기본형으로 나누어지고 다음은 그 응용으로 되어 있습니다.

하나는 大爪로, 脾系·肺系에 특징을 가지고 있습니다. 또 短爪·四角爪는 心系가 영향을 미치고 있습니다. 또 하나는 狹爪입니다. 이것은 腎이 허약한 것이 主가 되고 있습니다만, 腎系·肝系의 허약성의 특징을 가지고 있습니다. 그렇기 때문에 이 세 개의 손톱유형을 외워 주십시오. 다음은 이 세 개의 손톱 유형이 섞인 것입니다.

③의 경우처럼 손톱에 변동이 있는 것은 모두 간의 변동을 나타내는 것입니다.

④의 경우는 얇은 손톱으로 간이 허한 것입니다. 간에 힘이 없으면 一過性으로 亢進하고 있기 때문에 쉽게 격해집니다. 과격함이라고 해도 「實」과 「虛」가 있습니다. 實의 과격함은 사람의 성격에 비유하면 한번 화를 내면 기다리지 않고 불끈 화를 내는 태도입니다. 虛의 경우는 격노해도 오래 계속되지 않고, 언제까지나 투덜거리는 모습입니다. 이 경우의 얇은 손톱은 後者의 격한 모습을 가지고 있습니다.

⑤의 두꺼운 손톱의 경우는 민감함이 부족합니다. 단, 몸 전체가 훌륭하면 손톱도 어느 정도는 두꺼워도 괜찮습니다. 이것은 膽力이 강한 것을 보여 줍니다. 몸의 두께와 손톱의 두께가 비례하지 않는 경우는 조금 느리고 둔한 면이 있습니다.

⑥의 경우는 한가운데가 움푹 패어 있다고 하는 편이 좋을지도 모르겠습니다. 이러한 손톱은 약하고 얇은 경우가 많습니다. 기생충, 동맥경화, 알코올 중독인 사람에게서 많이 볼 수 있습니다. 중년에 극단적으로 한 손가락만이 발달하지 않고 변형되어 있는 사람을 보게 됩니다만, 이것은 그 손가락이 갖는 특징이 나타나고 있는 것입니다.

五臟으로 분류하면 拇指는 간장 또는 심장, 示指는 폐장, 中指는 비장, 環指는 심장, 小指는 신장에 해당된다고 이야기됩니다. 손가락의 正·不正의 변화에서도 五臟의 변동을 나타내고 있는 것입니다. 이 경우 한 손가락만을 보고 이렇다라고 결정을 내려서는 안 됩니다. 다른 손가락과 비교·대조하고, 또 다른 진단과 종합해서 살펴 가면 좋습니다.

⑦의 縱縞가 나와 있는 것은 간에 장애가 있습니다. 이것은 앞

에서도 서술했습니다.

⑧⑨는 표에 있는 그대로이기 때문에 생략하겠습니다.

⑩은 손톱표면이 움푹 패인 것입니다만, 이것은 생리이상만이 아니고, 정신적 변조, 예를 들면 失戀 등을 한 경우에도 나타납니다.

⑪의 손톱표면에 얕은 橫溝가 많은 경우는 脫腸·痔疾 경향이 있습니다. 腎機能의 저하가 원인이 되고 있습니다.

⑫의 아치형의 손톱은 정상이 아닙니다. 호흡기계와 심장계에 고장이 일어났습니다. 이러한 경우는 신체의 다른 면을 보면서 판단해 가면 알 수 있습니다.

⑬의 손톱의 高低는 손톱에 크게 움푹 패인 곳이 생겼을 때에 층계가 생긴 것으로 폭이 넓게 패인 것을 말합니다. 역시 肝系가 나쁘다는 것을 나타냅니다. 高低가 많이 생긴 경우는 주기적으로 肝 기능에 변동이 있었던 것을 알 수 있습니다.

〈강의〉 손톱의 三日月에 관해서

손톱의 三日月에 관한 것입니다만, 이것은 爪甲根部에 초생달 모양을 한 하얗게 보이는 부분을 말합니다. 이것은 혈압과 육체의 氣壓을 나타낸다고 말하고 있습니다. 이 三日月도 대략적이기는 합니다만, 하나의 진단점이 됩니다. 물론 春夏秋冬과 時間과 개인의 체질 등에 따라서 다소 차이는 있습니다만, 그 사람의 건강 정도를 보여 주고 있습니다.

일반적으로 拇指에는 三日月이 가장 많이 나와 있습니다. 다음으로 示指·中指·環指·小指의 순으로 三日月이 줄어 가고 小指에는 거의 나타나지 않는 것이 정상입니다. 다섯 손가락에 전부 三日月이 보이는 사람은 血壓이나 氣壓에 변동을 가지고 있는 사람입니다. 中指 주위부터 三日月이 보이지 않는 사람은 흔히 빈혈의 경향이 있다고 하므로 주의 깊게 살펴보시는 것이 좋습니다.

그러나 다섯 손가락 모두에서 분명하게 三日月이 보이더라도 손톱 색이 표준이면 걱정할 필요는 없습니다. 紅潤色이 지나쳐 紅色性이 강한 손톱 색을 띠고 있으면 몸에 나쁜 영향이 미치고 있음을 알 수 있습니다,

따라서 三日月에 대한 진단은 손톱의 혈색과 三日月의 양을 합해서 판단할 필요가 있습니다.

▶ 손 모양에는 어떤 것이 있는가

지금까지 여러분들은 대강의 손톱 모양을 알았다면 이제부터는 손의 종류에 대하여 아는 것이 좋다고 생각하고 이에 대하여 설명드리겠습니다(79~81페이지 참조).

손종류	尖頭型 : 아름다운 손. 여성에게 많다	圓錐型 : 이 手型은 남녀 모두에게 많다	結節型 : 남성에게 많다. 이 手型은 비교적 많이 있다
모양	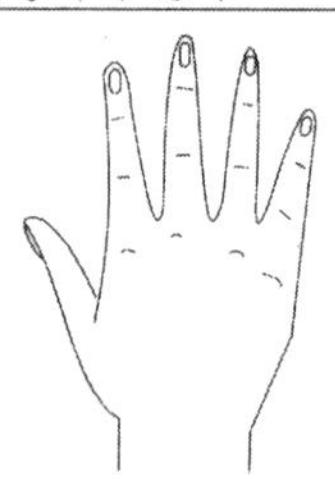	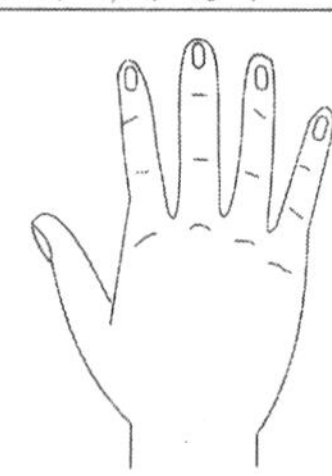	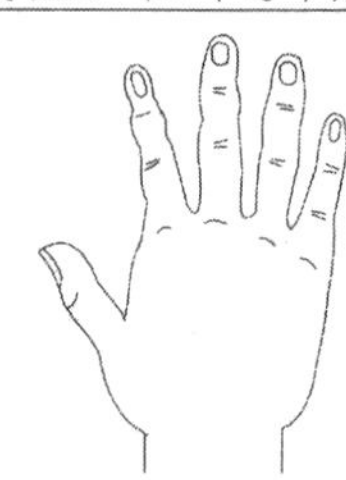
특징	손가락의 근원부터 손가락 끝으로 감에 따라서 점점 가늘어지고, 指尖이 호리호리하게 뾰족해 있는 형. 여성에게 많다. 이상·공상형. 꿈을 쫓는 타입. 의뢰심이 강하고, 사치형. 남자는 일하는 것을 싫어하고 게으름뱅이	尖頭型을 닮았지만 끝이 약간 둥글고 尖頭型과 結節型의 중간형. 남성으로 이 手型인 사람은 尖頭型과 같이 본다. 실행성이 없고 두뇌형	손가락의 마디마디가 눈에 띄게 두껍고 울퉁불퉁하다. 사물을 이론적으로 생각하고 감정에 휩싸이지 않는다. 쓸데없이 이론에 집착한다. 실행성은 없다. 尖頭型·圓錐型에도 結節型은 있다
유형	頭腦型, 실행형에 비해서 몸이 약하고, 특히 心系·脾系의 기능이 좋지 않다		

손종류	四角型 : 글러브형의 손으로 살집이 두텁다	주걱型 : 밥주걱형태로 손가락 끝이 둥글고 얇다	原始型 : 울퉁불퉁한 손. 농부 · 육체노동을 하는 사람의 손
모양	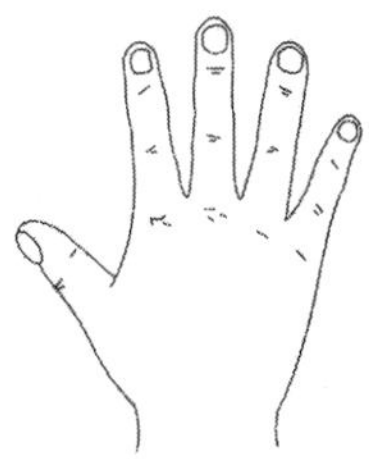	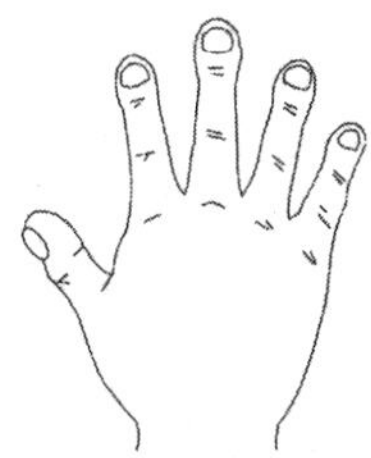	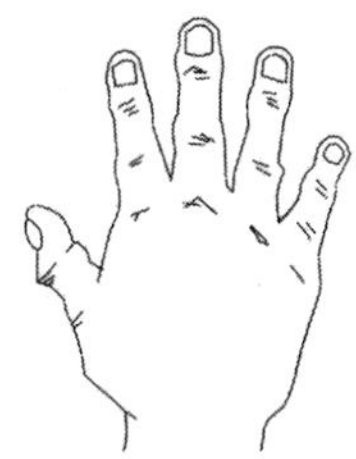
특징	손 모양이 장방형으로 근원부터 손끝까지 거의 같은 두께 현실적이고 신념을 가지고 사물을 합리적 · 능률적으로 생각해 가는 노력가. 반면 완고한 면이 있다. 이론보다 실행형. 손에 탄력이 없는 것은 현재는 그다지 실무성이 없다	指頭가 넓고 손가락 끝이 주걱 같은 모양을 하고 있다. 心身 모두 활동적이고 재주도 있다. 두뇌 명석하고 手型으로서는 최고	전체적으로 울퉁불퉁하고 땅딸막해서 가지런하지 않다. 四角型의 단점이 강하고 조잡한 면이 있다. 감각이 粗野 · 素朴 · 單純. 외골수이고 행동도 충동성이 있다. 감수성이 없기 때문에 한 가지 일만을 하고 있을 수 있다.
유형	실행형. 두뇌형에 비해서 몸이 튼튼하고 특히 心系 · 脾系의 기능이 활발		

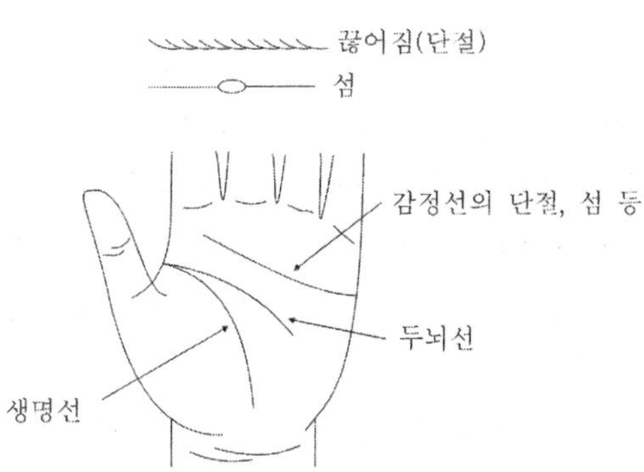

<감정선의 종류>

9. 肝과 神經

간과 신경은 깊은 관련을 가지고 있다.

신경이라는 것은 全身의 근육운동을 담당하고, 동적 원동력이 되고 있다. 신경계가 약하다는 것은 간이 허약하다는 것을 나타내고, 간이 약하게 되면 신경계 또한 약하게 된다. 따라서 간은 뇌신경, 자율신경, 지각・운동신경 등 모든 신경에 관여하고 있다.

〈강의〉 신경은 筋운동을 담당하고 있다

이와 같은 명제는 이미 몇 번이나 반복 서술했습니다만, 간과 신경과의 관계를 말하면 간이라고 하는 뿌리에서 신경이 나오고 있다고 생각하면 이해하기 쉬울 것입니다. 실제 임상에서 인체를 관찰할 때 신경은 신경, 근육은 근육, 피부는 피부로 각각 별개의 것으로 생각할 수 없습니다. 이들 모두를 하나의 유기체라는 개념으로 인식하여야 합니다.

신경이라고 해도 肝만으로 이루어진 것은 물론 아닙니다. 모든 것이 집합하여 성립된 것이지요. 우리들은 지금까지 평면사고로 배웠기 때문에 일단 간이 신경의 主動源으로서 기능하고 있다고, 대강 이렇게 생각하는 것이 좋습니다.

신경의 모체는 腎입니다. 이것은 모든 것은 腎이 모체가 되고 있기 때문입니다. 腎이 변한 것이 肝이고, 心이고, 肺인 것입니다. 항상 腎은 生命力이기 때문에 가장 중요합니다.

신경은 전신의 筋 운동을 관리하고 있습니다. 筋 운동은 신경에 의해서 좌우됩니다. 다시 말하여 肝→神經→筋腱으로, 末梢를 향해서 서로 관련되어 이루어지고 있습니다.

肝 기능은 動力源이기 때문에 몸을 일으키려고, 움직이려고, 달

리려고 하는 動源이 되고 있습니다. 그러므로 간 기능이 저하되면 몸이 나른해져 움직이고 싶지 않게 됩니다. 근육이 굳어져 오는 경우도 먼저 肝 기능이 저하되어 있다고 생각하는 것이 좋습니다.

신경계가 쇠약해진 것은 간이 약해져 있다는 증거입니다. 이와 같이 간의 쇠약은 신경계가 쇠약한 것입니다.

신경계에도 여러 가지 있습니다만, 그 중의 하나인 뇌신경에 관해서 생각해 봅시다. 예를 들어 정신이 이상한 사람이 있다고 하십시다. 이런 경우 먼저 肝의 변조에 의해서 정신이상이 생겼다고 생각하는 것이지요. 무언가를 생각하는 기능은 腎의 힘입니다. 생각한 것을 행동으로 옮기는 것은 肝입니다. 그렇기 때문에 정신이 이상한 사람에게는 肝·腎에 문제가 있다고 하겠습니다.

水가 변화한 것이 木입니다. 따라서 腎과 肝은 하나인 것입니다. 원래 전부 하나로 되어 있습니다만, 단지 어느 시점에서 어느 기능을 중심으로 살피는가에 따라서 달라지게 되겠지요. 그러므로 어느 한 포인트를 보는 경우에는 세분하여 생각하지 않으면 안 됩니다. 이와 같은 것은 서양적인 사고와는 전혀 다릅니다.

서양적인 사고에 젖어 있는 사람들은 모든 것을 腎 기능저하라고 결론 내리는 동양적 사고방식을 단순사고라고 여길지 모르겠습니다만, 여기에는 그만한 깊은 진리가 있기 때문입니다. 단순히 상식적인 생각이거나 겉으로 드러난 것만으로는 이해할 수 없습니다. 그러므로 일단 우선적으로 自然學 方程式을 익히지 않는 한 東洋의 眞意는 이해할 수 없습니다.

10. 肝과 淚[11]

눈물은 腎이 많이 관여하고 있지만(液은 腎이라고 본다), 간이 왕성하게 활동할 때에도 눈물이 많이 나온다. 청춘시절에는 肝氣가 왕성하여 눈물을 잘 흘린다. 이와 같이 肝氣가 왕성한 사람은 눈물을 잘 흘려 인정이 많다고 할 수 있다. 너무 자주 눈물을 흘리면 간 기능에 대한 肺의 제어력이 약하여 肝氣만이 지나치게 항진하게 된다. 반대로 눈물이 나지 않으면 肝·腎이 허해 있기 때문이다.

〈강의〉 눈물은 왜 나는 것일까[12]

肝 기능과 눈물은 어떠한 관계에 있는지 한번 생각해 봅시다.

눈물은 원래 腎이 관여하고 있습니다. 腎에 속하는 것은 눈물만이 아니고, 모든 水性 예를 들면 소화액·혈액·호르몬 등은 전부 腎에 근원을 두고 있습니다. 그리고 肝은 水가 변한 것이기 때문에 관련이 깊다고 말할 수 있습니다.

눈물의 質은 腎의 기능에 의합니다만, 눈물로서의 작용은 오히려 肝 기능에 영향을 받고 입습니다. 그러므로 肝이 왕성하게 활동하면 눈물이 많습니다만, 간이 중용을 지키고 있을 때는 눈물은

11) <難經 三十四難> 曰 : 五藏各有聲, 色, 臭, 味, 液, 可曉知以不?
然, 言, 肝色青 , 其臭臊, 其味酸, 其聲呼, 其液泣. 心色赤, 其臭焦, 其味苦, 其聲言, 其液汗. 脾色黃, 其臭香, 其味甘, 其聲歌, 其液涎. 肺色白, 其臭腥, 其味辛, 其聲哭, 其液涕. 腎色黑, 其臭腐, 其味鹹, 其聲呻, 其液唾. 是五藏聲, 色, 臭, 味, 液也.

12) <靈樞 口問 第二十八 第二章 第八節> "黃帝曰 人之哀而泣涕出者, 何氣使然? 岐伯曰 心者, 五藏六府之主也, 目者, 宗脈之所聚也, 上液之道也, 口鼻者, 氣之門戶也. 故悲哀愁憂則心動, 心動則五藏六府皆搖, 搖則宗脈感, 宗脈感則液道開, 液道開, 故泣涕出焉. 液者, 所以灌精濡空竅者也. 故上液之道開則泣, 泣不止則液竭, 液竭則精不灌, 精不灌則目無所見矣, 故命曰奪精. 補天柱經俠頸."

나오지 않습니다. 중용을 넘어서면 눈물이 나오게 되지요. 다시 말해서 감정이 격해진 것이 눈물인데, 이것은 이른바 간 때문에 「感激」하게 된 것이라고 할 수 있지요.

감정이 풍부한 청춘시절에는 肝이 왕성한 시기이므로, 눈물과 웃음이 많은 때입니다. 感情이 아닌 「肝情」이 항진하고 있는 시기라고나 할까요.

눈물이 지나치다고 하는 것은 간이 왕성하게 활동하는 시기에 일어나는 하나의 상태입니다. 즉 肝을 제어하는 肺의 힘이 부족하여 平衡을 잃고 있는 것이지요. 이와 같은 경우는 肝이 보통의 힘 예를 들어 100을 가지고 있다 하더라도 肺의 힘이 약하여 50정도라면 金剋木의 拮抗關係가 무너지게 되어 肺가 肝을 제어할 수 없어 肝이 강해지게 되는 것입니다.

간은 양방향 순환으로 伸展性이 있고, 肺는 음방향 순환으로 收斂性을 가지고 있기 때문에 그 收斂性이 적으면 상대적으로 양방향 순환의 작용은 커지게 됩니다. 그러므로 간의 힘이 커질 때와 마찬가지로 肺의 힘이 약한 경우에도 간의 힘이 커져 눈물을 잘 흘리게 됩니다. 폐가 허약한 경우의 눈물은 「涕」에 가까운 悲哀의 눈물입니다.

눈물이 너무 흘러내려 곤란하다는 환자가 있다면, 이것은 일단은 간이나 폐에 문제가 있다고 생각하는 것이 좋습니다. 물론 동양의학적인 사고방식에서지요. 서양의학적으로는 다릅니다만. 이 경우 다른 症狀을 보면 잘 알 수 있습니다. 간에 문제가 있는 경우는 히스테리컬해진다든가 혹은 不眠 같은 증상이 같이 나타나면 肝이 홀로 항진하고 있는 것이지요.

또한 폐에 변조가 있는 사람이라면 콧물, 오한 등의 감기증상이 있거나, 피부가 가렵다든지 하는 肺기능의 저하로 간이 폐를 무시하고 있는 증상을 볼 수 있습니다. 이 경우는 肺를 도와 주어야 합니다.

노인이 되면 肺旺體가 되기 때문에 氣가 강해지는 사람도 있습니다만, 반대로 눈물을 잘 흘리는 사람도 많이 있습니다. 몸이 약해지면 氣도 약해지고 따라서 全身 상태는 떨어지기 때문에 폐의 힘도 떨어지게 되는 것입니다. 이처럼 노인은 肺旺體가 되지만 체력은 젊을 때보다 훨씬 떨어지게 되는 것입니다.

평상시 눈물을 잘 흘리는 사람은 肺力이 亢進하여 있고, 체력이 떨어져 있다고 할 수 있습니다. 감정적으로는 활달한데 눈물을 잘 흘리는 사람은 간이 왕성한 타입입니다.

이처럼 평상시 생활상태를 보고 살펴 가면 어떤 눈물인지 알 수 있습니다.

그리고 시간대를 보고서도 알 수 있습니다. 예를 들면 저녁 무렵에 눈물을 잘 흘리는 사람은 역시 폐의 變調라고 생각하여야 합니다. 저녁 무렵이라면 肺가 왕성할 때인데도 불구하고 이런 증상이 있다는 것은 肺力이 부족하기 때문입니다.

11. 肝과 酸味[13)]

酸味에 관해서 그 작용과 함유하는 식품, 섭취방법 등을 간단히 정리하면 다음과 같이 된다.

- 酸味는 간에 영양을 주지만 지나치면 간을 상하게 한다.
- 酸은 단맛을 억제하고 지방을 분해한다.
- 酸味는 야채류를 비롯하여 과일에 많이 포함되어 있다.
- 酸味의 섭취는 봄, 여름에 많이 하고 가을, 겨울에는 적게 하는 것이 좋다.

13) <素問 陰陽應象大論篇 第五 第三章> "東方生風, 風生木, 木生酸, 酸生肝, 肝生筋" 素問 五藏生成篇 第十 第二章 "多食酸, 則肉胝腸而脣揭"

· 酸味는 아침이나 낮에 먹고, 저녁에는 먹지 않는 것이 좋다.

〈강의〉 酸味는 언제, 어떻게 먹는 것이 좋은가

酸味는 간에 영양을 주지만, 酸味를 지나치게 섭취하면 간을 오히려 상하게 합니다. 예를 들면 肝이 囚와 死期에 들어 있을 때에는 酸味를 그다지 섭취하지 않는 것이 좋습니다. 土의 시기인 長夏에서 가을까지는 몸이 酸味를 필요로 하지 않기 때문입니다. 서양의학적으로 보아도 酸은 지방을 분해하는 작용이 있습니다. 그러므로 이것을 土의 長夏에서 가을에 걸쳐 섭취한다는 것은 몸에 필요한 양질의 지방을 먼저 분해해 버리기 때문에 겨울에 대비한 체내의 보온성을 떨어뜨리게 되고, 따라서 결국에는 냉한 체질로 됩니다.

귤은 제철에는 맛도 좋고, 적당한 酸味가 됩니다만, 필요 이상으로 섭취하는 것은 좋지 않습니다. 간 기능이 왕성한 봄이나 相生하는 겨울에는 酸味가 필요합니다만, 이외의 시기에는 적은 양으로도 충분합니다. 五行의 원리에서는 이보다도 오히려 산이 유식에 들어가는 여름에 가장 필요하다고 할 수 있습니다. 그리고 하루로 말하면 간이 활발한 아침에 적당한 양을 섭취하는 것이 효과가 있습니다.

이와 같이 음식도 계절과 시간대를 고려하여 섭취할 필요가 있습니다.

지방은 그 자체는 土性과 水性에 속합니다만, 체내에 존재하는 지방은 土性에 속합니다. 에너지源이 되어 소비되는 지방은 水性입니다. 어느 쪽이든 지방은 水와 土로 이루어져 있기 때문에 이것을 분해하는 것은 木의 역할입니다. 이것은 木剋土로서 木이 土

를 분해하기 때문입니다. 그리고 水는 木과 만나면 水氣가 빠지게 됩니다. 이것도 분해의 일종이라고 말할 수 있습니다.

酸味는 지방을 분해하기 때문에 지방이 많은 사람에게 살을 빼는 방법으로서 식초를 사용하기도 하는데, 이것은 酸味를 이용하여 지방을 분해하는 방법을 응용한 것이지요. 단지 이 방법은 겨울에는 피하는 것이 좋으며, 하더라도 초산을 조금씩 마시는 것이 좋습니다. 대표적인 酢酸인 米酢*는 간장을 그다지 상하게 하지 않습니다. 양은 한 잔 정도로 요구르트에 섞어서 마시면 쉽게 마실 수 있습니다. 살을 빼고 싶은 사람은 봄부터 여름에 걸쳐서 이 방법을 실행해 보면 좋은 효과를 거둘 수 있습니다. 계속 살을 빼기 위한 음식물로서는 곤약이나 야채류 등이 있습니다만, 역시 계절 등을 충분히 고려한 다음 시행할 것이며, 건강을 해치지 않는 범위 내에서 감량하여 주시기 바랍니다.

春夏秋冬을 통해서 간이 활발한 시기는 아침이 되고, 휴식기는 점심때입니다. 그러므로 四季를 통해서 酸味의 섭취는 매일 아침 식사 때에 매실장아찌를 한 두 개 먹는 것이 가장 적당합니다. 아침에 먹지 않을 때는 점심때라도 좋습니다. 그래서 예로부터 늘 매실장아찌가 든 음식을 먹어 왔던 것입니다.

12. 간과 화(분노)[14]

화를 내거나 안절부절하거나 초조해하거나 하는… 이런 일련의 정신작용은 肝系의 생리에 변조를 가져온다. 그리고 이와 반대로 肝

역주: *) 쌀로 만든 식초

14) <素問 陰陽應象大論篇 第五 第三章> "肝主目, 其在天爲玄, 在人爲道, 在地爲化, 化生五味, 道生智, 玄生神, 神在天爲風, 在地爲木, 在體爲筋, 在藏爲肝, 在色爲蒼, 在音爲角, 在聲爲呼, 在變動爲握, 在竅爲目, 在味爲酸, 在志爲怒."

系의 생리작용이 亢進하면 정신에 변조를 초래하여 초조해하거나 안절부절하거나 화를 내게 한다.

이것은 정신과 육체가 서로 상관성을 가지면서 개체를 형성하고 있기 때문에 서로 어느 한쪽에 변조를 초래하면 반드시 그 주위에도 영향을 미친다. 결과적으로는 양쪽 모두 변조를 초래하여 정신장애라든가 機能·器質장애를 만들게 된다.[15)]

간장을 肝系의 뿌리로서 보면 화를 내는 것은 간 생리작용의 일부가 되고 있다. 그러나 화를 내는 것은 간장의 정상적인 생리작용이 아니라, 항진된 생리상태이고 심리상태인 것이다.

간장의 정상생리에서 생기는 정신작용에는 積極性·進取性·慈愛性·發展性 등을 들 수 있다. 즉 간에 변조를 가져와 亢進하면 화를 내게 되고, 또한 화를 내게 되면 肝系에 변화를 미치게 된다.

성냄, 불안, 초조는 같은 종류의 심리작용이고, 단지 활동하는 정도가 다를 뿐이다.

- 초조=간 항진이 화를 내는 것이나 불안보다는 더 적은 상태(30항진)
- 불안=간 항진이 초조한 것보다 더 많은 상태(50항진)
- 성냄=간 항진이 가장 강하게 나타난 상태(100항진)

그러나 간 기능에 변화가 일어나 있고, 간이 항진하기 쉽게 되어 있다고 해서 반드시 화를 낸다는 것은 아니다. 단지 쉽게 화를 내는 생리상태에 있다는 것이고, 화를 내든 안 내든 그 사람의 환경이나 다른 臟器의 균형상태, 先天的인 人格 등에 따라 달라진다.

이에 반하여 화를 내는 정신상태가 나타나면 크든 작든 간을 항진시켜 나쁜 영향을 미친다.

---

15) <靈樞 邪氣藏府病形 第四第一章 第一節> "有所墮墜, 惡血留內, 有所大怒, 氣上而不下, 積于脅下, 則傷肝."
<素問 擧痛論> "怒則氣逆 甚則嘔血及飧泄."

〈강의〉 성냄, 불안, 초조의 원인

화를 내는 것은 木氣가 항진한 상태입니다. 정신상태에 있어서 木氣的 心情이 항진하면 화를 냅니다. 木氣的 활동이라고 하는 것은 發聲, 움직이는 것, 달리는 것, 起立하는 것 등의 동적 기능을 말합니다.

木氣의 항진이 육체에 작용하여 나타나는 한 예를 들면 근육에 경련이 일어나는 것입니다. 정신에 작용하면 화로 나타납니다.

초조, 불안 등은 화를 내는 것과 같은 유형입니다. 木氣가 정상으로 활동하는 상태를 100이라고 하면 110이 되면 초조함을 보이고, 120으로 작용하면 불안해지고, 150으로 더욱 오르면 화를 내게 됩니다.

이와 같이 肝氣의 항진 정도에 따라서 증상이 다르게 나타납니다. 그리고 화를 내는 상태에도 強弱의 순위가 있습니다. 어쨌든 肝氣가 문제이기 때문에 肝氣가 약하여 중용이 결여된 경우에도 이러한 상태가 됩니다.

간 기능이 저하되어 있는 경우에는 정상 범위까지 끌어올리려고 간은 一過性의 亢進을 일으킵니다. 만약 간이 50%밖에 활동하고 있지 않을 때 100%까지 활동하게 하려면, 간은 一過性의 亢進을 일으켜 120정도까지 힘을 내게 하지 않으면 안 됩니다. 이것이 불안과 초조한 마음으로 나타나게 됩니다.

현대는 불안을 느끼게 하는 경우가 많은 환경 속에서 살고 있기 때문에 정신적으로도 腎·肝 기능의 低下시대라고 말할 수 있습니다. 그리고 이와 반대로 腎·肝을 저하시키는 일상생활을 보내고 있기 때문에 쉽게 불안해진다고도 말할 수 있습니다.

일본의 에도時代 말기쯤부터 쇼와初期에 걸친 시기는 肺 기능 低下時代였다고 말할 수 있습니다. 물론 식량이 부족한 시대였기 때문에 당연히 영양부족이었습니다. 이 土의 부족으로 인하여 土生金의 기능을 할 수 없었던 것이지요. 모두 같은 생활조건에서 살고 있었기 때문에 한 時代的 體質이 되어 버렸던 것입니다. 이런 의미에서 肺 기능 低下도 時代病이라고 말할 수 있겠지요.

한편 현대는 흰 쌀, 흰 빵, 즉석 라면, 단 과자, 주스 종류, 제철이 아닌 과일 등에 의하여 생기는 腎·肝 기능의 低下病에 주의하지 않으면 안 됩니다. 糖質過剩에 의한 腎 기능저하, 農藥·藥害에 의한 肝 기능저하가 많은 것입니다.

그리고 이와 같은 화를 제어하는 데에는 「悲氣」를 이용합니다만, 꼭 悲氣만이 아니어도 상관없습니다. 즉 金氣를 이용하면 되는 것이지요. 모든 항진된 것을 진정시키는 기능은 金氣이기 때문입니다. 진정시킨다는 것은 冷靜하게 만드는 것이지요. 金氣는 冷却과 통합니다. 잘 알다시피 冷却作用은 金氣의 기능입니다. 金剋木으로 화를 내는 것을 억제할 수 있습니다.

예를 들면 부부싸움 등에서 남편이 화를 멈추지 않을 경우, 부인은 슬픈 얼굴을 하고서 눈물지어 보십시오. 남편의 화가 서서히 풀어집니다. 이것이 金剋木의 원리입니다. 그러나 이와 반대로 계속 말대꾸를 해 보십시오. 더욱 화를 내고 때릴지도 모릅니다. 재미있는 생활의 지혜이지요.

13. 간과 알코올[16)]

지금부터는 조금 옆길로 벗어나지만 간과 알코올에 관해서 이야기해 보자. 앞에서도 이야기했듯이 현대는 腎·肝機能 低下의 時代

16) <素問 腹中論篇 第四十 第二節> 岐伯曰 病名血枯. 此得之年少時, 有所大脫血, 若醉入房中, 氣竭肝傷, 故月事衰少不來也.

다. 肝臟의 기능을 低下시키는데는 藥毒과 食毒이 있지만, 결국에는 「食藥一如」라고 해서 음식과 약은 같은 개념이기 때문에 이들은 결국에는 같은 것이다.

일반적으로 입으로 섭취하여 독이 되는 것을 食毒이라고 말하고 있다. 藥毒에는 防腐劑・着色料・合成甘味料 등이 많이 있으며, 이들은 식품 속에 많이 들어가 있다. 또한 알코올류의 범람도 肝 기능 장애를 조장하고 있다.

〈강의〉 알코올은 왜 해로운가[17]

▶ 술에는 限度가 없다

술은 지금으로부터 100여 년 전에는 귀중품이었습니다. 쌀조차 충분하지 않았던 시대였기 때문에 평소에는 마실 수도 없었던 것은 당연한 일이었고, 일반인들은 제사 정도에만 사용하였던 것입니다. 이와 같은 것을 지금은 매일 마실 수 있도록 되었습니다. 食事는 먹을 수 있는 양이 어느 정도 정해져 있습니다만, 술에는 정해진 양이 없는 것 같습니다. 이른바 술 배가 따로 있다는 것이지요. 그렇기 때문에 過飮하기 쉽고 또한 습관이 되기 쉽습니다.

알코올은 왜 좋지 않는가 하면 약품이 많이 포함되어 간에 나쁜

17) <素問 上古天眞論 第一章> "今時之人不然也, 以酒爲漿, 以妄爲常, 醉以入房, 以欲竭其精, 以耗散其眞, 不知持滿, 不時御神, 務快其心, 逆於生樂, 起居無節, 故半百而衰也."

厥論篇 第四十五 第一章 "酒入於胃, 則絡脈滿而經脈虛; 脾主爲胃行其津液者也, 陰氣虛, 則陽氣入, 陽氣入, 則胃不和, 胃不和, 則精氣竭, 精氣竭, 則不營其四支也. 此人必數醉若飽以入房, 氣聚於脾中, 不得散, 酒氣與穀氣相薄, 熱盛於中, 故熱徧於身, 內熱而溺赤也. 夫酒氣盛而慓悍, 腎氣有衰, 陽氣獨勝, 故手足爲之熱也."

영향을 미치기 때문입니다. 술에는 방부제・표백제 등 간장에 害가 되는 것이 많이 들어가 있습니다. 그리고 술은 음료수 중에서도 성분이 한쪽으로 치우친 강한 개성을 가지고 있으므로 일단 마시고 나면 우리 몸은 간장의 解毒작용을 하지 않으면 안 됩니다. 그러므로 양이 지나치면 반드시 간 기능에 장애를 일으키지요.

간장의 주된 작용 중의 하나에 해독작용이 있습니다. 古典에 「간은 將軍의 벼슬이다」라고 하는 말이 있습니다. 장군은 외부의 적과 싸우고, 혼내주기 때문에 그것이 해독작용에 해당한다고 본 것이지요.

적당한 양을 마시는 경우라도, 이것이 매일 되풀이되면 微量의 독이 조금씩 육체에 쌓이게 됩니다. 이것이 오래 계속되면 역시 몸에 나쁜 영향을 미칩니다. 조금씩 들어가기 때문에 우리들은 잘 깨닫지 못하지요. 그런 사이에 벌써 돌이킬 수 없을 정도로 침해당했다고 하는 경우가 많습니다.

식사에서도 主食 아닌 같은 것을 매일 먹거나 마시거나 하는 것은 별로 몸에 좋지 않습니다. 균형이 맞는 식사, 한쪽으로 치우치지 않는 식사가 중요합니다.

▶ 술에 관한 하나의 실험

지금부터 술에 관한 어느 대학에서의 실험 결과 하나를 말씀드리겠습니다.

흰쥐에게 술을 마시게 한 실험입니다.

① 흰쥐에게 지방이 主가 되는 음식물을 준 후에 적당량의 술을 마시게 했습니다.

② 흰쥐에게 단백질이 主가 된 음식물을 준 후에 ①과 같은 양의 술을 마시게 했습니다.

③ 흰쥐에게 당질을 主로 한 음식물을 준 후에 ①과 같은 양의

술을 마시게 했습니다.

이 세 방법을 그대로 약 일주간 매일 반복한 결과는 다음과 같이 되었습니다.

①의 경우 흰쥐는 간장이 부어 죽어 버렸습니다. ②의 경우는 害가 없다는 결과가 나왔습니다. ③의 경우는 害가 있었습니다만, 죽기까지는 하지 않았다고 합니다.

이 실험의 결과에서 말할 수 있는 것은 술을 마실 때 지방분은 섭취하지 않는 편이 좋다는 것이지요. 일반적으로 알고 있는 상식입니다만, 지방을 섭취하면 술에 잘 취하지 않습니다. 그러나 술을 마셔 취하지 않는 것은 오히려 위험하다는 것이지요. 마셔 취하는 편이 건강한 몸입니다. 이런 사실에서 알코올을 마실 때에는 지방분을 피하는 편이 좋습니다.

술을 좋아하는 사람 중에 건강이 안 좋은 사람을 많이 볼 수 있습니다. 그 한 예로서 간 기능이 저하되어 있기 때문에 筋肉이 부드러워지지 않는 증상을 쉽게 볼 수 있습니다. 그렇기 때문에 사소하지만 허리를 삐게 만들어 버립니다. 1년 중 1월 말쯤부터 간이 활동하기 시작하므로 봄 무렵에는 이런 종류의 환자를 많이 볼 수 있습니다.

간 기능이 저하되어 있는 사람은 바로 알 수 있습니다. 腹部에서는 右季肋下 또는 이 부위와 정반대의 背部右側에 부기가 나타나고 있습니다. 잘 살펴보시면 정상이 아닌 사람은 반드시 이 곳에 증상이 나타나 있을 것입니다.

다음으로 단백질은 알코올의 해독작용을 돕는다는 것을 알 수 있을 것입니다. 단백질에는 동물성·식물성이 있습니다만, 동물성 단백질은 지방분을 많이 포함하고 있기 때문에 알코올에 대해서는 좋지 않습니다. 그러나 식물성 단백질은 지방이 적어 아주 좋은데, 그 대표적인 식품이 콩입니다. 콩은 「밭의 고기」라고 하듯이 단백질을 많이 포함하고 있습니다. 옛날 사람은 고기 대신에 콩 종류를 섭취하여 단백질을 보충했습니다.

최근에는 糖分의 지나친 섭취로 위장 근육이 弛緩되어 腸의 연동운동이 상당히 둔해져 있는 경향을 보고 있습니다. 이렇기 때문에 음식물이 장을 통과하는 시간도 상당히 오래 걸리게 되지요. 길이가 7~8미터나 되는 腸內에서 게다가 36.5度라고 하는 체온 속에서 음식물이 오랫동안 정체된다면 腸內醱酵가 지나치게 일어나는 것은 당연한 결과이겠지요. 동물성 단백질이 腸內에서 발효하면 腐敗現象을 일으키는데, 이것이 食毒으로 작용하게 되지요. 이렇게 되면 결국에는 門靜脈으로부터 간으로 들어가 간의 해독작용을 빌리지 않으면 안 되게 됩니다. 간이 완전하게 해독할 수 없게 되면 해독되지 않은 혈액은 그대로 심장으로 보내어져 그것이 全身으로 돌아서 결국에는 몸 전체가 毒性化되어 알레르기 체질로 되지요.

그러나 식물성 단백질이 발효될 때는 有害한 독성은 발생하지 않습니다. 오히려 식물성 단백질의 부패가 인체에 효소를 증가시키는 결과로 되어 좋은 조건으로 되는 경우도 있습니다. 그렇기 때문에 腸이 약한 사람은 동물성 식품을 피하는 편이 좋지요.

▶ 술의 害는 볶은 콩가루로 해소한다

술에 의한 害는 상당히 위험합니다만, 도저히 끊을 수 없는 사람에게 좋은 방법이 있습니다. 그것은 볶은 노란 콩가루입니다. 노란 콩가루는 콩으로 가공한 식품으로서 양질의 단백질이기 때문에 술을 마시기 전에 콩가루를 물에 섞어 잘 저어서 먹으면 좋습니다. 술의 害를 노란 콩가루가 해소해 줍니다. 노란 콩가루를 먹는 것이 귀찮다고 하는 분에게는 著者가 시험삼아 만든 肝臟 樂肝이라고 하는 편리한 건강식품이 있습니다.

이 간장 樂肝에는 주성분으로서 식물 단백질의 콩가루와 음식

의 끈기를 내는 재료로서 麥芽糖이 조금 들어가 있습니다. 술독으로 고생하고 있는 사람과 아이들의 양질 단백질원으로서도 최고입니다. 술 때문에 고생하는 분들은 꼭 한번 드셔 보십시오.

14. 肝과 靑色[18]

동양의학에서는 색에 대하여 많이 언급하고 있는데, 전체적으로 색은 간이 담당하고 있다고 인식한다. 面色의 靑氣는 간이 왕성한 활동을 함으로써 나타나는 색이다. 정맥관 운동은 간·근육이 관여하고 있다는 점에서 이 운동이 왕성해지면 內面에 暖氣를 발해서 表皮面에 정맥이 부풀어오른다. 정맥이 부풀어오름과 동시에 血流가 좋아지기 때문에 더욱 선명한 靑氣가 上皮에 나타난다.

表皮紫色은 死色이고, 치아노제인 것이다. 정맥혈은 말할 것도 없고 동맥혈에까지 黑滯色이 가미된 색이 紫色이다.

血色을 볼 때에는[19]

① 색의 농도(진하고 엷은 것)

② 다른 색과의 혼합 즉, 腎의 黑系, 心의 赤系, 脾의 黃系, 肺의 白系

③ 피부의 활기, 윤택, 피부가 메말랐는지 아닌지 등을 본다.

예를 들면

파랗고 활기가 있는 것은 간의 正常·健康色

파랗고 활기가 없는 것은 원기부족, 간의 虛色 혹은 死色으로 된다.

---

18) 제3장의 주 11) 참조(p. 98).

19) <素問 五臟生成篇 第十 第二章> "故色見靑如草茲者死, 黃如枳實者死, 黑如 者死, 赤如衃血者死, 白如枯骨者死, 此五色之見死也. 靑如翠羽者生, 赤如雞冠者生, 黃如蟹腹者生, 白如豕膏者生, 黑如烏羽者生, 此五色之見生也. 生於心, 如以縞裹朱; 生於肺, 如以縞裹紅; 生於肝, 如以縞裹紺; 生於脾, 如以縞裹栝樓實; 生於腎, 如以縞裹紫, 此五臟所生之外榮也."

〈강의〉 體色으로서의 靑色에 관해서

동양의학에서 모든 색은 간이 담당하고 있다고 말하고 있습니다. 靑·赤·黃 등 무슨 색이든지 색으로서의 생리기능은 간의 작용입니다. 만들어진 색이 변화하는 기능, 다시 말해서 火性이 다른 것보다 강하게 활동하면 적색으로 바뀌고, 土性·비장이 작용하면 황색을 발합니다. 이것은 간 기능을 바탕으로 하여 만들어진 색이 오장의 활동이 가해짐으로써 다른 색으로 변화한다는 것을 말합니다. 그 중에서 靑色으로 바뀌는 것은 간 작용에 의한 것이라고 봅니다. 색 그 자체도 간의 작용입니다만, 청색 또한 木氣의 작용에 의한 것이지요.

앞에서 「간과 눈물」의 항목에서 다루었습니다만, 눈물로서 작용하는 것은 간 기능입니다만, 눈물을 만들 때까지의 활동은 腎이 담당하고 있습니다. 이와 같은 것은 하나의 진리입니다.

▶ 靑色이라고 하는 것은

그러면 우선 靑色이라고 하는 것은 어떤 색일까요. 이해를 돕기 위하여 쉬운 예를 하나 들겠습니다. 얼굴에 핏대를 세우고 화를 낼 때에 나타나는 색이 바로 청색입니다. 사람에게서의 청색이라고 하는 것은 아주 조금 청색기미가 비치는 정도를 말합니다. 인체 색의 靑色은 바로 정맥의 색입니다. 정맥이 청색으로 보이는 이유는 여러 가지 있습니다만, 어떻든 정맥이 표면에 나타나면 파랗게 되지요. 그렇기 때문에 청색과 정맥은 상관성을 가지고 있다는 것을 알 수 있습니다. 이것으로 정맥의 역할은 간의 기능이라는 것을 헤아릴 수 있을 것입니다.

그 이유로서는 심장으로부터 동맥이 나오고 있습니다. 그러므로 동맥은 심장입니다. 그렇다면 정맥은 간장의 기능이라고 하는 것이 되겠지요. 그리고 정맥은 누구의 명령으로 활동하고 있는가 하면 신경은 물론이고 전신 근육운동에 의하여 심장으로 되돌려지고 있는 것입니다.

이런 것을 생각하면 처음에는 간장이 작용하고, 다음에는 심장이 활동한다는 것이지요. 즉 木生火라고 하는 근본원리가 여기에서도 성립되는 것이 아닐까 하고 생각합니다.

생리학적으로도 간의 자극으로 인하여 心이 활동한다고 하는 식으로 생각하는 것이 이해하기 쉽지 않을까요. 최근의 심장병은 모두 간 기능 저하로 일어난다고 해도 과언은 아닙니다. 왜냐하면 선천성 심장병은 다릅니다만, 정맥운동이 활발하지 않기 때문에 심장에 空轉이 생기고 그 결과 심장병으로 된다는 것이지요. 이것을 「신경성 심장병」이라고 합니다만, 동양의학적으로는 다른 말로 「간장성 심장병」이라고 하면 더 잘 알 수 있지 않을까요. 이 신경성 심장병은 간 치료를 하지 않으면 잘 낫지 않습니다.

▶ 눈에는 靑色이 나타나기 쉽다

청색을 가장 보기 쉬운 곳은 눈의 흰자위입니다. 肝이 강한 어린이와 여성은 눈이 확실하게 파랗습니다. 肝氣가 왕성하다는 증거이지요. 肝氣가 왕성하면 정맥이 부각되어 나타나기 때문에 表皮로부터 파랗게 보입니다. 좀더 자세하게 설명하면 정맥운동이 왕성하게 되면 內部에서 온기가 발생됩니다. 暖氣作用이 활발해지면 다시 말해 간 작용이 활동하면 정맥은 위로 떠오름과 동시에 정맥이 넓어져서 體表面은 청색으로 됩니다. 그리고 더욱 뜨거워지면 이번은 동맥이 나타납니다. 동맥은 정맥 아래에 있기 때문에 먼저 봄이라고 하는 조건에서는 정맥이 나타나는 것이지요. 간이 왕성하게 활동하면 暖氣 정도이고, 이것이 발전하여 심장이 왕성하게 활동하면 熱氣作用으로 됩니다.

봄에 청색이 희미하게 표피에 나타나는 것은 정상적인 색입니다만, 봄 이외에 파랗게 보이는 것은 간의 변조입니다. 예를 들면 여름에 청색이 나타나는 것은 內臟部가 차가워져 있다는 증거입니다. 여름에는 熱氣作用으로 동맥까지 위로 떠올라 약간 적색계통를 띠고 있는 것이 정상적인 색입니다. 이와 같은 생리작용이 만약 내장운동이 저하되어 있으면 發熱作用이 정상으로 활동하지 않게 되어 정상보다 차가워 파랗게 됩니다. 건강한 몸인 경우에는 體表溫度와 內臟溫度는 같습니다만 병에 걸려 있는 경우는 다릅니다. 이 경우는 심장계의 힘이 부족하기 때문에 차갑게 느껴지는 것이지요.

간과 눈은 서로 통하고 있기 때문에 청색은 눈에 가장 잘 나타납니다. 다음으로는 얼굴에 잘 나타나나 이 밖의 體表에는 그다지 잘 나타나지 않기 때문에 알기가 어렵습니다.

청색이 나쁜 쪽으로 변화해 가면 暗紫色이 됩니다. 紫는 赤에 青이 가해진 색입니다만, 치아노제의 경우는 아주 심한 병이기 때문에 검은색이 더 강해진 것이지요. 동맥혈이 죽어 가면 선명한 혈액이 검은빛을 띠고, 이것에 정맥의 푸른색에 赤·黑이 더해져 黑紫色으로 됩니다. 이것은 死色입니다. 동정맥의 흐름이 정체되었을 때의 색입니다. 이것으로 심장의 순환이 둔해졌다는 것을 알 수 있습니다. 특히 손톱 같은 말단부분에서 관찰하기 쉽습니다. 손톱의 혈색도 심장의 일부분이기 때문에 손톱의 심장(혈색)을 보면 알 수 있습니다.

▶ 활기와 윤기를 본다

혈색을 볼 경우 중요한 것은 세 번째에 있는 피부의 윤기, 활기가 있는지 없는지를 보는 것입니다. 활기와 윤기는 그 사람의 세력을 나타내기 때문에 활기와 윤기가 없으면 체력이 저하되어 있음을 알 수 있습니다.

그리고 고전[20]에도 있듯이 「靑은 肝, 赤은 心, 黃은 脾, 白은 肺, 黑은 腎」이라고 하여 각각의 장기에는 고유한 색이 있기 때문에, 예를 들면 아주 검은색을 띠고 있는 사람은 腎의 변화가 있음을 알 수 있습니다. 봄에 청색을 띠면서 활기가 있으면 간은 正常이고, 건강한 몸입니다. 그러나 청색이 지나치면 간의 항진을 나타내고 있습니다.

청색이면서 활기가 없는 경우는 폐 기능의 저하라고 봅니다. 파란색이 탁해져 있는 경우는 치아노제로서 검은색이 한층 진해진 것이며 重症입니다. 특히 봄 이외에 나타나면 死色입니다.

색을 관찰할 때는 반드시 활기, 윤기를 같이 살펴보아야 합니다. 오장의 변화와 체력의 변화를 알 수 있습니다.

15. 肝과 弦脈[21]

弦이라고 하는 것은 활을 당기고 있는 활시위로서, 즉 강한 힘으로 당기면 당길 수 있지만, 힘이 약하면 확 당기고 있더라도 날아가지 않는다. 즉, 약한 듯이 보여도 芯이 강하며, 부드러운 듯해도 단단하여 유연성을 가지면서 硬性이라고 할 수 있다.

추운 겨울에 몸을 움츠리고 있을 때는 맥도 체내 깊숙이 잠복되어 沈脈을 이루고 있지만, 봄이 되어 서서히 따뜻해지면 겨울의 긴축상태에서 몸은 활발해져 가고, 혈관의 표면도 완화되어 확장됨으로써

---

20) 제3장의 주 11) 참조(p. 98).

21) <東醫寶鑑 外形篇 脈門> 【二十七脈】 "[弦] 陽脈也勁直以長如弦又曰擧之無有按之如弓弦狀○弦者氣血收斂不舒之候又曰弦脈爲勞爲寒熱瘧爲拘急痛偏弦爲飮<入門>○最難調治者弦脈也弦爲肝脉肝木剋脾土五藏俱傷故也<丹心>"

體表面을 향해서 떠오른다. 그 기세는 언덕길을 달려 올라가는 토끼처럼 힘이 강하기 때문에 弦과 같은 맥이 된다.

겨울·밤의 휴양상태에서 봄·아침의 활동으로 향하는 시기에는 甲芽가 흙을 헤치고 기세 좋게 나오는 것처럼 맥도 안에서 밖을 향해서 움직이므로 弦脈이 된다. 이것이 肝이 왕성한 시기의 脈이다.

〈강의〉 弦脈은 봄의 정상脈[22)]

弦脈은 봄에 나타나는 맥입니다. 즉 봄의 정상脈입니다. 弦이라고 하는 것은 활을 쏠 때의 활시위를 말하는 것으로, 弦脈이라고 하면 바깥쪽이 부드럽고, 안쪽에는 단단함과 탄력이 있는 맥을 말합니다.

위에서 만지면 부드러운 外柔內剛의 맥입니다. 이와 반대로 外剛內柔형이 있는데, 이것은 위에서 만지면 상당히 강하게 뛰는 것처럼 느껴지지만 진맥하는 손가락에 힘을 주고 좀더 강하게 누르면 맥의 힘이 별로 느껴지지 않게 되는 맥으로 가을의 정상脈인 濇脈이 해당합니다.

▶ 왜 봄에는 弦脈이 되는 걸까

그럼 왜 봄은 이러한 弦脈이 되는 것일까요. 봄이라고 하면 겨울이라는 母體 위에 성립되어 있는 계절입니다. 우선 겨울에는 추위로 몸이 수축됩니다. 혈관도 이와 마찬가지로 수축되고 있습니다. 橈骨動脈의 부위로 설명하면 겨울의 맥은 骨際에 깊숙이 들어

22) <素問玉機眞藏論篇 第十九 第一章 第一節> "春脈者肝也, 東方木也, 萬物之所以始生也," 故其氣來耎弱, 輕虛而滑, 端直以長, 故曰弦, 反此者病.

가 있으며 작고 단단하게 뛰고 있습니다. 즉, 沈脈이 되어 있습니다. 이 沈脈의 상태에서 봄의 따뜻함, 가열현상이 더하여지면 이 가라앉은 脈이 위로 떠오릅니다. 또 한편으로는 수축되어 단단해져 있던 혈관이 바깥쪽 표면으로 드러나면서 확장됩니다. 이것은 마치 초목의 종자가 싹이 트는 현상과 같으며, 우리들은 단단한 종자에서 싹이 나오는 상태를 보면 그 모습이 內剛外柔라는 사실을 알 수 있지요.

사람의 성격도 이와 같다고 할 수 있습니다. 예를 들면 발전성이 있는 사람, 출세할 것 같은 사람은 속이 강하고 심지가 곧고, 붙임성이 좋으며, 바깥이 부드럽습니다. 밖을 향해 발산하는 힘을 가진 사람은 속이 강하고 단단하며, 밖이 부드러운 것입니다.

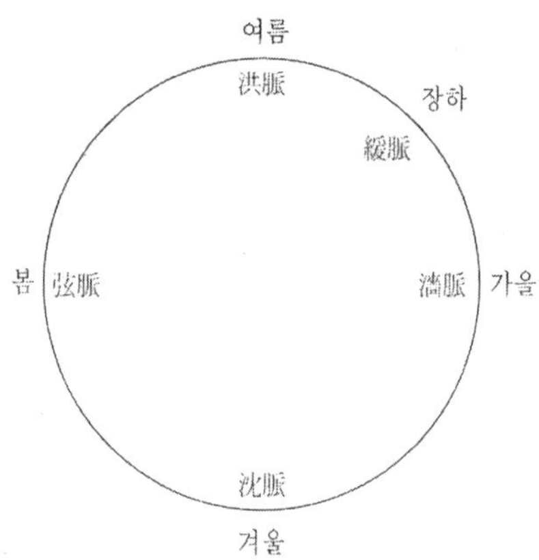

<사계의 정상맥>

겨울에서 봄이 되면 얼어 있던 얼음이 바깥에서부터 녹기 시작합니다. 脈의 상태도 이와 마찬가지입니다. 체내도 봄 상태가 되면 수축되어 있던 혈관이 녹아서 바깥 표면은 부드럽게 되면서 脈 역시 봄처럼 됩니다. 지금까지 겨울 동안 체내 깊숙이 뛰고 있던 맥이 表層으로 나와 더욱 넓어지게 되지요. 이것은 물론 봄의 가

열현상에 의한 것이지요.

脈을 크게 보면 표면에서 뛰고 있는 脈, 다시 말해서 여름 또는 長夏에 나타나는 脈, 가을에 나타나는 맥, 중간에서 뛰고 있는 봄의 脈, 그리고 맨 밑에서 뛰고 있는 겨울의 脈 등 4가지로 나누어 집니다. 이것은 사계절의 정상적인 맥을 말하는 것으로서 病脈에서는 다릅니다. 중간층에 脈이 있으면서 가을의 脈처럼 바깥이 단단하고, 속이 부드러우면 病脈입니다. 이것은 지금까지 올라가 있던 체온이 이제는 반대로 체온이 아래로 내려가고 있음을 나타내고 있습니다. 이와 같이 弦脈이 나타나는 시기에 弦脈이 나타나지 않으면 體內는 가을의 상태이기 때문에 脈에서도 가을 상태를 나타내고 있습니다.

이와 같은 脈을 예로 들면 陽氣가 활동하기 좋은 봄과 여름에 감기가 걸려 있는 경우입니다. 이때 몸은 피부를 긴장시켜 안을 지키지 않으면 안 됩니다. 그러므로 장기의 변조로서는 폐에 변동이 나타납니다. 이와 같이 체온의 움직임은 脈狀을 보면 알 수 있습니다.

▶ 脈은 몸의 상태를 나타낸다[23]

이상과 같이 몸의 조건에 따라 脈이 어떻게 뜨고 열리는가 하는 것을 기본적으로 이해하면 40종류가 넘는 脈의 이름을 일일이 기억하지 않아도 잘 알 수 있습니다. 春夏秋冬과 長夏라는 다섯 종류의 기본脈을 이해한다면 그 나머지는 응용하여 알 수 있습니다. 예를 들면 金系의 脈은 高溫에서 低溫을 향하고 있을 때의 脈, 木

23) <東醫寶鑑 脈門> 【寸口者脉之大要會】"人一呼脉行三寸一吸脉行三寸呼吸定息脉行六寸人一日一夜凡一萬三千五百息脉行五十度周於身漏水下百刻榮衛行陽二十五度行陰亦二十五度爲一周也故五十度復會於手太陰卽寸口也<入門>○五味入口藏於胃以養五藏氣氣口亦太陰也是以五藏六府之氣味皆出於胃變見於氣口氣口一名寸口也故獨取寸口以決人之生死吉凶也<內經>"

系이면 低溫에서 高溫으로 향하는 脈의 상태라든가 하는 것을 기본으로 이해하고 있으면 그다지 어려운 것은 없을 것이라고 생각합니다.

몸 상태와 脈의 상태는 같습니다. 따라서 몸이 따뜻해지면 혈관은 확장하면서 몸의 표면으로 떠오르고, 혈관의 표면도 부드러워집니다. 그리고 이 떠오르는 기세를 선현들은 마치 토끼가 언덕을 향해 뛰어 올라가는 형상에 비유하고 있습니다. 토끼는 언덕 위로 뛰어 올라가는 것이 내려오는 것보다 빠릅니다. 뒷다리가 길기 때문이지요. 토끼는 上昇性이 강한데, 이것은 伸展性이 있다는 것을 보여 줍니다. 이러한 점에서 토끼를 등장시켜 이해를 돕고 있습니다. 물론 토끼는 卯月로 통하는데 이 의미도 왕성하다는 것을 나타내고 있습니다.

봄이란 것은 휴양상태에서 활동시기로 들어가기 때문에 흙을 헤치고 싹(甲芽)이 기세 좋게 나오는 형국이지요. 그러므로 脈狀도 또한 몸 안에서 바깥을 향해서 움직이는 모습으로 되지요. 이것이 간의 정상적인 脈이며 바로 弦脈이 해당합니다. 甲芽라고 하는 것은 새로 나기 시작한 싹이 머리에 관을 쓴 상태를 형상합니다. 즉, 이것은 흙을 헤치고 나오려고 하는 힘을 가진 싹을 말합니다.

▶ 寸關尺의 脈 보는 방법[24)]

지금부터는 寸關尺의 脈을 보는 방법에 대해서 말씀드리겠습니다. 먼저 橈骨 動脈이 뛰는 表皮를 가볍게 만져 봅니다. 다음으로

24) <東醫寶鑑 脈門> 【下指法】 凡初下指先以中指揣按得關脉掌後高骨謂之關也乃齊下前後二指是爲三部脉前指寸口也後指尺部也若人臂長則疎下指臂短則密下指先診寸口浮按消息之次中按消息之次重按消息之次上竟消息之次下竟消息之次推指外消息之次推指內消息之<綱目>○脉有三部分爲寸關尺每部各浮中沈三診合爲九候浮以診其府見六府之盛衰沈以診其藏見五藏死生盈虛中則診其胃氣盖胃爲水穀之海氣血之源有胃氣則生無胃氣則死故也<得效>

조금 강하게 중간 정도까지 눌러 봅니다. 그리고 더욱 깊숙이 들어가 봅니다. 示指·中指·環指의 세 손가락을 평형으로 하여 만져 보면서 처음에 만져지는 脈은 어느 脈인지, 가장 만지기 어려운 부위는 어디인지를 살펴 가는 것입니다. 그런 다음 이번에는 그 脈이 강한지 약한지, 빠른지 늦는지, 큰지 작은지, 탄력이 있는지 없는지 등을 살펴 갑니다. 그리고 나서 寸關尺을 봅니다.

寸은 횡격막보다 위, 關은 횡격막과 배꼽 사이, 尺은 배꼽보다 아래를 볼 수 있습니다. 예를 들면, 낮이라면 關의 부위의 中焦 脈이 다른 것보다도 조금 강하게 뛰고 있으면 정상적인 脈입니다. 寸과 關은 대개 같은 깊이에서도 상관없습니다만, 尺의 부위는 좀 더 깊은 곳에서 느껴집니다.

적어도 몸 속이 차가워져 있는 것인지, 뜨거워져 있는 것인지 정도는 누구라도 알 수 있어야 합니다. 內臟의 기능이 저하되어 차가워져 있으면 脈은 가라앉고 단단하며 속도가 떨어져 있습니다. 반대로 열이 있으면 위로 떠올라서 빠르게 나타나는 것이 당연합니다.

脈은 몸의 생리현상을 보는 것입니다. 脈을 통해서 인체의 상태를 알 수 있습니다.

16. 肝과 角音

角音이라고 하는 것은 牙音을 말하는 것으로, ㄱ행의 「가갸구규거겨」의 音聲이다. 발성하는 기능은 五 계통 중 주로 腎系·肝系의 기능으로 이루어진다.

腎은 소리의 근원으로서 지나치게 피로하거나 병에 걸리거나 하면 腎이 약해져 큰 소리를 낼 수 없게 되고, 작은 소리로 말하든가,

낮고 가냘픈 소리로밖에 말할 수 없다.

肝은 振動性의 기능을 하기 때문에 바람이 틈새를 강하게 지나갈 때에 나는 휴-라는 소리를 하고 있다.

소리의 성립은 腎·肝系의 기능이 주로 관여하고 있지만, 좀더 세분하면 다음과 같이 나눌 수 있다.

- ·肝系가 관련하고 있는 音 = 角音(어금니소리) : ㄱ ㄲ ㅋ
- ·心系가 관련하고 있는 音 = 徵音(혓소리) : ㄴ ㄷ ㄸ ㅌ ㄹ
- ·脾系가 관련하고 있는 音 = 宮音(목구멍소리) : ㅎ ㅇ
- ·肺系가 관련하고 있는 音 = 商音(잇소리) : ㅅ ㅆ ㅈ ㅊ ㅉ
- ·腎系가 관련하고 있는 音 = 羽音(입술소리) : ㅁ ㅂ ㅃ ㅍ

모든 종류의 音이 성립하는 것은 이상과 같이 五臟系의 기능으로 만들어진다.[25)]

肝系의 기능은 ㄱ행의 音을 관장하고 있어 ㄱ행의 牙音 발음이 불투명하거나 그다지 좋지 않으면 肝系의 생리작용이 순조롭지 않다는 것을 나타내고 있다. 또, ㄱ행의 音이 크고 힘이 있는 경우는 肝系의 생리작용이 활발하다는 것을 알 수 있다.

〈강의〉 角音은 ㄱ行의 音

音은 腎과 肝에서 관리하고 있습니다만, 그 중 角音은 ㄱ行의 音으로서 肝이 관리합니다. 角音은 牙音으로서 입술양측의 송곳

25) <靈樞 順氣一日分爲四時 第四十四 第二章> "肝爲牡藏, 其色靑, 其時春, 其音角, 其味酸, 其日甲乙. 心爲牡藏, 其色赤, 其時夏, 其日丙丁, 其音徵, 其味苦. 脾爲牝藏, 其色黃, 其時長夏, 其日戊己, 其音宮, 其味甘. 肺爲牝藏, 其色白, 其音商, 其時秋, 其日庚辛, 其味辛. 腎爲牝藏, 其色黑, 其時冬, 其日壬癸, 其音羽, 其味鹹. 是爲五變."

<素問金匱眞言論篇 第四 第三章> "東方靑色, 入通於肝, 開竅於目, 藏精於肝, 其病發驚駭, 其味酸, 其類草木, 其畜雞, 其穀麥, 其應四時, 上爲歲星, 是以春氣在頭也, 其音角, 其數八, 是以知病之在筋也, 其臭臊."

니가 나는 자리에서 발음되는 것입니다. 그러므로「가갸구규거겨」의 발음이 보다 높거나 혹은 낮은 것은 肝의 변조를 나타내는 것입니다.

音은 전부 肝에서 나오기 때문에 아침에 운동을 할 수 없을 때에 독경을 하거나, 노래를 부르거나 하는 것도 일종의 肝 운동이 됩니다. 반드시 체조나 조깅만이 운동은 아닙니다.

▶ 內臟運動

본론에서 잠시 벗어나겠습니다만, 지금부터 운동이라고 하는 것을 다루어 보겠습니다.

重患者들에게 좋은 운동은 없을까 하고 생각해 보았습니다. 나는 이 운동을「內臟運動」이라고 이름 붙이고 있습니다만, 이 운동은 결국 심장을 중심으로 내장을 활발하게 만드는 것입니다. 이것은 小腸을 자극함으로써 그 기능을 높이는 것입니다.

우리들은 심장 그 자체는 어떻게 할 수 없기 때문에 小腸 기능을 높임으로써 심장이 편안해진다고 생각하는 것이지요. 小腸 운동을 활발하게 하는데는 腹式呼吸이 좋다고 생각합니다. 그래서 참고로 잠깐 이 방법을 소개하겠습니다. 물론 이것은 환자를 대상으로 한 것입니다.

먼저 仰臥位 즉, 천장을 향하여 눕습니다. 그리고 무릎을 세웁니다. 왜냐하면 다리를 뻗고 있으면 腹直筋이 긴장되어 자유롭게 배에 힘을 넣을 수가 없기 때문입니다. 腹直筋이 이완되어 느슨해져 있으면 腹內臟器는 보다 자유로워지기 때문에 운동을 하기 쉽게 되지요. 그리고 배꼽을 중심으로 배꼽 아래를 연속적으로 번갈아 깊이 들이쉬고 내쉬고 합니다. 여기서 하나 주의해야 할 일은 아랫배를 들이쉴 때 윗배를 함께 들이쉬지 말라는 것입니다. 왜냐하면 윗배를 함께 들이쉬게 되면 나중에 胃擴張으로 되기 쉽기 때문입니다.

아랫배를 깊이 들이쉬는 것이 가장 좋습니다. 흠뻑 들이쉬면 그 다음은 자동으로 내쉬게 되지요. 처음에는 잘되지 않습니다만 차츰 잘할 수 있게 됩니다. 여기까지는 보통의 腹式呼吸과 같습니다.

천천히 3~4회 반복한 후, 배를 부풀린 상태에서 허리를 左右로 흔듭니다. 이 때 발끝으로 혈액을 내보내는 듯한 기분으로 단숨에 숨을 한껏 들이쉰 상태에서 아랫배를 흔듭니다. 이렇게 하면 굳어 있는 腰筋과 背筋이 느슨해집니다. 어깨가 결리는 사람에게는 더 좋습니다. 몇 번이고 이 운동을 반복함으로써 몸 전체가 가벼워집니다.

요컨대 小腸을 중심으로 丹田呼吸을 하는 것이지요. 이것이 끝나면 배꼽 위, 즉 心下部를 목표로 한 운동을 합니다. 후-, 후-, 후-, 웃으면서 숨을 내쉽니다. 이것은 肝을 자극합니다. 가슴이 메이는 사람, 가슴이 무거운 사람, 심장이 심하게 두근거리는 사람은 心下部가 딱딱합니다. 동양의학적으로 肝이 부어 있기 때문입니다. 후-, 후-, 후-, 하고 숨을 들이쉬면서 心下部를 들어가게 함으로써 횡격막을 끌어올리고 또한 결리는 것을 부드럽게 풀어 주어 간 운동을 돕습니다. 이렇게 하면 心臟運動도 활발하게 합니다. 心下部가 딱딱하면 횡격막 운동이 충분하지 못하고, 횡격막 운동이 잘되지 않으면 심장에 不整脈이 일어납니다. 이 운동은 누운 상태에서 하기 때문에 상당한 자극이 됩니다. 내장을 위한 좋은 운동이 됩니다. 胃下垂症인 사람, 변비가 있는 사람에게도 아주 적절합니다. 이들은 肝과 心을 목표로 한 운동이기 때문입니다.

다음으로 한쪽 발은 뻗고, 또 다른 한쪽 발은 세워서 발목을 회전시킵니다. 안쪽으로 돌립니다. 고혈압이 있는 사람은 바깥쪽으로 돌려 주십시오. 이렇게 양쪽 발을 번갈아 가면서 합니다. 이것은 肝과 腎의 운동입니다. 그리고 나서 손목 회전운동입니다. 천천히 세게 합니다. 이것은 心과 肺의 운동입니다.

체력이 떨어져 있는 사람은 발끝을 가볍게 자극하는 것만으로도 충분한 효과를 기대할 수 있습니다. 이와 같이 병상에 누워 있는 虛弱한 사람에게는 그 나름대로 좋은 운동이 있습니다.

지금 소개한 내장체조는 운동할 여가가 없는 사람에게도 매우 좋은 운동이며 체력이 떨어져 있는 사람이라면 침대 위에서라도 해 보십시오.

특히 일 년 중에서는 봄, 하루 중에서는 아침에 운동이 필요합니다. 간장이 動力源이 되기 때문입니다. 체조와 운동은 이 動力源을 증강시키는 중요한 역할을 합니다.

운동과 노동과는 다릅니다. 움직인다는 점에서는 다름이 없습니다만 운동과 체조는 구석구석까지 오장을 움직여 약해져 있는 臟器를 활성화시키고, 五臟의 힘을 균형 있게 하려고 합니다. 노동이라는 것은 臟器의 에너지를 사용하여 일을 하는 것이므로 운동과는 달리 부담을 느끼게 됩니다. 또한 노동은 일정한 자세만을 취하는 경우가 많습니다. 이처럼 노동과 운동은 움직인다는 점에서는 비슷할는지 모르지만, 완전히 다른 것이지요.

17. 肝과 呼聲[26)]

앞에서 이야기한 대로 發音은 肝系에서 만들어지고, 모든 音은 각각 五 系統으로 나누어진다. 나아가 音聲을 내는 방법도 五 系統으로 나누어져 있다.

· 呼聲은 肝系가 관여(陽音)

· 이야기한다, 말하는 것은 心系가 관여(陽音)

---

26) 제3장의 주 11) 참조(p. 98).

· 노래하는 것은 脾系가 관여(陰陽音)
· 슬프게 우는 것은 肺系가 관여(陰音)
· 신음하는 것은 腎系가 관여(陰音)
· 부르는 소리는 고조가 높으며, 명료한 음성을 내는 법이다. 예를 들어 「어-이」라고 부르면 부르는 소리가 작고 낮아 멀리까지 들리지 않게 되고, 또한 부르고 있는 소린지, 혼잣말을 하고 있는지 잘 모른다. 이렇게 되면 부르는 소리로서의 기능을 제대로 하지 못하는 것이 된다.

肝은 木氣이며, 木氣는 遠心性으로 힘있게 활동하는 기능이기 때문에 먼 곳까지 들리는 음성의 기능이 있게 되는데 이것이 呼聲이다. 즉 呼聲型의 發聲은 肝生理로부터 발산되는 것이므로 이 呼聲은 肝系를 활성화시키지만, 체력 이상으로 呼聲을 지나치게 내면 肝系를 손상하게 된다.

많은 사람에게 들리도록 큰소리로 말하거나 호령을 하거나 고함치는 사람 예를 들면 교사, 의원, 시장에서 일하는 사람, 어부, 공장에서 일하는 사람 등은 끊임없이 큰소리를 내기 때문에 肝系를 쉽게 상하게 하는 직업이라고 할 수 있다. 한편 말수가 적거나, 사람과 말할 때에도 작은 소리로 하면 肝系의 활성이 부족해서 肝系의 기능인 진취성과 활기가 부족할 수 있다.

〈강의〉 고조가 높은 소리는 간기능이 높은 소리*

音과 聲은 근본적으로 간 기능에 의합니다만, 이것을 또 다섯

역주: *) 부를 때의 고조가 높은 소리를 일본어로 甲이 높다(高)라는 표현을 하는데 이 甲의 발음과 肝의 발음이 다 같이 「かん」(칸)으로 같다. 그래서 甲(かん)이 높은 것은 肝(かん)이 높은 것과 같다라는 표현을 하고 있다.

종류로 나누어 보면 肝은 呼聲, 心은 말하는 것, 脾는 노래, 肺는 서럽게 우는 것, 腎은 신음하는 것이 됩니다. 五臟의 色體表에 있는 것처럼 臟이 가지고 있는 소리라고 하는 것이 있습니다.

木의 기능에 의한 소리는 呼聲입니다. 불러 외치는 소리입니다. 바로 사람을 부를 때에 「야~」라고 하는 그 고조가 높은 소리가 좋은 예입니다. 한 옥타브 높고, 명료하고 시원시원한 목소리입니다.

고조가 높다라는 글자는 甲乙丙…의 甲의 글자를 써서, 「甲高」라는 글자가 보통 사용되고 있습니다만, 甲은 肝에 속하므로 肝臟의 肝의 글자를 빌려와 「肝高」라고도 말할 수 있겠지요. 다시 말해서 고조가 높은 소리는 肝이 다른 장기보다 왕성하게 활동하고 있을 때에 나는 소리라고 할 수 있습니다.

그러므로 고조가 높은 소리를 내는 사람은 간이 활발한 타입의 사람 또는 肝이 항진하고 있는 사람이라고 할 수 있지요. 또한 본인이 가지고 있는 체력 이상으로 높은 고조를 지나치게 내게 되면 간 기능이 상하기도 합니다.

18. 肝과 春

봄이 되면 다른 계통에 비해서 肝系가 활발하게 활동한다. 즉 이때는 겨울의 內燃的 小運動에서 大運動을 일으키기 위해서 肝의 움직임이 시작되며 筋肉運動을 용이하게 한다. 地上에서는 새싹이 쭉쭉 뻗어 나오고 인체에서는 일 년을 지내기 위해서 새로운 세포가 생성되어 발육기를 나타낸다.

봄에는 肝이 왕성하지만 이 肝이 활동하기 쉬운 조건으로서 봄에 맞는 溫度가 필요하게 된다. 또한 간 기능에 장애가 있는 사람은 이 시기에 肝 系統의 증상이 나타난다.

〈강의〉 간은 봄에 始動한다

겨울은 춥기 때문에 우리들의 몸은 안으로 움츠러들어 가장 깊은 곳에서 小運動이 행하여지고 있습니다. 즉 內燃運動을 하고 있습니다. 腎은 內燃力이 강하여 內燃하고 있을 때에 後天的 腎氣인 생명의 근원이 만들어집니다. 겨울은 「生命源」을 만들고 있을 때라고 할 수 있지요. 그러므로 겨울에 감기가 걸리거나, 또는 腎에 거슬리는 생활을 하게 되면 봄과 여름에 몸이 나른해지기도 합니다. 이것은 命源力이 부족하기 때문입니다. 그리고 봄이 되면 그 生命源은 점점 성숙해지기 시작합니다. 큰 운동을 시작하려고 하는 것이지요.

하루로 말하면 밤에 生命源을 만들고 있습니다. 이 生命源을 이용하여 일어나려고, 움직이려고 하는 힘은 간장 기능에 의지하지요. 이것이 하루 중에서는 아침에, 일 년 중에서는 봄에 활동합니다. 大運動을 일으키기 위해서 肝이 작용하기 시작하는 것이지요. 그리고 근육운동을 용이하게 합니다. 따라서 근육운동을 하게 되면 간이 활동하기 쉽게 된다는 사실을 이해하시면 됩니다.

地上에서는 봄에 새로운 싹이 자라나고, 인체도 또한 마찬가지로 일 년간의 새로운 세포가 이 때에 차례로 만들어집니다. 이것이 일 년 내내 사용됩니다. 이와 같이 큰 세포는 사이클이 일 년으로 되어 있기 때문에 중병에 걸리면 적어도 낫는 데에 사계절이 걸린다는 말이 있게 되지요. 즉 치료가 일 년을 필요로 한다는 것을 알아두십시오.

19. 肝과 아침(1)

동양의학에서는 아침을 크게 다음과 같이 다섯 가지로 구별한다. 즉 봄의 아침, 여름의 아침, 長夏의 아침, 가을의 아침, 겨울의 아침 등 다섯 종류이다.

봄의 아침은 木中의 木으로서 봄 중에서도 肝旺中의 肝旺期이다.

- 봄의 아침 : 肝旺中의 肝旺 = 이 시기는 다른 臟器보다 肝系가 가장 왕성하게 활동하는 때이다. 이 때에 간 기능이 저하되어 있으면 몸이 나른하고 筋·腱이 硬縮되어 肝系에 관련된 증상이 나온다.
- 봄의 낮 : 肝旺中의 心旺 = 하루에서는 肝이 쉬고 있을 때이다. 四季에서는 心이 간을 돕고 있기 때문에 肝病인 경우 아침보다는 증상이 편안해지고, 心虛弱者는 오히려 몸이 무겁다.
- 봄의 오후 : 肝旺中의 脾旺 = 脾는 肝으로부터 억제당하여 활동하기 힘들고, 四季 중에서 가장 소화력이 떨어진다. 따라서 不食·설사 기미가 보인다.
- 봄의 저녁 : 肝旺中의 肺旺 = 肺囚로서 肺가 약한 사람은 몸이 나른하고 肝과 肺系에 관련된 증상이 나온다.
- 봄의 밤 : 肝旺中의 腎旺 = 腎이 쉬는 곳에 해당되기 때문에 편안히 잘 수 있다.

〈강의〉 아침과 五季의 순환

▶ 아침에도 다섯 종류가 있다

아침을 크게 나누어 보면 봄의 아침, 여름의 아침, 長夏의 아침, 가을의 아침, 겨울의 아침 등 五季 각각에 아침이 있습니다. 이처럼 五季의 순환이 톱니바퀴처럼 돌고 있습니다. 年이라고 하는 큰 톱니바퀴부터 시간의 톱니바퀴, 이보다 더 작은 톱니바퀴들이 서로 맞물려 동시에 움직이면서 시간의 흐름을 만들고 있습니다. 이렇기 때문에 우주는 시간으로 성립되어 있다고도 말할 수 있습니다.

우주는 常態를 이루면서 시시각각 변화하고, 또 이 변화에 의해서 常態를 유지하고 있습니다. 常이라고 하는 것은 靜이고 形을 이루고, 변화라고 하는 것은 動이고, 氣를 말하는 것입니다. 끊임없이 氣라고 하는 것이 활동하고 있기 때문에 형태를 이루고 있는 것입니다. 인체도 常態를 유지하기 위해서 각 조직이 활동하고, 또한 운동하고 있는 것입니다. 한 예로서 봄의 아침에 관해서 이야기해 봅시다.

▶ 봄의 아침에 간은 어떻게 활동하는가

봄날의 아침은 肝旺中의 肝旺입니다. 건강한 몸이라면 아침이 되면 물론 경쾌하지요. 그러나 이 때는 간이 중심이 되어 활동하는 시간대이므로 간 기능이 저하되어 있거나, 다른 臟器의 기능이 떨어져 있으면 당연히 한번은 간에 부담이 오게 됩니다. 그리고 간이 이것을 이겨낼 수 있으면 괜찮습니다만, 간에 힘이 없으면 肝系統의 증상이 나타납니다. 아니면 현재 發病하고 있는 疾病臟器의 여러 系統에 나타나거나 혹은 그 양쪽에 영향을 미쳐 합병증상이 되기도 합니다. 그러나 대부분은 肝 계통에서 증상이 나옵니다.

이 때 脈의 상태를 보면 弦脈 中의 弦脈이라는 것이 정상적인 脈입니다. 이것보다도 가라앉아 있으면 內臟機能이 저하되어 있음을 나타내고, 반대로 洪脈의 경향이면 정상적인 경우보다 내장이 왕성하게 활동하여 亢進경향이라는 것을 알 수 있습니다. 脈의 상태가 弦이 아니고 밖으로 드러나 있는 경우는 虛熱이 있습니다. 이것은 亢進性이나 一過性입니다.

대체로 脈에 의해서 증상은 알 수 있습니다. 弦脈으로 뛰어야 할 때에 沈脈이면 아직 腎이 활동하고 있다는 것이지요. 다시 말하여 간으로 이행되지 않고 腎의 증상이 나오고 있는 것이지요. 또한 洪脈의 방향으로 활동하고 있다고 하면 心이 亢進하고 있음을 알 수 있고, 간의 증상에 心의 증상이 함께 나타나고 있는 것이지요.

더 나아가 脈의 속도로 체내의 熱 상황을 알 수 있습니다. 속도가 빠른 脈은 심장항진으로 열이 높고, 속도가 느린 맥은 腎臟系 항진으로 냉기의 문제가 있음을 알 수 있습니다.

이상과 같이 일 년의 臟器 순환, 하루에 있어서 臟器 순환을 旺相死囚休로 짜맞추어서 병의 상태를 진단하는 것입니다. 진단방법 중의 한 지름길로서 그 사람의 타고난 결점을 찾아내는 것도 하나의 방법입니다. 왜냐하면 그 결점에 증상이 나타나기 쉽기 때문입니다.

하루·24시간의 순환은 현재 속의 현재를 가리키는 것이기 때문에 이를 진단하는 경우에는 그 배경에 四季의 旺相死囚休의 순환이 있습니다. 따라서 24시의 旺相死囚休와 四季의 旺相死囚休의 臟器를 양쪽 합쳐서 생각해 가는 것이지요.

봄의 아침에 관한 이야기에 덧붙여서 낮·오후·저녁·밤에 관해서도 다루어 봅시다.

봄의 낮은 木中의 火입니다. 다시 말해서 肝旺中의 心旺이기 때문에 心을 중심으로 해서 뒷면에 肝을 생각하고, 한편으로는 肝을 중심으로 해서 心의 활동을 비교하면서 살펴 갑니다.

心을 중심으로 보면 봄은 相에 해당하기 때문에 아직 心의 힘은 충분히 발휘할 수 없는 상태입니다. 혹시 肝病이 있다고 하면 봄의 아침은 가장 부담이 됩니다. 낮에는 조금 편안해집니다.

봄의 오후는 肝旺中의 脾旺입니다만, 봄을 중심으로 보면 脾는 죽음이기 때문에 木剋土 현상으로 봄에는 소화기가 활동하기 힘들어집니다. 1년 중 가장 脾系의 기능이 떨어질 때입니다.

봄의 저녁 무렵은 肺를 중심으로 생각하고 囚旺에 해당되며, 肺 자신은 활동하기 힘든 때입니다. 혹시 肝이 약하고, 肺가 亢進하면 피부병을 유발합니다.

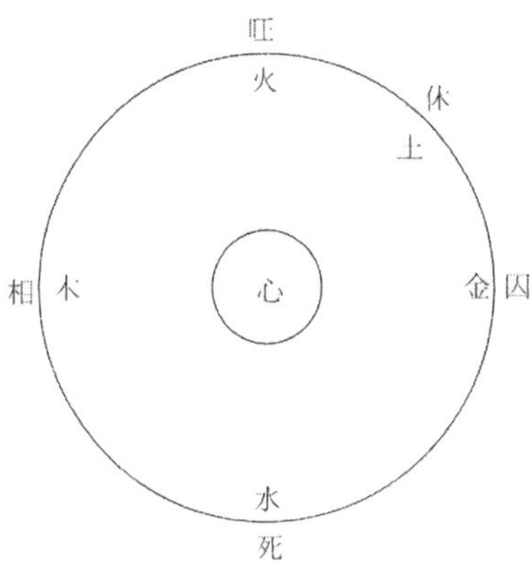

<心系와 旺相>

선천적으로 肺가 약하고 肝病인 경우는 간과 폐의 합병증상으로서 나타나기 쉽습니다. 微熱이 있고 몸이 나른한 증상과 두통, 上實下虛 증상도 볼 수 있습니다.

저녁 무렵이 되어 몸의 상태가 나쁜 사람은 선천적으로 肺系가 튼튼하지 못한 사람입니다.

봄의 밤은 肝旺中의 腎旺입니다. 건강한 몸이라면 「춘곤증을 모른다」는 말처럼 푹 잘 수 있습니다. 그런데 腎과 肺가 약해져 있으면 숙면을 취할 수 없고, 꿈만 꾸게 됩니다.

20. 肝과 새벽(2)

▶ 새벽과 운동과 肝

아침의 운동은 肝의 기능을 활발하게 만들고, 筋운동의 始動源이 된다. 전신 發動力의 준비체조 역할을 하는 것이다.

▶ 새벽과 酸과 肝

아침의 酸味는 간을 영양하고, 肝氣를 높이는 것이다. 아침의 매실장아찌는 肝을 영양한다.

▶ 아침식사와 肝

아침에는 脾臟이 죽어 있어 소화력이 떨어져 있는데, 만약 이 때 과식하면 土剋木 현상이 일어나 肝에 부담을 주게 된다. 아침 당번인 간에 부담이 감과 함께 脾自剋되어 胃腸을 상하게 만든다.

〈강의〉 간의 기능을 높이기 위해서

▶ 라디오체조는 왜 아침에 하는 것일까

간과 운동은 상관성이 있습니다. 근육은 운동을 관리하고 있습니다만, 그 근육의 근원은 간에 있기 때문에 간과 운동은 서로 밀접한 관계에 있습니다.

아침에는 간이 왕성한 시기이므로 이 때 운동을 하는 것은 좋은 일입니다. 운동을 하게 되면 간은 활동하기 쉬워지고, 간이 왕성하게 활동하면 筋운동이 활발해지고, 이 筋운동은 심장운동을 도와서 심장이 활발해지는 쪽으로 나아가게 합니다.

그러므로 아침에 라디오에서 흘러나오는 체조 등을 아침에 따라 하면 매우 좋습니다. 간을 활발하게 하는데 상당히 도움이 됩니다.

심한 운동은 점심때가 지나고 나서 하는 것이 좋습니다. 운동기록을 내는 일 등은 간과 心이 왕성하게 활동하는 점심때 이후가 좋습니다. 心은 낮에 왕성하게 활동합니다만, 충분히 힘을 발휘할 수 있는 것은 여력이 붙은 정오 이후부터입니다.

저녁 무렵부터 밤 사이는 收斂期에 들어가기 때문에 근육도 收斂氣를 만나므로 운동도 활발하지 않게 됩니다.

▶ 아침의 매실장아찌 한 개가 酸味의 적당량이 된다

酸味는 肝臟을 영양하기 때문에 아침에 적당량의 酸味를 섭취하는 것이 좋습니다. 좋은 과일은 아침에 섭취하면 金, 낮에는 銀, 저녁은 銅의 가치가 있다고 이야기되듯이, 이것은 이치에 맞는 말입니다. 과일은 酸味가 풍부하기 때문에 역시 아침에 섭취하는 것이 몸에 좋습니다.

春夏秋冬을 통해서 아침에 매실장아찌 한 개가 酸味의 양으로서는 딱 좋은 것 같습니다. 봄에는 肝旺中의 肝旺으로서 조금 많이 먹어도 괜찮을 것 같습니다만.

▶ 아침식사는 필요한가[27]

아침식사는 하는 편이 좋은가 그렇지 않는 것이 좋은가가 자주 논의됩니다만, 과연 어떨까요. 물론 이것은 사람의 체질과 그 밖

27) <東醫寶鑑> 【脚氣禁忌法】 "○每朝早飯任意飽食午飯少食晩飯不食彌佳夜食則血氣壅滯而愈增腫痛矣<寶鑑>"

의 조건에 의해서 다르겠습니다만, 일반적으로 말해 아침에는 소화력은 그다지 없습니다. 아침에는 간이 활발한 시기이고, 脾臟은 죽어 있는 시기입니다. 이 때에 과식해서 소화에 부담을 주게 되면 木旺期임에도 관계없이 어쩔 수 없이 脾力이 亢進하게 됩니다. 따라서 木에 있어서는 「妻」의 부담이 생기게 됩니다. 그러므로 土剋木이 되어 간에 부담이 가게 되고 또 脾臟에도 부담이 되지요.

과식이라고 하면 단지 많이 먹는 것이라고 생각하기 쉽습니다만, 그 사람의 체력에 맞는 양이라고 하는 것이 있으므로 타인과 비교해서 과식인지 아닌지를 결정할 수는 없습니다. 그 사람의 체력·체질에 맞는 적당한 양이라고 하는 것이 있습니다. 이런 사실을 잘 알아두십시오.

최근 중등학생들 사이에서도 아침식사를 하지 않고 학교에 오기 때문에 움직이는 것을 힘들어하거나, 건강상태가 나빠졌다고 하는 학생이 있다고 합니다만, 이것은 어떻습니까. 여기에서 중요한 것은 그 학생의 체력·체질을 생각해야 된다는 것이지요. 체질적으로 간이 왕성하고 체력이 없는 사람은 아침식사를 하면 오히려 부담이 커집니다.

肝 다음으로 부담이 되는 것은 심장이 약한 유형입니다. 腎은 휴양지에 들어가 있기 때문에 이것은 별로 관계가 없다고 봐도 좋습니다. 간이 허하다든지, 심장이 허하다고 하는 사람은 아침식사를 하지 않는 편이 좋다고 말할 수 있습니다만. 물론 아직 이 이외의 문제가 남아 있습니다. 그것은 시간의 흐름에 대한 문제입니다. 어린이는 성장과정에 있기 때문에 성장기에는 역시 아침식사가 필요하다고 말할 수 있습니다. 그 중에서도 필요한 사람, 필요하지 않은 사람을 생각해야 합니다. 나이가 들면 저장된 에너지로 그럭저럭 충당되고, 또 그다지 식욕도 왕성하지 않으므로 아침식사를 별로 필요로 하지 않습니다.

시간의 흐름을 고려하면서 체력·체질을 서로 생각해 갈 필요가 있습니다. 시간의 흐름에 있어서 성장기에는 아침식사는 필요합니다만, 木虛·火虛體는 적게 섭취하는 편이 좋습니다. 이것은 체력의 부담을 가볍게 하기 위해서이지요. 성장기 이외의 사람이라면 아침식사는 하지 않는 편이 좋다고 말할 수 있습니다.

21. 肝과 東[28,29,30]

하루에서는 아침, 일 년에서는 봄에 각각 東氣가 왕성해지는데, 이 때에는 大氣壓이 동쪽에서 서쪽을 향해서 이동하고 있다.

나를 중심으로 보면 동쪽에서 春氣, 朝氣의 酸素性 陽순환방향의 大氣가 흘러나온다. 이 大氣는 생물생성의 氣이고, 또한 肝氣를 왕성하게 하는 氣이며, 이 氣를 받지 않으면 老衰가 빨라지고, 筋硬縮을 일으키며 간을 해친다.

동쪽의 陽氣를 가로막으면 發展·生長할 수 없다.

〈강의〉「東」은 어떤 기능을 할까

동쪽이라고 하는 것은 방향을 말합니다만, 그럼 어째서 방향이라고 하는 것이 설정되어 있는지를 한번 생각해 봅시다.

▶ 방향은 입체적으로 성립된다

동쪽과 서쪽으로 집이 나란히 서 있는 경우, 동쪽 집의 서쪽방

28) 제1장의 주 3) 참조(p. 20).
29) 제3장의 주 13) 참조(p. 100).
30) 제3장의 주 25) 참조(p. 120).

향은 서쪽 집의 동쪽에 해당되어 西와 東은 같은 점이 됩니다. 이렇게 말하면 방향이라고 하는 것은 없는 것이 아닌가 하고 생각할는지 모르지만, 실은 방향이라고 하는 것은 입체로 성립되어 있는 것입니다. 우리들은 평면적으로만 보고 있기 때문에 이상해지는 것입니다. 방향에 대하여 생각할 때도 입체적으로 보아 주십시오. 그러면 A집의 서쪽에는 동쪽의 태양은 비치지 않습니다만, B집의 동쪽에는 비치게 됩니다. 또한 A의 서쪽 면에는 동쪽의 風壓도 미치지 않습니다. 동서남북을 평면으로 보면 한 면만 됩니다만, 입체적으로 보면 그 면의 기능은 전부 다른 氣가 활동하고 있다는 것을 알게 됩니다.

예를 들면 北面은 뜨거운 바람의 압력이 가해지는 일은 일 년을 통해서 하루도 없습니다. 北側은 겨우 여름에 아침해가 짧은 시간 내리비칩니다. 北面은 冷氣의 風壓이 가해지는 곳이지요.

반대로 南面은 여름철 동안에 해가 집안으로 들어오지 않습니다만, 해가 짧아지고, 추워짐에 따라 햇볕이 들이비치게 됩니다.

이와 같이 北面과 南面만을 비교해 보아도 방향이라고 하는 것이 얼마나 자연의 기능을 가지고 있는가를 알 수 있으리라고 생각합니다. 자기 홀로 자연 속에서 생활하고 있는 것이라면 방향은 관계없고 무시할 수 있습니다만, 우리들은 집이라는 장소에서 생활하고 있기 때문에 당연히 방향과 연결되어 있습니다. 우리들이 좋아하든 싫어하든 간에 관계없이 방향에 구속받고 있습니다.

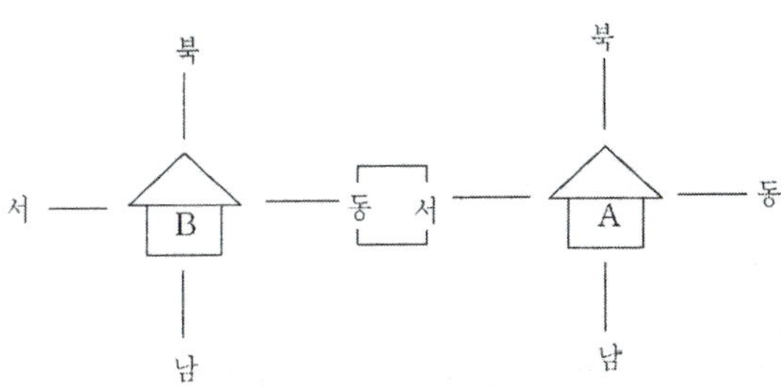

▶ 「東」의 기능

그럼 방향으로서의 東이라고 하는 것은 어떠한 기능을 하고 있는 것일까요. 이것이 우리가 다루고자 하는 문제입니다.

東은 하루중에는 아침, 일 년중에는 봄에 각각 동쪽으로부터 왕성하게 風壓이 가해집니다.

이 동쪽의 氣는 酸素性의 大氣이고, 봄과 아침에 동쪽에서 다가옵니다. 서쪽 측면에도 東의 氣는 있습니다만, 서쪽에는 東氣의 風壓이 미치지 않기 때문에 그 기능은 없는 것과 같습니다. 동쪽의 大氣는 生長·伸長·陽動의 활동을 하고, 우리들의 生長에 필요한 新牙細胞를 만들어 키우는 氣를 포함한 大氣입니다. 만약 이 東氣를 막아 버리면 東氣는 들어오지 않게 되고, 결국에는 生長·伸張의 氣는 부족해지기 시작합니다.

일하는 측면에서 본다면 發展의 氣를 잃어버리게 되고, 몸에 있어서는 간 기능의 저하를 초래하여 生氣가 부족해 쉽게 老化됩니다.

22. 肝과 甲乙·寅卯

干支는 하늘의 기와 땅의 기를 나타내는 부호로서 甲乙, 寅卯 이 모두는 木氣를 나타내는 기호이고 이 木氣와 만나면 肝氣가 왕성하게 된다.

- 甲=孚甲(日에 木芽가 뻗어 나가는 모습)
- 乙=乾·乞(陽氣에 굴곡되는 모습)
- 丙=炳(明著, 火明이다)
- 丁=壯(壯丁, 盛壯)
- 戊=茂(무성하다)

- 己=紀·基(變化)
- 庚=更(改更)
- 辛=新(陰이 처음으로 성립, 更新)
- 壬=姙(微陽의 氣를 대지가 姙養)
- 癸=揆(發芽를 꾀한다)

〈강의〉 肝과 干支

甲乙은 十干이고, 寅卯는 十二支를 나타내는 부호의 한 종류입니다. 우리들은 이 十干과 十二支를 합쳐서 干支라고 하지요.

十干은 숫자를 대표하는 부호인데, 이 숫자 각각에는 자연의 진리가 있습니다.

예를 들면 庚申의 날이면 庚도 金, 申도 金이므로 이 날은 金氣가 왕성하게 활동하고 있기 때문에 肝에 대해서는 이 金氣에 의해서 相剋現象을 일으켜서 肝이 자유롭지 못하게 됩니다. 그러므로 이 날에는 간계통의 상태는 그다지 좋지 않게 되는 것 같습니다.

甲子라고 하면 甲도 十干의 시작이고, 子도 十二支의 처음에 위치하기 때문에 「맨 처음」이라는 의미를 가지고 있습니다. 고교 야구 게임으로 유명한 「甲子園」이라고 하는 글자도 이러한 의미를 포함해서 붙여진 것은 아닐까요.

▶ 肝과 甲乙의 관계

甲은 木陽으로 봄의 기운을 나타내므로 이 大氣와 만나면 肝氣는 왕성해집니다. 甲의 글자를 象形으로 보면 甲 글자의 「日」은 태양을 나타내고, 그 태양이 땅 위의 높이로 보이는 곳을 뜻합니다. 그러므로 그것은 낮은 태양을 의미합니다. 즉 봄날에 해당하지요. 이 봄, 태양에 의해서 사물이 일어나기 시작한(싹트기 시작한) 상황을 甲이란 글자가 나타내고 있습니다. 그렇기 때문에 봄의 기운이 활동하는 것입니다. 인간에게 있어서는 새로 태어난 시기이고 十二支에서는 寅에 해당합니다.

十干은 태양의 기능을 말하는데 반하여 十二支는 달의 작용을 대표하고 있는 부호이기 때문에 우리들은 이 양쪽 모두의 은혜를 받고 있는 것이 됩니다. 이 작용을 받는 것은 자연의 일입니다.

乙이란 글자는 지평선 위에 있는 아침해를 향해서 구걸하는 자세입니다. 즉, 굴욕의 모습입니다.

甲은 하나이고, 乙은 둘이 되기 때문에 힘찬 기세로 말하면 乙은 甲보다 떨어지고 뒤따르는 형태가 됩니다. 乙年生 태생은 위에서는 입장보다도 사람을 따르는 쪽이 더 어울리고 실제 그러한 사람이 많습니다. 자연의 기능이 그렇게 만들고 있기 때문이지요.

▶ 十干의 의미

이어서 甲乙 다음의 十干의 부호에 대하여 각각 갖는 의미를 간단하게 설명하겠습니다.

丙은 「炳」과 같아서 왕성함을 뜻합니다. 火가 왕성한 모습을 말하는 것이지요. 이 火는 君火에 해당하고, 또한 태양의 火를 나타냅니다.

丁은 역시 왕성하다는 의미이나 陰의 火입니다. 丙의 陽방향순환의 君火에 맞서서 밝음 속에 어둠이 비치는 陰방향순환의 시작이고, 相火이며 月의 火라고도 말할 수 있습니다.

戊는 繁茂의 茂로 통하고, 초목이 왕성하게 자라는 모습을 말합니다. 陽氣가 왕성해진 곳에 土氣가 활동하고 있는 것입니다. 불이 꺼지면 재로 됩니다만, 불이 강해지면 흙이 됩니다. 그러므로 열이 최고에 이른 후에는 土氣가 왕성하게 됩니다. 土氣는 火氣에

挑發되어 왕성하게 되는 것이지요.

己는 陰의 土로 모습을 바꿉니다. 다시 말해 변화를 합니다. 紀元 節의 「紀」와 같고, 변화점이 되고 있습니다.

戊는 陰氣內在의 변화점이고, 己는 그것이 바깥을 향해서 활동하기 시작하는 곳의 변화점이 됩니다. 따라서 戊己 모두는 변화점이 되지요. 왜 변화점이 두 개 있는가 하면 그것은 변화하는데 폭이 있기 때문입니다. 예를 들어 冬至 이후에는 해가 길어집니다만, 땅 위에 봄이 올 때까지는 시간이 걸립니다. 우리들에게는 節分*이나 입춘경이 되어야 겨우 알 수 있습니다. 우리들의 행동에 있어서도 그렇습니다. 마음속으로 결정한 일을 시작하기까지는 시간이 걸립니다. 이와 같은 사실을 생각할 때 자연이라고 하는 것은 걸리는 시간의 폭이 있다는 것입니다. 이들은 모두 자연의 구조입니다.

庚은 새롭게 변화되어 가는 기세가 왕성한 것을 나타냅니다.

辛은 커다란 생명력이 출발하는 곳으로 十二支에서는 戌亥에 해당됩니다.

壬은 땅속에 잉태하는 것으로서 표면에 나타나지 않으므로 안에서 활동하고 있는 것을 잘 알 수 없습니다. 안에서 길러지고 있는 것입니다.

癸는 잉태한 형태로부터 땅 위로 뻗어 나가려고 하고, 언제 싹이 나오면 좋은가를 묻고 있는 때입니다.

23. 肝과 震·巽

易에서 小成卦의 卦名으로서 震·巽은 천지의 활동에 의해서 만

역주: *) 일본에서는 입춘 전날을 절분이라고 한다.

들어진 木象을 대표하는 글자이고, 모든 기능을 드러내고 있다는 의미이다.

인체에서는 肝系를 비롯하여 모든 동적인 것을 震·巽이라고 볼 수 있다.

〈강의〉 震·巽은 易의 象

震·巽은 易의 象이고, 그것이 의미하는 것은 木의 부호와 같은 것입니다. 단지 木의 부호보다도 木의 陽, 木의 陰이라는 내용이 보다 상세하게 되어 있습니다.

木氣에 대한 상세한 내용은 『동양의학 강좌 제1권 우주와 인체의 생성원리』에서 五行의 구성과정에 있으므로 참고해 주시기를 바랍니다.

24. 肝과 三·八[31]

숫자의 생성단위는 5이다.

인체의 생성기전에서 肝은 세 번째로 생성된다.

	(生數)	(成數)
腎	1	6
心	2	7
肝	3	8
肺	4	9

31) 제1장의 주 3) 참조(p. 20).

脾 5 10

처음으로 腎體가 생기고 다음으로 心臟에 生源의 싹이 생기고, 세 번째에 간이 신경의 망을 둘러싸게 하여 움직이게 하고, 그리고 肺가 모체를 통해서 호흡을 하고 나아가서 脾臟에서 육체가 형성되어 간다.

〈강의〉 인체의 생성기전과 數理

시작에 앞서 우선 숫자가 무엇을 위해서 있는지부터 설명해 보겠습니다.

숫자는 먼저 물건을 세기 위한 하나의 부호라는 것은 누구든지 알지요. 무엇을 세는 것인가 하면 형태가 있는 모든 것을 확인해 가는 것이지요. 물론 이것만은 아니겠지요. 易을 하고 있는 여러분들이 알고 있는 대로 숫자라고 하는 것은 天地자연이 성립하고 있는 부호이기도 하지요.

아주 옛날에는 算用 숫자는 없었습니다. 甲乙丙丁…의 부호를 이용했지요. 단지 10 이상의 수에 이르면 상당히 복잡해지기 때문에 1·2·3이라는 부호를 사용하기 시작했다고 생각됩니다. 이 1·2·3…은 기초가 되는 숫자가 바뀜으로써 사용이 매우 편리하다는 점에서 보편화되었다고 생각합니다. 이 숫자는 인간의 지혜로 만들어진 것임에 틀림없지만, 자연의 섭리에 기초한 인간의 지혜라고 말할 수 있겠지요.

숫자를 보면 그 숫자가 가지고 있는 기능, 성질, 의미를 알 수 있습니다. 다시 말해서 기능의 차이는 숫자를 보면 알 수 있습니다. 하나 있는 것과 두 개 있는 것은 다릅니다. 이와 마찬가지로 둘 있는 것과 셋 있는 것에는 차이가 있습니다. 이것은 숫자 자체에 혼이라든가 어떤 의미를 가지고 있다기보다도 두 개 있다, 셋 있다고 하는 사실적인 면이 있는 것입니다. 이러한 것을 숫자라는 부호를 통해서 알 수 있는 것이지요. 너무나 당연한 얘기입니다만.

숫자는 기능을 가지고 있습니다. 그것을 심리학적으로 혹은 인간 성립의 방향에서 해명하려고 하는 것이 숫자의 定理입니다. 이 일반화된 것 중의 하나가 姓名學 등에 응용되고 있지요.

▶ 五臟과 數理와의 관계

그럼 지금부터는 본래의 문제로 돌아와서 여기에서는 肝臟과 혹은 五臟과 數理가 어떤 상관성을 가지고 있는가를 설명해 보도록 합시다.

우주의 생성단위는 2·3·5의 수로 이루어져 있다는 것은 이미 알고 있으리라고 생각합니다만, 여기서 5는 成數로서 기초단위가 되고 있습니다. 1부터 5까지를 여기서는 기초 혹은 生數라고 해두겠습니다. 여기서 더욱 성숙한 6부터 10까지를 成數라고 합니다.

간은 인체의 생성기전에서 세 번째로 生成됩니다. 인체에서 첫 번째는 신장입니다. 우주에서는 물이 발생했다고 하지요. 이것을 「하늘은 제일 먼저 물을 만들었다」라고 하는 것이지요. 물론 여기서는 단순히 물이라기보다는 훨씬 이전의 물의 근원이 되는 것이 발생했다는 의미입니다. 구름이나 안개를 생기게 한 것일까요.

하늘의 기능을 陰陽으로 나누면 陰은 冷氣, 陽은 熱氣입니다. 우주공간에는 冷氣가 자욱하게 끼어 있습니다. 이 곳에 어떤 식으로든지 熱氣가 들어가면 회오리바람이 생기고 그 곳에서 안개가 발생하지요. 냉기와 열기가 서로 부딪쳐 交合하면 구름과 안개가 생깁니다. 이것이 水氣의 바탕이지요.

인체에서는 부모로부터 생겨난 정자, 난자의 결합으로 腎精體가 만들어집니다. 자연은 모두 天人同一기구이기 때문에 그 출발은

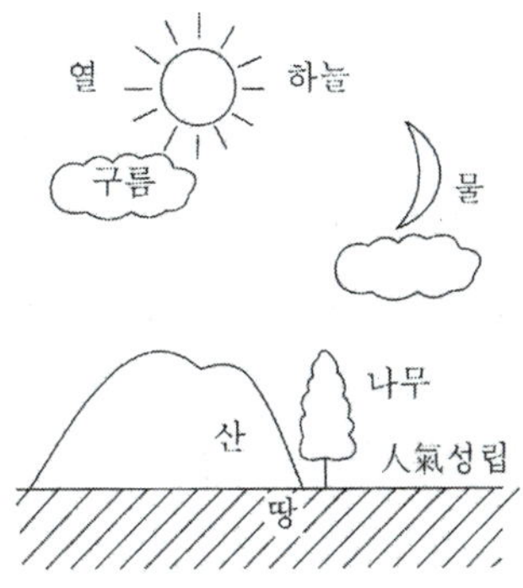

선천도 : 천지의 움직임에 의하여 일어나는 지상의 변화모습

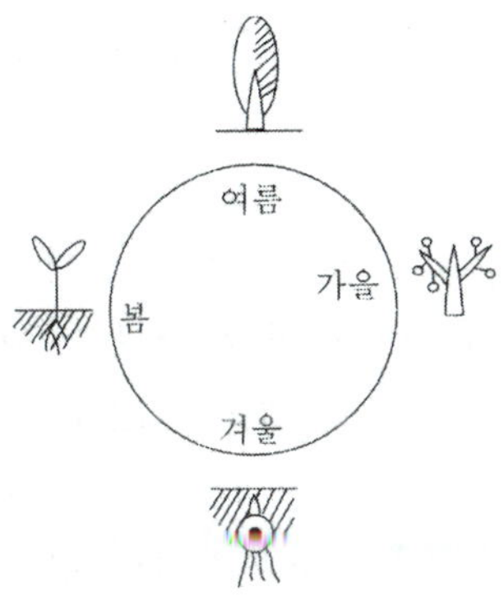

후천도 : 시간의 흐름을 나타낸다

<선천과 후천의 작용>

腎이라는 것을 알 수 있으리라고 생각합니다. 이에 더 나아가 우주방정식에 따르면 第2의 생성은 심장이 됩니다. 腎의 일부가 변하여 心이 되는 것이지요. 腎과 心은 같은 모체를 가지지만, 하는 역할이 다릅니다.

심장은 한마디로 말하면 動力源입니다. 腎의 상태에서는 아직 精의 수준입니다만, 그것이 변하여 動으로 되면 心이 되는 것이지요.

腎, 즉 물의 기능은 표면은 조용해서 정지된 것 같지만, 그 속에서는 운동하고 있습니다. 그것이 바깥을 향해 힘을 내어 활동하기 시작하는 것이 心입니다. 그러므로 腎精體가 腎精體만으로 머물지 않고 인체로 형성하여 가는 시작을 심장이 담당합니다.

이 다음은 간장의 성립입니다. 간은 動源을 보내는 역할을 가지고 있으므로 신장의 動源을 전달합니다. 신경이나 근육 등이 그 대표적인 예입니다.

腎을 발전소에 비유하면 肝은 송전선, 그리고 心은 빛·전등이라고 말할 수 있겠지요. 그렇기 때문에 腎·心·肝은 동일성을 가지면서 하는 역할이 다름에 지나지 않습니다.

▶ 선천과 후천의 역할

여기에서 잠깐 선천과 후천에 관해서 설명을 하지 않으면 안 된다고 생각합니다. 왜냐하면 선천적으로는 인체의 生成機序에 있어서 腎→心→肝의 순서로 생성되어 있으나, 이것이 후천적인 기능에 있어서는 腎→肝→心의 순서로 활동하고 있기 때문입니다. 이것을 그림으로 나타내면 앞페이지처럼 됩니다.

먼저 선천적인 것에 관한 그림입니다만, 이것은 선천적인 기능을 나타낸 것으로 生成機序를 나타내고 형태를 이루기까지의 과정입니다. 하늘의 기운과 땅의 기운이 교류해서 인간의 기운이 생성되고, 인간을 중심으로 한 森羅萬象이 생성되기까지를 나타낸 입체그림입니다. 이 입체에는 움직임, 즉 변화하는 것이 있습니다.

이 변화를 더욱 알기 쉬운 것이 사계절의 변화입니다. 이 입체가 변화된 모습이 후천의 모습입니다. 후천의 그림에서 사계절의 변화를 대표로 한 이유입니다. 후천의 그림에서는 春夏秋冬의 네 장의 그림을 통하여 변화를 한눈에 알 수 있도록 하여 시간의 흐름을 보여 주고 있습니다.

자동차로 예를 하나 들면 선천의 그림은 자동차의 구조도에 해당하고 후천의 그림은 자동차가 움직이는 모습이 됩니다. 그렇기 때문에 자동차의 형태를 만들기까지가 선천의 과정, 그것을 여러 가지로 응용하여 움직이는 상태가 후천의 과정이라고 말할 수 있을 겁니다.

25. 肝과 風[32)]

바람이라는 것은 天氣의 木行으로서 땅 위에서는 바람이 변화하여 木의 형태로 된다.

冷氣에 暖氣가 가열되어 발생하는 것이 바람이며, 열기에 서늘한 기운이 더하여지면 燥氣로 된다.

易에서는 하늘의 陽氣에 一陰을 생기게 한 것을 바람이라고 보고, 이 바람은 땅 위의 만물을 振作시켜 동식물을 생육시키고 있다.

〈강의〉 風氣로 인체는 좌우된다

바람을 설명하기 위해서 지금부터 易經을 잠깐 다루어 보겠습니다. 易經은 우주의 진리와 人智를 설명하는 우주방정식이기 때문에 易經의 힘을 빌리면 여러 가지 편리한 점이 있습니다.

易經에서는 「☰」을 全陽이라고 하고, 天陽을 나타내는 부호로 합니다. 또 「☷」을 全陰이라고 하고, 地陰을 나타내고 있습니다. 이 陰과 陽이 교류함으로써 「☴」의 易象인 바람이 일어납니다. 즉,

32) 제3장의 주 13) 참조(p. 100).

고기압과 저기압이 교류하면 바람이 되는 것과 마찬가지이지요. 이들의 易象은 모두 자연의 진리에 들어맞습니다.

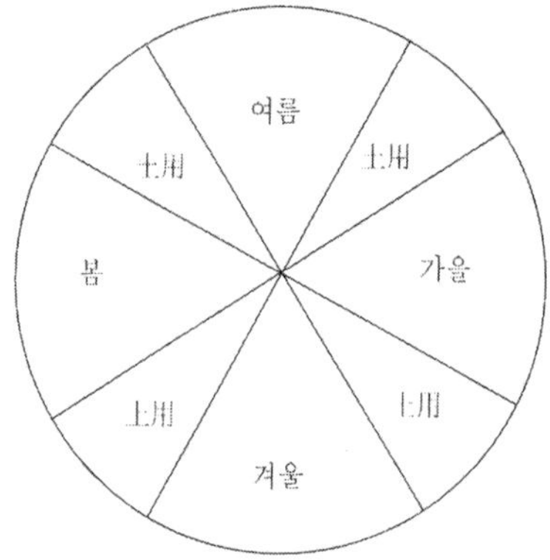

<土用 배당표>

이러한 형태로 모든 사물의 근원은 「八象」으로 이루어져 있습니다. 이것은 자연의 기능을 여덟 가지로 정리하고 있는 것으로서 우주 자신이 그렇게 되어 있기 때문입니다. 春夏秋冬과 그 구석구석에 土用이 있기 때문에 八象, 다시 말해 여덟 가지의 기능으로 되는 것입니다. 그리고 이 여덟 가지 기능의 근원에 있는 元素가 변해 가는 것이지요. 이 여덟 가지 元素의 下地가 되고 있는 土盤에 들어가면 九氣로 됩니다. 易은 八象으로서 天地를 연결하는 縱經을 설명하고, 九星은 이 縱經에 후천적인 기능을 더하여 九氣로서 설명하고 있습니다. 易도 九星도 원래의 우주진리는 하나이므로 근저에 있는 것은 같습니다.

木氣는 하늘에 있어서는 바람이고, 地上에서는 바람이 변하여 木行을 만드는 기능으로 활동합니다. 木이라고 하는 것은 하늘에 있어서 기능과 땅에 있어서의 기능을 총칭하는 부호입니다. 木이라고 하면 木만 생각하는 경향이 있습니다만, 木氣 속에 활동하는

木氣는 전파, 즉 전자파입니다. 우리들은 이 木氣에 의해 振作되고, 賦活되어 생성되고 있습니다. 인체는 이 파장에 의해서 만들어지고 있으므로 이 파장을 알지 못하면 인체를 잘 안다는 것은 무리입니다.

이와 같이 바람의 기운으로 인체는 좌우되고 있습니다만, 그 영향을 가장 강하게 받고 있는 것이 인체에서는 肝系입니다. 그러므로 봄바람을 만나면 肝은 자극을 받아 약동합니다. 따라서 봄에는 간이 왕성하게 활동한다는 것이지요. 이상과 같이 風氣와 肝系는 깊은 관련을 맺고 있습니다.

26. 木氣의 생성에 관해서

여기에서는 木氣의 생성에 관해서 정리해 보자. 『素問』에서는 木氣의 생성을 다음과 같이 말하고 있다.[33,34]

· 天에 있어서는 風이 된다
· 東方風을 낳는다
· 風은 木을 낳는다
· 木은 酸을 낳는다
· 酸은 肝을 낳는다
· 肝은 筋을 낳는다
· 肝은 目을 담당한다
· 天에 있어서는 風이 되고
· 地에 있어서는 木이 되고
· 體에 있어서는 筋이 되고

33) 제3장의 주 13) 참조(p. 100).
34) 제3장의 주 14) 참조(p. 102).

- 臟에 있어서는 肝이 되고
- 色에 있어서는 蒼이 되고, 파란색은 肝氣에서 발생한다
- 音에 있어서는 角音이 되고
- 聲에 있어서는 呼音이 되고
- 變動에 있어서는 握이 된다(握=握力, 긴장, 떨림, 경련, 히스테리상태, 성급함, 말이 빠름)
- 竅에 있어서는 目이 되고
- 味에 있어서는 酸이 되고
- 志에 있어서는 화를 내게 된다
- 淚의 液은 肝으로부터 생겨난다
- 비린 냄새는 肝으로부터 생겨난다
- 肝은 木에 형태를 이루는 봄에 왕성하다
- 肝旺하는 脈은 弦을 낳는다
- 간의 外候는 目이 되고
- 肝의 華는 爪로서 筋의 여분
- 肝은 血을 저장하여 魂을 품는다
- 經에 있어서는 足의 厥陰肝經으로 하여 膽과 합한다
- 膽은 腑로 하여 表를 담당하고 足의 少陽의 經이 된다. 肝은 臟으로 하여 裏를 담당한다

27. 肝系에 나타나는 병변

간장 기능이 저하되면 肝 계통에 여러 가지 신체 증상이 나온다. 이를 대충 정리하면 다음과 같다.

- 膽囊 : 담낭의 기능에 이상이 생기고, 담즙이 나오는 양이 과부족하고 肝系統의 생리에 이상을 초래한다.

· 神經 : 자율신경이 조절능력을 잃고 불면증 · 신경증 · 心悸 亢進 등이 發症하기 쉬워지고, 척추신경계에서는 筋肉硬縮 · 신경통 · 신경마비 · 경련 등이 일어난다.
· 筋 · 腱 : 근육에 탄력이 없어지고 경직되어 腱에 이상을 발한다.
· 眼 : 시력이 저하된다든지, 혹은 눈에 관련하는 여러 기능에 이상이 나타나고, 涙液의 흐름에 過不足이 생긴다.
· 爪 : 손톱의 외형 · 외표 · 혈색에 이상이 나타난다.
· 血色 : 청색이 눈의 흰자위와 얼굴안면에 이상한 형태로 나타난다.
· 精神 : 쉽게 화를 내게 되는데, 예를 들면 안절부절하고 초조해하는 마음이 생긴다.
· 脈 : 봄 · 아침 이외의 시기에 弦脈이 나온다.
· 音聲 : 角音이 나오지 않는다. 呼聲을 내는 기력이 부족하게 된다.

『素問』에는 다음과 같이 설명하고 있다.
· 화를 내게 되면 간을 상하게 하고
· 슬픔은 화내는 것을 이긴다
· 바람은 근육을 상하게 하고
· 燥는 바람을 이긴다
· 酸이 지나치면 근육을 손상시키고
· 辛은 酸을 이긴다

〈강의〉 간장의 기능저하로 인한 병변

간장의 기능이 저하되면 肝 계통에 신체적 변화가 나옵니다. 간장은 뿌리가 되고 있기 때문에 그 잎에 해당하는 膽囊 · 神經 · 筋肉 · 腱 · 爪 · 眼 · 血色 · 精神 · 脈 · 音聲 · 皮膚 등에서 간의 병변에 의한 신체 증상을 볼 수 있습니다. 증상을 보면 어느 系統이 나쁜지 알 수 있으므로 어느 系統을 보충할 것인지, 아니면 빼낼 것인지를 결정합니다. 근원을 알지 못하고서는 정확한 치료는 할 수 없습니다.

28. 肝과 握[35)]

고전에서는 「간에 변동이 일어나면 握이 된다」라고 말하고 있지만, 간장에 변동 또는 병에 의한 신체적 증상이 일어나면 경직현상을 볼 수 있다. 특히 運動 筋에 緊縮이 일어나서 선천적으로 약한 부분과 지나치게 사용한 부분에 근육이 빼근해지는 증상이 나타난다.

그러나 運動 筋과 拮抗하는 內臟筋 쪽은 오히려 이완되어 그 기능이 저하되므로 運動 筋을 더 경직시켜 버리게 된다.

握이라고 하는 것은 쥐어 조인다, 단단하게 한다, 꼭 쥐다, 빼근하다, 결리다 등의 의미가 있는데, 이는 다른 말로는 경련 등의 뜻이 있다.

〈강의〉 握의 기능에 관해서

握이라고 하는 것은 꽉 쥔다는 것입니다. 이 쥐는 기능은 運動 筋의 緊張에 의한 것이므로 이것은 肝臟系의 기능을 말합니다.

이 밖에 握의 활용으로서는 결림, 흥분, 경련, 떨림 등이 있는데, 이들은 모두 木系에서의 握의 기능입니다.

사람의 행동이라든가, 표면적으로 보이는 生態의 움직임 속에

35) <素問 五臟生成篇> "肝受血而能視 足受血而能步 掌受血而能攝 指受血而能握"

서 이들 握의 기능을 볼 수 있습니다. 예를 들어 소변을 볼 때 추우면 부르르 몸이 떨리는 현상이 있는데, 이러한 것이 여기에 해당합니다.

29. 筋과 관절

筋은 전신의 골절·관절을 이어서 뼈와 뼈를 연결하고 있다.
筋이 건전하면 관절도 건전하게 굴곡할 수 있다.
筋이 지나치게 緊縮하면 관절이 굴곡하기 어렵다.
筋이 이완되면 관절이 느슨해져서 수습되지 않는다.

이와 같이 관절과 근육은 밀접한 관계가 있고, 말하자면 관절은 근육으로 이루어져 있다고 생각하는 편이 치료하기 쉽다. 관절질환이 생긴 경우는 근육에 질환이 생긴 것으로 인식하여 근육 치료를 하면 좋다.

〈상의〉 관절은 근육에 의해 조정된다

근육과 관절은 앞에서 다루지 않았기 때문에 여기에서 이야기해 보도록 하겠습니다.

앞에서도 설명한 것처럼 관절과 뼈는 근육에 의해서 조정되고 있습니다. 예를 들면 무릎관절부위는 大腿骨·脛骨·膝蓋骨로 관절을 형성하고 있습니다만, 직접 뼈와 뼈가 접하고 있는 것은 아닙니다. 이들 서로는 근육에 의해서 연결되어 있지요.

따라서 관절의 변형은 근육의 이상이라고 말할 수 있습니다. 근육이 지나치게 수축되어 있거나, 또는 길게 늘어져 있는 등의 문제에 의합니다. 관절염과 脫臼와 같은 경우도 뼈에 문제가 있는 것이 아니고 근육에 고장이 생겼다는 것을 인식하십시오. 이것은 무릎관절에만 한하지 않고, 모든 관절에 대해서 말할 수 있습니다. 脊柱에 관해서도 마찬가지입니다. 자주 등뼈가 굽어 있다는 말을 듣게 됩니다만, 뼈가 직접 구부러져 있기보다는 주위 근육의 움직임이 경직되어 있다는 것이 중요하지요. 실제 임상에서 脊柱를 조종하고 있는 근육이 이상하게 경직되어 있기 때문입니다.

그러므로 관절에 관계된 병에 걸렸을 경우는 그것이 속하는 근육의 異常硬縮을 조사하고 그 硬縮을 없애는 것이 무엇보다도 중요하지요. 관절 주위만을 치료하고 있어서는 아무런 소용이 없고 근원을 치료할 필요가 있다는 것입니다.

30. 四季에 있어서 肝의 병세36)

古典에서는 간장계 질환에 걸린 사람은 「여름에 치료되기 쉽고, 여름에 치료되지 않으면 가을에 악화되기 쉬우며, 가을에 죽지 안으면 겨울에는 잠복상태로 되어 있다가 봄에 다시 발생하는 성질이 있다」고 말하고 있다.

이것을 旺相死囚休의 이론으로 설명하면 夏・火의 계절은 肝木에 있어서 휴식의 장이 되므로 치료되기 쉬운 시기가 된다.

長夏의 土用季에 肝木은 囚의 場 즉, 포로신세로 되어 간의 힘이 자유롭게 되지 않기 때문에 이 때의 病狀은 정체기미를 보인다.

가을의 金季는 肝木으로부터 보면 죽음의 座, 즉 간의 힘이 정지

36) <素問 臟氣法時論篇 第二十二 第二章 第一節> "病在肝, 愈於夏, 夏不愈, 甚於秋, 秋不死, 持於冬, 起於春, 禁當風. 肝病者, 愈在丙丁, 丙丁不愈, 加於庚辛, 庚辛不死, 持於壬癸, 起於甲乙. 肝病者, 平旦慧, 下晡甚, 夜半靜. 肝欲散, 急食辛以散之, 用辛補之, 酸瀉之."

상태이므로 치유하는 힘을 발휘할 수 없고, 자칫하면 악화되기 쉬운 시기가 된다.

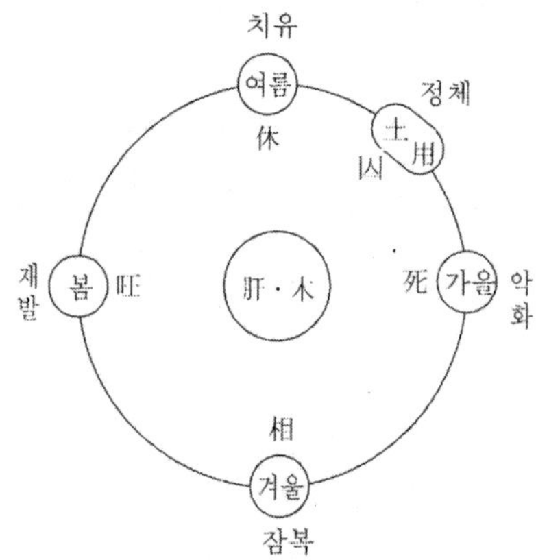

<사계에 있어서 간의 병세>

겨울의 寒水季는 근육을 수축시켜 운동을 감소시키고 있으므로 肝木에 있어서는 內燃期로 간의 힘을 그다지 필요로 하지 않는다. 게다가 母座에 와 있기 때문에 腎母의 보살핌이 있어서 병은 鎭靜潛伏 상태에 들어가게 된다.

봄의 木旺季는 肝力이 가지고 있는 힘을 전부 발휘하지 않으면 안 되는 때이지만, 간 질환에는 힘이 약해져 있으므로 그 필요에 대해서 힘이 부족하다. 그러나 부족하더라도 활동하지 않으면 안 되는 계절에 와 있기 때문에 무리하게 활동을 하게 된다. 이것이 항진상태를 만들어 간다. 이 항진상태가 어느 정도 이상 높아지면 결국에는 재발하게 된다. 肝病까지 가지 않더라도 간기능이 조금이라도 저하되면 증상이 나타난다. 다시 말해서 왕성한 시기에는 가지고 있는 힘을 외부로 향해서 전부 발휘해야만 하는 때인 것이다. 따라서 좋은 일이든 나쁜 일이든 그 내용이 그대로 밖으로 명확하게 드러나게 된다.

〈강의〉 四季와 병세에 관해서

四季에 있어서 肝의 병리와 시간에 있어서 肝의 병리는 같은 방정식이므로 함께 설명하겠습니다.

봄이란 계절에는 간이 왕성한 시기이므로 간장이 主가 되어 활동하지 않으면 안 됩니다. 봄과 아침이라는 시간대에는 간에 힘이 없으면 몸에 증상이 나타납니다. 봄에 發症하는 사람은 반드시 간 기능의 저하가 관련되어 있다고 말할 수 있습니다. 우리들은 우선 왕성한 시기에는 왕성한 臟器를 의심해 볼 필요가 있습니다. 다음으로 왕성한 臟器와 相剋에 있는 臟器를 찾아가는 일입니다. 여름에 있어서는 간은 휴식에 들어가기 때문에 쉽게 치료됩니다. 長夏에는 囚에 들어가기 때문에 정체되어 있는 상태로 어느 쪽으로도 기울지 않는 시기입니다. 가을에 간은 죽음에 해당합니다. 즉 金剋木으로 간이 손상되기 쉬운 상태에 있어 병은 나쁜 방향으로 진행되기가 쉽습니다. 그러나 이 때는 잠복형태를 취하여 肝系에 관련된 병의 증상이 그다지 나타나지 않을 수도 있습니다. 겨울에는 간은 相期이기 때문에 全力을 발휘하는 전 단계에 해당합니다. 따라서 이 때는 잠복기로 병이 악화되어 숨어 있게 됩니다. 그리고 봄에는 앞에서도 말한 것처럼 숨어 있는 병이 표면으로 드러나 발병합니다.

따라서 봄에는 일단 간에 주의할 필요가 있습니다. 예를 들면 신장이 나빴다고 하더라도 旺期인 간의 힘이 왕성하면 커버되기 때문입니다. 그러나 왕성한 시기의 臟器에 일단 전달되어 그 간에 힘이 없으면 발병이라고 하는 형태를 취하게 되지요.

31. 날짜에 따른 肝의 병세[37]

古典에서는 날짜에 따라 자연율동에 의한 간의 病理의 盛衰를 다음과 같이 설명하고 있다.

· 丙 · 丁의 日 : 낫기 쉽다

· 戊 · 己의 日 : 질병이 정체하기 쉽다

· 庚 · 辛의 日 : 악화되기 쉽고 악화되면 죽음에 이르기 쉽다

· 壬 · 癸의 日 : 잠복하기 쉽다

· 甲 · 乙의 日 : 발병 또는 재발하기 쉽다

이것은 날짜에 따라 달라지는 五氣의 盛衰에 肝氣가 좌우되는 것을 구체적으로 나타내고 있다.

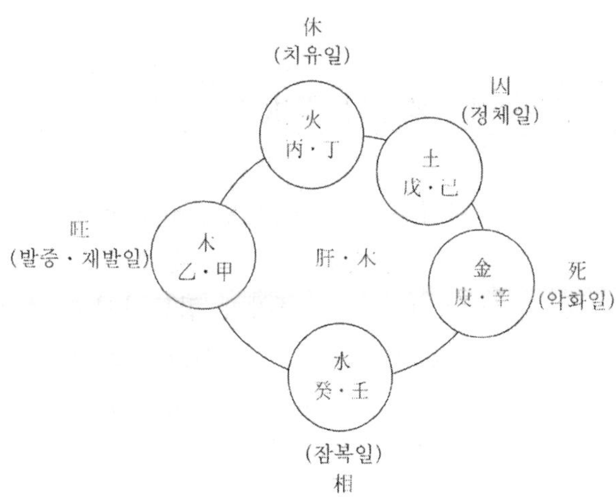

<날짜에 따른 간의 병세>

37) 제3장의 주 36) 참조(p. 152).

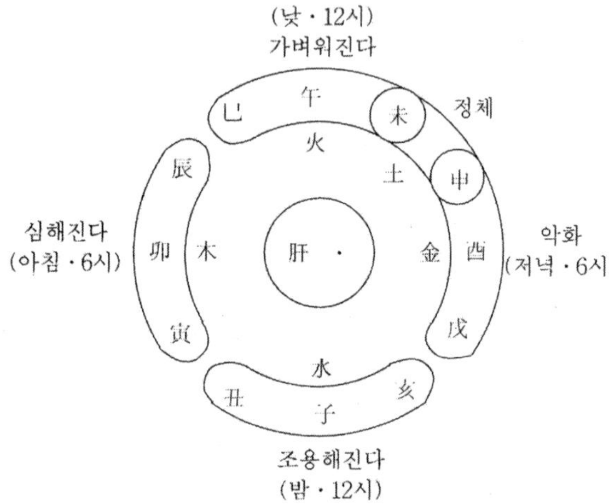

<시간에 따른 간의 병세>

〈강의〉 肝 계통의 질병과 날짜의 盛衰

간에 이상이 있는 사람은 甲乙의 肝旺日에 발병 또는 재발하기 쉽고, 丙丁日에는 휴식에 들어가기 때문에 쉽게 치료됩니다. 그리고 戊己日에는 포로 신세이므로 낫기가 힘들어지고 庚辛日에는 죽음에 해당하기 때문에 병은 깊어지기 쉽고 악화됩니다. 壬癸日은 相期로 발병증상을 기다리는 잠복기가 됩니다.

32. 시간에 있어서의 肝의 병세[38]

일 년과 마찬가지로 윤회에 의하여 24시간도 변화하고 있기 때문

38) 제3장의 주 36) 참조(p. 152).

에 年에 있어서의 病理와 時에 있어서의 病理는 같지만, 일단 간단하게 다음과 같이 정리해 둔다.

- 낮에는 비교적 가볍다(巳午未 시간)
- 오후에는 정체경향이다(未申 시간)
- 저녁 무렵에는 악화되기 쉽다(申酉戌 시간)
- 밤에는 조용해진다(亥子丑 시간)
- 아침에는 무겁다(寅卯辰 시간)

33. 肝의 實邪(1)

동양의학에서는 「實」이라든가 「虛」라는 말이 많이 나오므로 여기에서 조금 깊이 설명해 보자.

▶ 「實」「虛」「邪」의 의미[39]

實이라고 하는 것은 충실, 힘이 강하다, 힘이 넘쳐흐르고 있어 밖으로 발산하는 힘이 강하다는 의미이다.

虛라고 하는 것은 實에 비해 내용이 허약하며 힘이 없고, 힘이 모자라 밖으로 발산·저항하는 힘이 약하다는 의미이다.

邪라고 하는 것은 몸에 대해 나쁜 영향을 주는 것, 서양에서 말하는 바이러스·균류가 해당한다.

肝實邪라고 하는 것은 肝系에 힘이 있을 때 病邪가 침입해서 병의 상태를 나타내고 있는 것이다. 이에 반하여 肝虛邪라고 하는 것은 힘이 없어 저항력이 약할 때의 肝系에 病邪가 침입해서 증상을 띠고 있는 것이다.

---

39) <素問 通評虛實論篇 第二十八 第一章> "黃帝問曰 何謂虛實? 岐伯對曰 邪氣盛則實, 精氣奪則虛. 帝曰 虛實何如? 岐伯曰 氣虛者肺虛也. 氣逆者足寒也. 非其時則生, 當其時則死. 餘藏皆如此."

보통 實證의 사람이라고 하면 건장한 체격의 사람을 말하고 虛證인 사람이라고 하면 몸이 약한 사람을 말하지만, 건강한 사람에게는 약한 病邪로는 침범당하지 않는다. 침범당할 때에는 보다 강한 病邪에게 침범당하기 때문에 虛證인 사람에 비해서 병의 증상도 심하게 된다. 그러나 이러한 사람들은 좀처럼 병을 앓지 않는다.

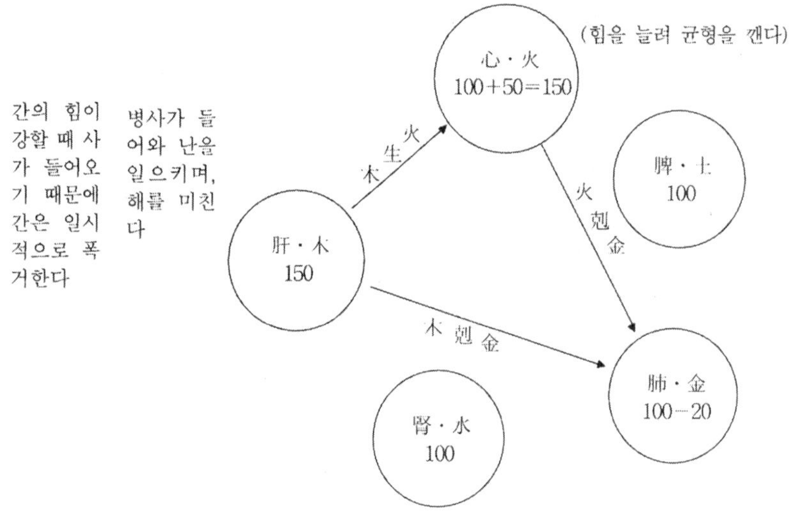

<간의 實邪와 逆剋>

이에 비하여 虛證인 체격은 체력이 없기 때문에 약간의 病邪에도 침범당하지만 반응이 빠르기 때문에 가볍게 끝난다.

이러한 사실에서도 알 수 있듯이 몸이 약한 사람은 항상 몸상태가 좋지 않지만, 그다지 무리를 하지 않는 한 큰 병에 걸리지 않는다.

▶ 肝實에 邪가 들어간 경우

肝實의 사람이 邪疾을 받으면 그 邪盛이 木生火에 의해서 心系에 영향을 미치게 되고 이어서 心火의 기능을 왕성하게 한다. 心火가

五系의 균형을 깨고 항진하면 肺金이 그 剋을 받는다.

實한 肝木이 항진하면

① 木生火와 火力이 강해져 心火가 항진한다

② 脾土는 木剋土와 肝亢進의 剋을 받는다

③ 肺金은 金剋木이 반대로 木剋金과 逆剋되어 모욕을 받음과 동시에 왕성한 心火에 火剋金으로 이중의 剋을 받는다

이상과 같이 이 肝實에 邪가 들어간 경우는 肺系·脾系가 剋되기 쉽고 양쪽의 증상이 모두 나오기 쉽다.

여기에서는 자연율동과 체질에 의해서 病邪의 추이가 어떻게 될 것인가를 알기 위해서 한 가지 고찰을 서술하고 있다.

▶ 肝病이 좋아하는 것, 싫어하는 것

· 燥를 싫어한다
· 濕潤을 좋아한다
· 바람을 맞으면 싫어한다
· 지나친 신맛, 매운맛을 싫어한다

〈강의〉 肝의 實邪에 관해서[40]

實邪라는 것은 건강한 사람에게 病邪가 달라붙어 있는 것을 말

40) <東醫寶鑑 肝門> 【肝病虛實】"肝藏血血舍魂肝氣虛則恐實則怒○肝實則兩脇下痛引小腹善怒虛則目䀮䀮無所見耳無所聞善恐如人將捕之<靈樞>○肝藏血血有餘則怒不足則恐<內經>○人動則血運於諸經靜則血歸於肝藏肝主血海故也<入門>

<靈樞 本神 第八(法風)> 第三章 "肝藏血, 血舍魂, 肝氣虛則恐, 實則怒."

<素問 臟氣法時論篇 第二十二 第三章 第一節> "肝病者, 兩脇下痛引少腹, 令人善怒, 虛則目䀮䀮無所見, 耳無所聞, 善恐如人將補之, 取其經, 厥　與少陽, 氣逆, 則頭痛耳聾不聰頰腫, 取血者."

합니다.

여기에서는 肝實타입에게 實邪가 들어간 예를 들어 설명하고 있습니다만, 이 밖에도 心旺타입에게 實邪가 들어간 경우, 脾旺타입에 實邪가 침범당한 경우 등등, 각각의 내용이 달라집니다만, 여기에서는 그것을 생략하겠습니다.

그럼 肝實타입이 實邪를 받은 경우입니다만, 이 설명은 일정한 방정식이기 때문에 다른 계통도 전부 응용할 수 있으리라고 생각합니다.

예를 들면 간이 100의 힘을 가지고 있다고 합시다. 心도 100, 脾도 100…이라고 균등하게 봅니다. 이 때 간에 實邪가 들어가서 50이 더하여져 항진을 일으켰다고 합시다. 이것은 간이 100의 힘밖에 없는데 무리를 했기 때문에 항진을 하게 되지요. 그리고 그 차이는 어디로 가는가 하면 그 일과성의 여력은 木이 火力을 발하여 火쪽으로 갑니다. 그 힘이 火쪽으로 그대로 갔다고 한다면 火의 힘은 120에서 150정도가 됩니다. 火는 木이 주는 힘에 의해서, 즉 자신의 힘이 아닌 간의 病力에 의해서 열이 발생하고 그 결과 金을 이기게 됩니다. 또한 木은 土도 剋합니다.

木은 그 官鬼인 金을 직접 이겨내는 경우는 힘의 차이가 커야 합니다. 여기서는 實邪가 들어와서 火力을 늘리고, 따라서 火剋金이 되며, 그 결과 金이 약해져 100에서 90, 80으로 떨어지게 됩니다. 이 결과 肝木과의 힘의 차이가 150 대 80이라는 식으로 되기 때문에 木剋金으로 逆剋을 당하고, 肺金이 肝木에 업신여김을 당하는 결과가 됩니다.

▶ 「肝病은 燥를 싫어한다」

「肝病은 燥를 싫어한다」라는 것이 있습니다만, 燥氣라고 하는 것은 金氣입니다. 金氣는 收斂의 기능입니다. 여름에서 가을로 향하면, 서늘한 기운이 일어납니다. 그리고 공기중의 수증기는 수렴되어 밑으로 가라앉기 때문에 공기가 건조한 상태가 됩니다. 그것을 燥氣라고 말합니다. 간이 나쁜 사람이 이러한 기운과 만나면 좋지 않게 되지요. 그러므로 가을의 金氣는 간장에 있어서는 「死季」라고 말하고 있습니다. 다음으로 간은 濕潤을 좋아합니다. 濕潤이라는 것은 봄에서 여름에 걸쳐 있는 적당한 습기가 있는 대기로서, 공기중에 일정한 수증기를 포함하고 있습니다. 이러한 상태를 간은 좋아합니다. 왜냐하면 간은 여름에는 휴식상태이기 때문입니다.

간병에 걸린 사람은 바람 맞는 것을 싫어합니다. 간이 건강할 때는 바람 맞는 것이 간의 賦活을 도와 줍니다만, 간이 약하면 좋지 않습니다. 그렇기 때문에 외풍 따위를 싫어하는 사람은 肝虛라는 것을 알 수 있지요.

酸味와 辛味를 지나치게 섭취하면 간을 상하게 하고, 나아가 脾도 손상시킵니다. 이것은 벌써 몇 번이나 설명했기 때문에 잘 알 수 있으리라고 생각합니다. 폐가 약하면 또한 그것도 업신여깁니다.

최근 단 것을 먹어서는 안 된다, 술도 안 된다라고 말합니다만, 그것 자체가 나쁜 것은 아니지요. 몸이 약해져 있을 때 좋지 않다는 것이지요. 현대는 대부분의 사람이 肝·腎을 약하게 만들고 있습니다. 그렇기 때문에 좋지 않다고 말하는 것입니다.

五行 方程式을 사용할 때도 현실을 잘 판별해서 활용하지 않으면 안 된다는 것을 알아 주십시오.

34. 肝의 實邪(2)

肝氣가 왕성하다는 것은 血이 많다는 것이다. 따라서 여기에 병이 들면 눈이 빨갛게 되고 양쪽 겨드랑이 밑이 아프고 아랫배가 당긴다. 화를 잘 내고, 氣가 逆할 때는 일어설 때에 현기증이 일어나고, 귀가 들리지 않게 되고, 사람이 말하는 것을 알아듣지 못하고 볼이 붓는다.

肝의 實邪의 치료법은 瀉하는 것이 좋다.

① 눈이 빨갛게 된다(피가 머리와 얼굴로 올라온다)

② 겨드랑이 밑이 아프다(肝膽의 經絡이 긴장된다)

③ 아랫배가 당긴다(腹直筋이 긴장된다)

④ 화를 잘 낸다(정신이 항진한다)

⑤ 氣逆한다(肺氣를 업신여기고 항진시킨다)

⑥ 현기증이 난다(머리가 뱅글뱅글 돈다)

⑦ 귀가 들리지 않게 되고, 다른 사람의 말을 이해하지 못한다(간이 갑자기 강하게 항진하면 일과성으로 腎虛가 된다)

⑧ 볼이 붓는다(肺에 逆氣해서 광대뼈 주변에 변동이 일어난다)

이상의 증상은 간이 허하더라도 일시적 항진이 심하면 나타나는 것이다.

〈강의〉 肝 實邪의 증상

肝 實邪의 증상에 대한 설명에 들어갑니다만, 하나씩 항목별로 서술해 가겠습니다.

▶ 눈이 빨갛게 되는 것은

눈이 빨갛게 되는 것은 간장이 혈액조절을 담당하고 있기 때문입니다. 그리고 간의 성질은 중용을 유지하기 어렵고 過不足이 됩니다. 다시 말해서 기복이 심하게 됩니다. 이것은 할 때는 하지만, 氣가 빠져 버리면 전혀 하지 않는다고 하는 三碧木性* 의 성질과 통하고 있습니다. 간장이 그러한 성질을 가지고 있기 때문에 그 사람도 이와 같은 기복이 심한 성격이 되기 쉽다고 말할 수 있습니다.

간은 다른 장기보다도 항진하기 쉽게 되어 있습니다. 上實下虛的인 활동은 간의 항진에 의한 것이지요. 그렇기 때문에 혈액도 위로 올라가고 최종적으로 머리로 올라가서 눈도 충혈되지요. 두통도 생기고, 불끈 화를 잘 냅니다.

이와 같이 일과성으로 온다든지 아니면 심하게 오는 것은 간장이 담당하는 일이 많습니다. 특히 눈이 빨갛게 충혈되는 것은 눈은 간의 外候이고, 충혈된 적색은 간이 변한 心旺이고, 눈의 적색은 간의 변동을 나타내고 있습니다.

▶ 겨드랑이 밑이 아픈 것은

겨드랑이 밑이 아픈 것은 經絡의 肝經·膽經이 몸의 측면을 달리고 있고, 그 중에서도 특히 겨드랑이 밑이 민감하게 느껴지는 곳이기 때문입니다. 그리고 肝經보다도 陽經 쪽에 통증을 느낍니다. 陽經은 표면에서 민감하게 즉 表痛으로서 느끼고, 陰經은 內鈍痛으로서 느끼기 때문에 우리들에게는 陽痛 쪽을 보다 쉽게 느끼는 것이지요. 膽經은 下肢外側에도 순환하고 있기 때문에 그 부

역주: *) 동쪽의 정중 30°에 위치하는 것으로 1년중에 仲春, 卯月의 3月에 해당한다. 지상의 모든 춘기발동의 근원이 된다. 氣學原理로 人理·人體를 안다는 저자의 氣學九星篇(東洋醫學講座 시리즈 제15권)이 있다.

분을 눌러 보면 상당히 통증을 느낍니다.

▶ 아랫배가 당기는 것은

아랫배가 당기는 것은 병이 깊다는 증거입니다. 간장기능의 저하가 만성화되어 깊은 곳을 침범하여 깊은 상처를 일으키고 있기 때문입니다. 이렇게 하면 깊숙한 근육이 경련을 일으키게 되고 陽經보다는 陰經에 병의 증상이 나타납니다. 다시 말해서 膽經보다도 肝經에 나타납니다. 대부분 腹直筋이 당기는 사람은 肝經이 쉽게 파손됩니다. 이 腹直筋을 이완시키는 데는 期門이나 京門이나 季肋部에 있는 穴이 잘 듣습니다. 또 天樞穴, 鼠徑에 있는 穴을 이용해도 효과가 있습니다. 鼠徑을 이용할 때 깊은 침은 안 됩니다. 腹直筋을 이완시키는데는 膝關節 주위에 있는 穴도 잘 듣습니다. 脾經과 胃經의 穴을 사용해 보면 좋을 것이라고 생각합니다. 왜냐하면 肝膽의 남편에 대해서, 胃脾는 부인에 해당하기 때문에 역시 남편의 상태가 나쁠 때는 부인의 힘을 가장 원하기 때문입니다. 부부관계라고 하는 것은 相剋관계입니다만, 반드시 剋하는 것만이 아닙니다. 오히려 부부길항이라고 하는 편이 적절합니다. 다른 입장에서 서로 협력하고 있는 것이지요. 일을 하는 이유는 하나입니다만, 어디에서 일을 하는가에 따라서 형태가 다르게 나타납니다. 알기 쉬운 예를 하나 들면 경련이 일어난 경우 위경련이나 자궁경련이 발생하면 컵에 설탕물 한 숟가락을 타 마시면 멈춥니다. 이것도 간의 항진에 대해서 土性인 부인의 힘을 빌려서 진정시키기 때문입니다. 역시 부부길항의 좋은 예입니다.

신체에서도 부부관계에서도 진리는 같습니다. 몸이 약해서 도움을 원하는 경우에는 역시 부인의 힘을 필요로 합니다. 이 관계는 剋하기 쉽습니다만, 또 반대로 도와 주는 기능도 강하게 가지고 있습니다.

「간의 實邪(2)」(162페이지)에서 서술한 ④~⑧의 증상 등은 여기에서는 생략합니다.

35. 肝의 虛邪[41]

肝氣가 부족해 있을 때 병이 들면 눈이 깨끗하게 밝지 않고, 양쪽 겨드랑이가 갑자기 당겨서 근육경련이 일어나 크게 숨을 쉴 수도 없다.

또한 爪甲이 마르고, 얼굴색이 파랗게 되며, 자주 화를 내거나 두려워하고, 무서운 것에 쫓기는 것 같은 상태가 된다.

肝 虛邪의 치료법은 補하는 것이 좋다.

① 눈이 어둡고 밝지 않다
② 양쪽 겨드랑이가 갑자기 당겨 太息(한숨)이 불가능해진다
③ 爪甲이 마른다
④ 얼굴색이 파랗다
⑤ 화를 내고 두려워한다

〈강의〉 肝 虛邪의 증상

다음으로는 간의 虛邪입니다만, 實邪도 虛邪도 거의 같은 증상으로 나타납니다. 단지 어디가 다른가 하면 병 상태의 격심함이 다르거나, 또는 지속성에 있어서 차이가 납니다. 본래 實과 虛를 어디서부터 어디까지라고 분명하게 나누는 것 자체가 무리입니다.

41) 제3장의 주 40) 참조(p. 159).

虛證의 경우에도 일과성으로 實證의 증상을 나타낼 때도 있고, 實證의 경우에도 또 반대로 虛의 증상이 나타나는 경우도 있습니다. 虛實을 명확하게 나누는 것은 대단히 어려워 너무 무리하게 구분하지 않는 편이 좋다고 생각합니다.

일단은 기초적으로 虛實을 나누어서 생각해도 실제 임상에서는 양쪽을 다 응용하는 것이 필요합니다.

虛邪의 경우는 만성적 경향이 강하고 통증은 그렇게 강하게 느껴지지 않습니다. 오히려 고통으로서 느낍니다. 통증은 實證 쪽이 강하게 느끼고 虛證인 사람은 虛痛으로서 느끼는 경우가 많습니다만, 물론 때와 상태에 따라서 다릅니다. 육체라는 것은 형태대로가 아니고, 제각각 마음대로 증상을 호소해 오기 때문에, 이 부분은 여러 가지 방향으로 생각해서 진단에 임할 필요가 있습니다. 간단하게 虛라든지 實로 구분하는 것은 무리이기 때문입니다. 인체는 복잡한 구조를 가지고 있기 때문에 진찰하는 쪽도 이에 응하여 전체를 파악할 수 있도록 힘을 길러 주십시오.

36. 肝과 腎

肝과 腎은 水生木의 母子相生協力關係에 있고, 腎은 肝의 動源의 原動力이 되고 있다. 자연에서 木은 水에서 태어나고 초목이 땅속의 물을 빨아올려 지상의 대기중에 水氣를 放散시켜 水氣의 상하교류라는 활동의 일환을 담당하고 있다. 이와 같이 인체에서도 腎體가 신경·근육의 肝系를 통해서 기립·운동할 수 있는 기능을 만들어 내고 있다.

腎의 호르몬작용이 신경·근육에 전달되어 전신 조직에서 생리작용의 動源이 되어 활동하고 있다. 이 기능의 구조를 부호로 표시한 것이 「水生木」이다. 또 그 생리작용에서 열을 내거나, 그 조직 나름대로의 일을 해 가는 활동이 水氣作用이고 이 관계의 구조를 「木生火」라고 하는 것이다.

병리적인 예에서도 腎力이 약한 사람은 기운이 없고 움직임이 느리며, 肝系의 기능을 할 수 없다. 肝系의 기능이 약하면 心의 기능이 충분하지 않게 되는 것처럼, 이들은 서로 상생관계를 이루고 있다.

나아가서 혈액루트에서 水生木의 예를 들어 보면 腎은 혈액을 재생하여 새로 만들고, 간은 그것을 받아서 해독·영양혼합·혈액저장을 하며(水生木), 다시 그것을 심장으로 보낸다(木生火). 그리고 심장에서 肌肉에 보내게 된다(火生土).

간은 腎의 生氣를 이어받아서 그 生氣에 후천적 榮氣를 더하여 심장에 보내고 있다.

앞에서 말한 것처럼 체내생리는 母子·夫婦·兄妹 같은 상호협력 관계에서 이루어지고 있다. 肝과 腎은 母子의 상호협력 관계이다.

그러나 母子관계라고 하더라도, 어머니와 자식 사이에 힘의 차이가 너무 나면 母剋·子剋현상이 발생한다. 예를 들면 어머니가 너무나 힘이 강해서, 자식과의 힘의 차이가 크면 어머니가 자식을 剋害해 버린다. 바로 엄하고 교육에 열성적인 어머니처럼 자신이 어렸을 때는 좀더 성적이 좋았다든지, 이런 간단한 문제를 왜 할 수 없는 것인가라든지 등등 무신경하게 바로 자신과 비교·대조해서 생각해 버린다. 그러나 힘이 없는 아이의 입장에서는 이것이 최선을 다한 것이고, 그 이상은 할 수 없는 것이다. 이러한 사실을 간과하고 어머니가 잔소리만으로 공부를 하게 하면 아이는 점점 위축되고 자신감을 잃어 간다. 이것이 子剋현상이다. 나아가 이보다 더 심한 경우는 태어난 아이를 로커에 넣어서 버리는 경우도 있다. 母剋의 경우도 마찬가지이다. 예를 들면 어머니는 몸이 약한데 아이는 상당히 기운이 넘쳐 밤에도 자지 않고 논다면, 엄마는 이 아이의 뒤를 쫓아다닐 수가 없어서 완전히 아이에게 잡혀 있는 형국이 된다.

이와 같이 母子相生 관계라도 반드시 잘되는 것은 아니고, 힘의 차이가 지나치면 剋害 현상이 일어난다.

(好相生)	(子剋)	(母剋)
腎 ⇆ 肝	腎 → 肝	腎 ← 肝
100 100	150 50	50 150

37. 肝과 心

肝과 心은 母子의 相生 협력관계를 이루고 있다. 肝은 心의 혈액 수송에 있어서 혈액저장창고가 되고, 또한 혈액을 조절한다. 한편으로는 근육운동에 의해 정맥환원을 돕고 있다.

간은 혈류량을 조절하는데, 전신의 수송에 있어서 心力에 무리가 가지 않도록 하고, 또한 정맥환원을 돕는다. 이에 대하여 心은 肝筋을 영양시킴으로써 서로 돕고 있다.

肝動이 心動을 활동하기 쉽게 하고, 또 心動에 의해 肝動이 활동하기 쉽게 하는 것이다.

(好相生)	(子剋)	(母剋)
肝 ⇆ 心	肝 → 心	肝 ← 心
100 100	150 50	50 150

38. 肝과 脾

肝과 脾는 부부와 같은 길항·협력 관계인데, 이 경우는 간이 남편이고 脾가 부인의 역할을 하면서 길항·협력하고 있다.

부부길항은 母子 관계와는 달라서 힘의 차이가 약간만 생겨도 서로 누르려고 하는 경향이 강하다. 특히 남편의 부인에 대한 관계는 약간의 차이에서도 剋害를 나타내기 쉽다. 이것을 「順剋」이라고 한다.

이에 대하여 부인이 남편을 剋害하는 것을 「逆剋」이라고 하는데, 이것은 順剋에 비해서 힘의 차이가 크지 않으면 剋害를 일으키기 어렵다.

(好拮抗)	(順剋)	(逆剋)
肝 ⇆ 脾	肝 → 脾	肝 ← 脾
100 100	150 100	50 150

이와 같은 힘의 차이가 일어나는 조건은 여러 가지 경우가 있다. 먼저, 선천적으로 五系의 힘의 차이가 다른 경우, 후천적 생활 속에서의 기호라든가 생활방식·환경 등에 의해서 五系의 힘에 차이가 변하여 가는 경우, 또는 일시적인 경우로서는 과식·편식·과로, 한쪽으로 치우친 운동·노동 등의 일과성 지나침으로 인하여 항진하는 계통과 쇠약해져 있는 계통에 힘의 차이가 생겨서 剋害 현상을 일으키는 것을 들 수 있다.

이들의 한 예를 그림으로 나타내면 다음 페이지와 같다.

그림에서는 나타내지 않았지만 이 밖에도 지나친 운동으로 인해 肝系를 지나치게 사용하면 몸이 너무 지쳐서 식욕이 없어지거나(木剋土), 또는 지나치게 화를 내면 肝氣가 일시적으로 항진해서 식욕이 생기지만 결과적으로는 胃를 상해하는(木剋土) 경우가 있다.

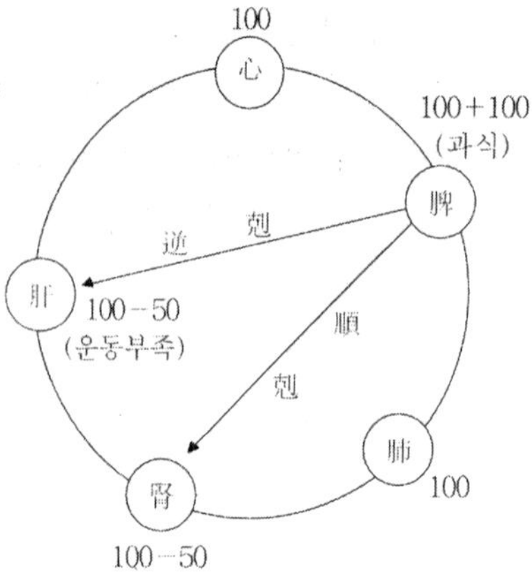

土剋水・土剋木 성립

몸을 움직이지 않고 과식만 하고 있는 경우에 五系의 균형을 나타낸다

<후천 생활에서 힘의 차이가 생겨난 경우>

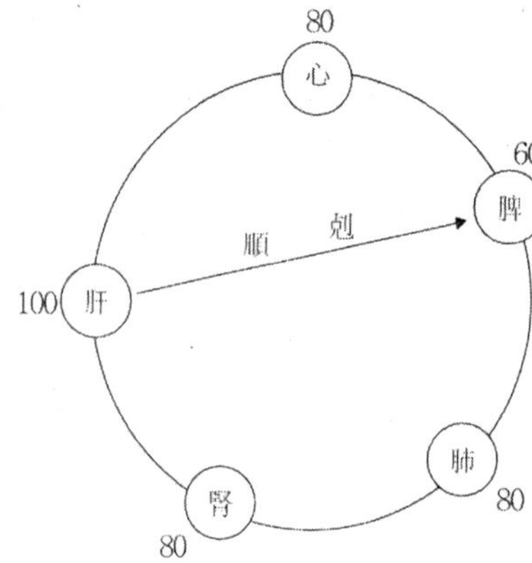

木剋土 성립

선천적으로 성질이 급하며 위장이 약한 것을 나타낸다

<선천적으로 힘의 차이가 있는 경우>

귤을 과식하면 신맛이 지나치게 되어 일시적으로 肝이 항진하고, 따라서 脾가 克을 당한다. 脾도 지나치게 항진 상태로 되어 피부가 황색을 띤다

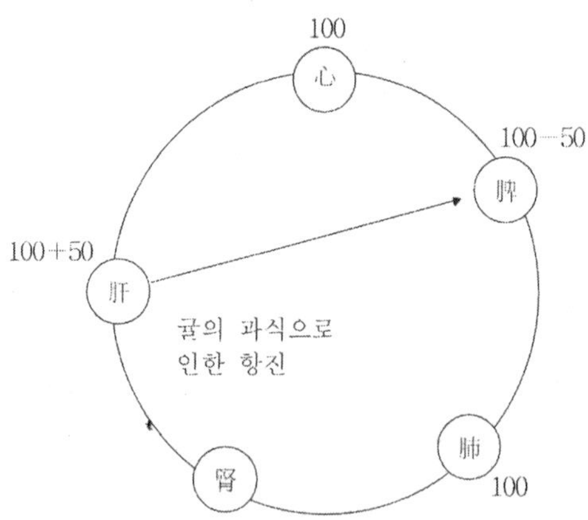

생활이 올바르지 않은 섭생(이 경우는 귤의 과식)에 의하여 일시적으로 균형을 깨뜨려 극해현상이 일어난 경우

일시적인 木剋土 현상

<후천 생활에서 일시적으로 힘의 차이가 생긴 경우>

39. 肝과 肺

간과 폐는 부부 길항관계에 있다. 이 경우에 간은 부인, 폐는 남편의 관계에 해당한다. 폐의 힘이 아주 조금만 강하더라도 간의 힘을 손상시킨다. 그러나 폐에 힘이 없고 간의 힘이 지나치면 폐의 힘을 손상시킨다.

(好拮抗)	(順剋)	(逆剋)
肝 ⇆ 肺	肝 ← 肺	肝 → 肺
100 100	100 150	150 50

順剋이라면 약간의 힘의 차이는 이겨낸다.
逆剋은 힘의 차이가 크지 않으면 이겨내지 못한다.

지금부터는 간과 폐에서의 剋害의 예를 들어 보자.

- 저녁 무렵의 지나친 운동은 폐의 힘을 손상시킨다
- 매운맛을 과식하면 폐의 힘을 항진시켜 결국에는 간의 힘을 손상시킨다(폐의 自剋을 일으키지 않으면 특히 간을 상하게 한다)
- 지나치게 슬퍼하면 간의 힘을 손상시킨다(肺自剋과 肝剋)
- 너무 비관적으로 생각하면 肝氣를 상하게 한다

〈강의〉 五臟의 相生·相剋관계

지금까지 서술해 온 肝과 腎, 肝과 心, 肝과 脾, 肝과 肺는 간장을 중심으로 한 오장의 관계를 설명한 것입니다. 肝을 중심으로 보고 있기 때문에 腎은 肝의 어머니, 心은 어린아이고, 脾는 妻財, 肺는 官鬼의 관계입니다. 이들 관계의 차이가 어떠한 것인지를 지금부터 설명하겠습니다.

이들 관계의 다른 점에 대하여 먼저 상생관계와 상극관계의 둘로 나누어 보겠습니다.

상생관계는 자신이 항진하더라도, 어머니와 아이가 항진하더라도, 이 경우 약간의 항진은 지장이 없는 관계입니다. 상극관계라는 것은 妻財·官鬼의 관계가 해당하는데, 이 관계에서 官鬼가 조금이라도 항진하면 그 충격은 妻財에게 옵니다. 이것을 이겨내는 방법은 복잡한데, 한 예를 들면 『難經』의 七十五難의 설명에도 있는 간 實邪부분에 대한 관계입니다.

알기 쉽게 설명하면 폐가 남편이라면 간은 부인이지요. 이 관계를 우리들 일상생활에서 비유하여 설명하면 이렇게 되겠지요. 즉 부인이 남편을 꼼짝 못하게 하려면 우선은 부인이 먼저 아이의 힘을 빌립니다. 아이를 부추겨 놓고 나서 자신도 이에 합세하여 남편을 책망합니다. 이와 같이 진리라고 하는 것은 인간이나 자연의 어디에서도 마찬가지로 작용하고 있습니다.

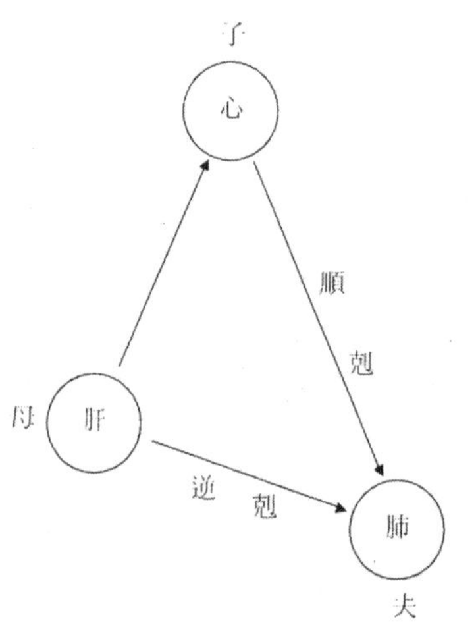

子의 힘을 빌려 木生火로 火기운을 강화한다.

제 4 장 心系統의 구성과 기능

-서양의학적 고찰*-

1. 심장의 구성

[위치] 흉강내, 정중선보다 약간 왼쪽(2/3가 좌측으로 치우쳐 있다), 左乳線보다 안쪽에 위치하며, 基底는 제3 늑간, 心尖은 제5 또는 6 늑간이며, 심낭(pericardium)으로 둘러싸여 있다.

[형상] 연꽃 봉우리를 거꾸로 한 형태

[크기] 자신의 주먹보다 약간 크다.

[무게] 성인은 200~300g

[구조] 심장 안쪽부터 심내막(endocardium)·심근층(myocardium)·심외막(epicardium)·심막(pericardium)으로 구성되어 있다.

① 심내막(endocardium)

심장의 내면을 덮는 막으로 편평상피세포로 되어 있다.

② 심근층(myocardium)

심장벽의 주체가 되는 두꺼운 근층으로 내층·중층·외층의 세 층으로 구성되어 있다.

심근의 특징으로서

·내장근(불수의근)이면서 横紋을 가진다.

역주: *) 원저가 이미 20년 전에 나왔기 때문에 서양의학적인 고찰에서 약간의 수정이 필요한 부분이 있어 역자들이 최신지견을 참고하여 원저의 내용을 훼손하지 않는 범위에서 첨삭을 하였다. 역자들이 참고한 문헌은 제4장 끝머리에 싣는다.

· 쉽게 피로해지지 않는다.

· 자동 拍動性을 갖는다. 심장은 신경을 끊거나 몸 밖으로 끄집어내어도 변함 없이 혼자서 수축한다.

· 機能的 合抱體이다. 골격근은 각 근섬유가 서로 연결되어 있지 않아서, 한 근섬유의 흥분은 주위의 다른 근섬유에는 전달되지 않는다. 그러나 심근에 있어서는 일부의 자극이 심근 전체에 동시에 전달되고, 심근은 방 또는 실을 단위로 해서 수축된다.

③ 심외막(epicardium)

심장벽의 외부를 둘러싸는 얇고 투명한 장막으로 심장의 가장 표면을 덮고 있다.

④ 심막(pericardium)

심장을 싸는 장막으로 장측엽(visceral pericardium)과 벽측엽(parietal pericardium)으로 되어 있고, 이 두 막의 사이에는 심막강이 있어 장액으로 채워져 있다.

심장을 보호함과 동시에 마찰방지의 역할을 하고 있다.

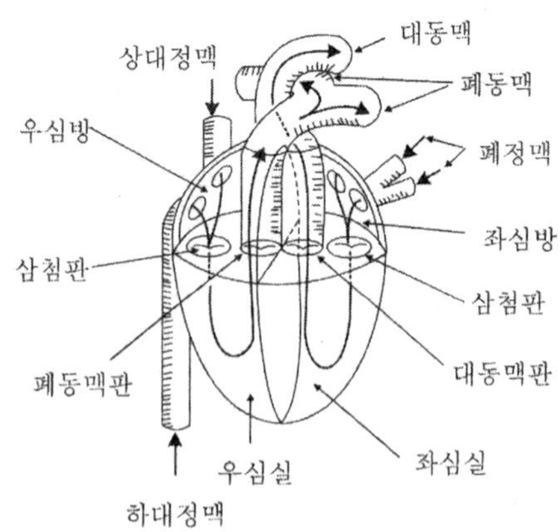

<심장의 구조>

[내부구조]

① 네 개의 심실

심장은 심방중격(interartrial septum)과 심실중격(interventricular septum)에 의해 좌우로 구별되고, 또 좌우의 腔은 판막(valve)에 의해 상하로 나뉘어 있다.

위쪽을 심방, 아래쪽을 심실이라고 한다

- 우심방 : 상대정맥, 하대정맥이 들어간다.
- 우심실 : 폐동맥이 나온다.
- 좌심방 : 네 개의 폐정맥이 들어간다.
- 좌심실 : 대동맥이 나온다.

② 네 개의 판막

- 좌심방과 좌심실의 사이 : 이첨판(승모판 : mitral valve)
- 우심방과 우심실의 사이 : 삼첨판(triscupid valve)
- 좌심실로부터 대동맥이 나오는 곳 : 대동맥판(aortic valve)
- 우심실로부터 폐동맥이 나오는 곳 : 폐동맥판

③ 혈관

- 상하의 대정맥(vena cava) : 정맥혈, 전신을 순환하고 돌아온 정맥혈
- 폐동맥 : 정맥혈, 폐로 가서 가스교환
- 폐정맥 : 동맥혈, 폐로부터 가스교환이 된 신선한 혈액
- 대동맥 : 동맥혈, 전신으로 순환된다

[지배신경] 교감신경, 부교감신경의 자율신경에 의해 지배받고 있다. 자율신경은 대뇌중추계와는 별개로 독립적으로 활동하고, 그 중추는 간뇌의 시상하부에서 출발하여 체내장기를 조절하고 있다. 교감신경이 항진되면 방실결절(A-V node)의 전도속도를 증가시켜 심근의 수축력을 증가하게 하고, 심박수가 증가하며,

혈압이 올라간다. 부교감신경이 항진되면 동방결절(S-A node)과 방실결절(A-V node)의 전도속도를 감소시켜 심장의 활동은 억제된다.

[심장영양혈관] 대동맥 기시부에서 좌우의 관상동맥으로 나뉘고, 심장벽에 분포해서 심장에 영양을 공급한다. 영양을 공급한 혈액은 관상정맥동을 거쳐 우심방으로 흘러 들어간다.

2. 심장의 생리작용

(1) 혈액의 순환작용

심장은 몸 속의 혈액을 순환시키는 펌프역할을 하고 있다. 순환은 크게 체순환(대순환 : systemic circulation)과 폐순환(소순환 : pulmonary circulation)으로 나눌 수 있다.

① 체순환(대순환)

좌심실→대동맥→소동맥→모세혈관→신체 각 조직→소정맥→상하대정맥→우심방

이 순환은 온 몸의 각 조직에 산소와 영양을 전해 주고, 또 각 조직으로부터 탄산가스와 노폐물을 수거하는 역할과 전신의 체온을 일정하게 유지하는 역할을 한다.

② 폐순환(소순환)

우심실→폐동맥→폐→폐정맥→좌심방

이 순환은 폐포에서 탄산가스를 밖으로 배출하고 산소를 받아들인다. 즉, 정맥혈을 동맥혈로 변환시킨다.

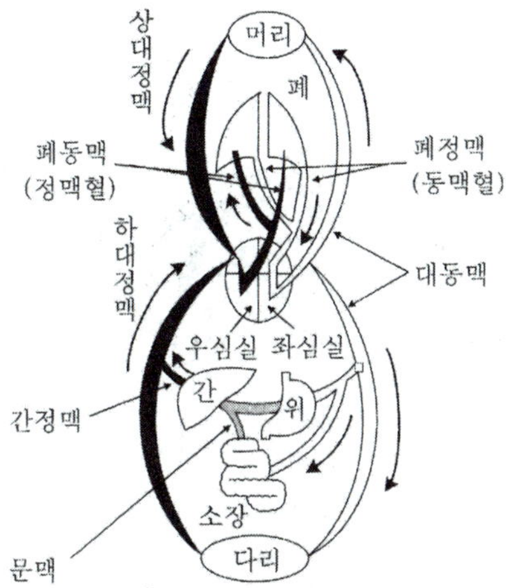

<체순환과 폐순환>

(2) 자극전도계(conduction system)의 기능

심장은 이미 본 것처럼 筋原性 박동에 의한 자동拍動性을 가지고 있지만, 이것은 심근에 존재하는 자극전도계의 기능에 의한 것이다. 이 자극전도계의 출발점은 우심방의 상대정맥 개구부 근처에 있는 「동방결절(S-A node)」로, 이것이 보조기구가 되어서 여기서부터 나오는 자극에 의해서 먼저 좌우의 심방이 동시에 수축되어 혈액을 심실로 보낸다. 이러한 동방결절의 기능이 심근 섬유의 수축과 함께, 수축률을 조정하기 때문에 심박조율기(pacemaker)라고도 한다.

또한 동방결절로부터의 자극의 일부는 제2의 보조기구라고 말하는 「방실결절(A-V node)」과 「Bundle of His」, 「Purkinje fiber」를 지나서 심실의 근으로 전하여져 좌우의 심실을 동시에 수축시켜 혈액을 대동맥과 폐동맥으로 밀어낸다.

이상의 동방결절(S-A node)→방실 결절(A-V node)→Bundle of His→Purkinje fiber의 경로를 「자극전도계(conduction system)」라고 한다.

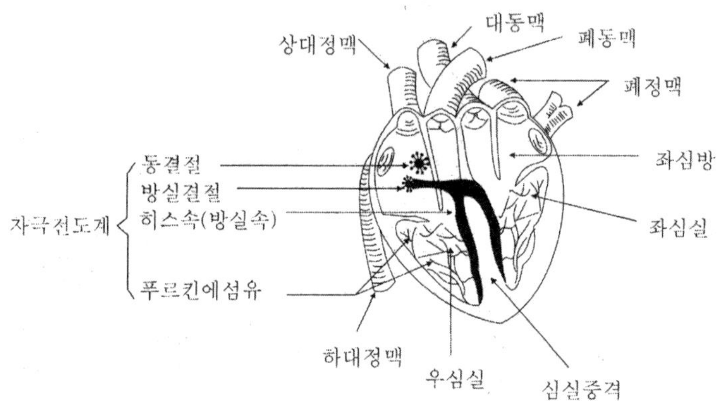

<자극전도계>

또한 이러한 경로는 자율신경, 부교감신경, 교감신경을 통해 그 기능이 극대화된다. 즉 자율신경은 이 자극전도계에 관여하고 그 활동을 조정한다. 부교감신경은 동방결절(S-A node)에 있어서의 자극발생을 완만하게 하고 자극전도시간을 연장시킨다. 교감신경은 동방결절(S-A node)의 자극발생을 증가시키고 또 방실 자극전도를 촉진시킨다.

(3) 心臟周期와 心拍動

심장은 한번 박동할 때마다 수축기와 이완기가 있고 이것을 합하여 「심장주기」라고 한다. 수축은 먼저 좌우의 심방이 동시에 수축되고, 이어서 좌우의 심실이 동시에 수축된다. 심방은 심실이 수축되는 동안에 이완을 시작하고 심실도 수축된 후에 이완하고, 그 후에 심방, 심실이 함께 이완하는 시기가 있다(이 사이에, 심방에 폐정맥 및 대정맥으로부터 혈액이 들어온다). 또다시 심방의 수축이 시작된다.

一心臟周期에 대해서 一拍動이라고도 한다. 한번의 박동으로 약 40~70㎖의 혈액이 대동맥으로 밀어내어진다(이것을 심박출량이라고 한다).

1분 동안의 박동수는 다음과 같다.

- 성인 남자 : 70~75회(약 3~5 ℓ 가 된다)
- 성인 여자 · 노인 : 70~80회
- 6세 어린이 : 80회
- 3세 어린이 : 100회
- 신생아 : 130~140회

(4) 脈拍과 脈狀

좌심실의 수축에 의해서 혈액이 대동맥으로 이동되면 대동맥의 벽은 확장되고, 이어서 탄력에 의해서 본래대로 되돌아간다. 이렇게 하여 혈액을 앞으로 내보낸다. 이와 같이 동맥의 확장이 차례로 앞으로 전달되는 것이 맥박이다. 따라서 심장 박동수와 맥박수는 같게 된다.

맥박을 진단하는 방법은 환자의 주관절 내면 요골 쪽의 요골동맥에 의사의 제2, 3, 4 손가락 끝을 대어 관찰한다.

- 頻脈 : 1분간 100회 이상 뛰는 맥. 열성병과 Basedow's 병, 전신 쇠약 등
- 徐脈 : 1분간 60회 이하 뛰는 맥. 방실블록, 대동맥판협착증, 뇌압항진증, 관상동맥경화증 등
- 大脈 : 진폭이 큰 맥(대고 있는 손가락을 높이 들어올릴 정도의 맥). 대동맥판폐쇄부전증, 열성병, 심장비대, 고혈압
- 小脈 : 진폭이 작은 맥(대고 있는 손가락을 조금밖에 들어올리지 않는 맥). 대동맥판협착증, 심장 쇠약, 빈혈
- 速脈 : 맥의 시작과 소실이 빠른 맥. 대동맥판폐쇄부전증, Basedow's 병, 각기병
- 遲脈 : 맥의 시작과 소실이 늦는 맥(맥이 서서히 높아지고 천천히 없어지는 것). 대동맥판협착증, 동맥경화증

- 硬脈 : 맥의 긴장도가 강한 맥(진단하는 사람의 두 번째 손가락과 네 번째 손가락으로 맥에 압박을 주고, 세 번째 손가락으로 맥이 느껴지지 않을 때까지의 강함으로 판단한다). 동맥경화증, 고혈압, 만성 신염
- 軟脈 : 맥의 긴장도가 약한 맥. 심장 쇠약, 저혈압, 빈혈
- 實脈 : 혈관 내에 혈액이 충분히 채워져 있는 느낌이 드는 맥. 열성병, 다혈증
- 虛脈 : 혈관 내에 혈액이 충분히 채워져 있지 않은 느낌이 드는 맥. 과다출혈, 빈혈, 허탈, 심장 쇠약
- 不整脈 : 맥의 조율에 이상이 있고 불규칙하게 뛰는 맥. 여기에는 「호흡성 부정맥」「절대성 부정맥」「기외수축성 부정맥(결대맥)」이 있다.

◎ 호흡성 부정맥 : 숨을 내쉴 때에 맥박이 늦음과 동시에 커지고, 숨을 들이마실 때에 빨라짐과 동시에 작아지는 맥을 말한다. 이것은 건강한 사람에게도 일반적으로 나타나며, 병적인 경우는 열성질환의 회복기, 수막염, 각기병 등일 때 나타난다.

◎ 절대성 부정맥 : 맥의 조율과 대소가 완전히 불규칙한 맥으로 심방세동과 심방조동의 경우에 일어난다. 승모판협착증 등에 많다.

◎ 기외수축성 부정맥 : 심장의 올바른 조율 사이에 여분의 흥분 때문에 계속해서 일어나야 할 다음의 흥분이 불응하기 때문에 일어나지 못하여 박동이 한두 개 빠지는 맥을 말한다. 結代(滯)脈이라고도 말한다. 심내막염, 심근염, 수면부족, 과도한 피로, 지나친 커피와 흡연 시 생긴다.

- 交互脈 : 큰 맥과 작은 맥이 교대로 느껴지는 것. 좌심실의 쇠약을 나타내는 중요한 증후이다. 동맥판폐쇄부전증, 심근경색증, 고혈압을 동반하는 심장병, 위축신 등

(5) 혈압과 혈압의 이상

심장에서 내보내진 혈액은 혈관 내에서 일정한 압력을 나타내어 혈관벽을 팽창시킨다. 이 압력을 혈압이라고 한다. 이러한 혈압은 대정맥에서 제일 높고, 모세혈관으로 감에 따라 저하되고 대정맥에서는 마이너스 수치를 나타낸다. 보통은 상완동맥으로 잰다.

정상수치는 · 최고혈압 : 120mmHg
· 최저혈압 : 80mmHg

<표 1> 고혈압의 기준 및 분포(미국 JNC-Ⅳ분류, 1997)

	수축기, 이완기 혈압(mmHg)
이상적인 혈압	< 120/80
정상	< 130/85
경계정상	130~139/85~89
고혈압	
1단계(경증)	140~159/90~99
2단계(중등도)	160~179/100~109
3단계(중증)	≥ 180/110

혈압의 고저는
- 심장의 박출력 및 박출량
- 혈관벽의 탄력성
- 말초혈관의 저항
- 혈관 내의 혈액량
- 혈액의 점도

등에 의해서 결정된다.

［고혈압증］ 정상 혈압과 고혈압을 구분하는 정확한 기준은 <표 1>과 같다. 그러나 나이에 관계없이 최고혈압이 150 mmHg일 때, 또는 최저혈압이 90mmHg일 때를 고혈압증이라고 한다.

① 최고혈압만 높을 경우

노인성 동맥경화, 대동맥폐쇄부전증과 Basedow's 병에 의해서 심박출량이 증대한 것 등

② 최고혈압과 최저혈압 양쪽 모두 높은 경우

· 본태성 고혈압증(원인불명)

· 이차성 고혈압증(원인이 알려져 있는 것)

- 신성 고혈압증 : 급성만성의 신염, 신우신염, 신동맥협착 등
- 대혈관 질환 : 대동맥축착증, 말초혈관폐쇄
- 내분비성의 질환 : 부신수질종양, 원발성 aldosterone증과 cushing syndrome 등의 부신피질에 관계된 질병
- 그 외 : 임신 중독증, 결절성 동맥염

［저혈압증］ 수축기 혈압이 100mmHg 이하일 때. 원인불명의 것은 본태성 저혈압이라고 한다. 일과성 혹은 급성으로 일어나는 저혈압증은 대량 출혈, 외상성 충격, 마취, 급성 심부전, 급성 혈관부전, 강압제를 사용할 때 등. 만성적인 저혈압증은 각종 내분비기관의 기능저하, 고도의 영양장애, 빈혈 등일 때

(6) 血液量과 分時容量

몸 전체의 혈액량은 사람 체중의 12분의 1정도라고 여기고 있다. 체중이 60kg인 사람이라면 5ℓ정도. 그리고 동맥성 출혈일 때는 전체 혈액량의 4분의 1이 상실되면 생명의 위험이 있다. 그러나 정맥

성 출혈일 때는 2분의 1을 잃더라도 죽음을 면할 수 있다.

혈액은 전신에 똑같이 흐르지 않고, 사용하는 부위에 따라 순환하는 양이 달라진다.

① 운동 시에는 근육에 많이 흐르는 대신에 두부와 내장에는 적게 흐른다.

② 음식물을 소화시킬 때에는 복부내장에 많이 흐르는 대신에 두부와 운동근에는 소량 흐른다.

또 순환계의 어느 부위에서도 1분 동안에 흐르는 혈액량을 그 장소의 分時容量이라고 한다. 전신에 아무런 문제없이 순환하고 있다는 것은 혈액의 分時容量이 일정하기 때문이다.

(7) 혈액이 흐르는 속도

대동맥에서는 빠르다(70㎝/sec). 소동맥은 느리고, 모세혈관은 더욱 느리다(0.05㎝/sec). 이것이 정맥으로 이동하면 점차로 빨라져 대정맥에서는 매초 15㎝ 정도 흐른다.

혈액이 전신을 한번 순환하는 시간을 「순환시간」이라고 한다. 평균적으로 약 50초 동안에 한번 순환한다.

(8) 순환의 조절작용

그때그때의 신체상황에 따라서 순환기능은 여러 가지로 변화한다. 이것이 心拍數의 변화와 혈관 긴장도의 변화, 혹은 신체 각 장기에 흐르는 혈액량의 변화로 나타난다. 이 순환조절에는 많은 기관이 연관되어 있다.

① 심장의 지배신경

- 교감신경 : 심박수의 증가
- 부교감신경 : 심박수의 감소

② 신경중추

- 미주신경의 背側核 : 심장억제중추
- 脊髓側柱(Th1～Th4)에 있는 교감신경의 일차중추 : 심장기능의 촉진

③ 심장반사

- 대동맥(aortic arch)반사 · 경동맥동(carotid sinus)반사 : 혈압이 상승하면 대동맥 및 경동맥동의 벽에 있는 압감수체(baroreceptor)에서 알아차리고, 심기능을 억제하도록 활동한다. 반대로 혈압이 지나치게 하강했을 때에는 혈압이 본래대로 되돌아가도록 활동한다.
- Bain bridge반사 : 환류 혈액량이 늘어나 정맥압이 상승하면 심박수가 증대하여 정맥내압을 내리도록 활동하는 반사.
- 경동맥 소체(carotid body)반사 : 근운동 등에 의해서 혈액 속의 탄산 가스량이 증가하면 이에 carotid body의 감수체가 반응하여 미주신경과 Hering 신경을 거쳐 혈관운동 중추를 흥분시켜 심기능을 촉진시킨다.

④ 감각자극

- 약한 통각과 냉각 : 심기능 억제
- 심한 통각 : 심기능 항진
- 호흡성 부정맥 : 들이쉬는 숨은 심박수를 증대시킨다.
- 고위중추로부터 영향 : 공포와 비애는 심기능을 억제하지만, 화나 수치심은 심기능을 촉진한다.

⑤ 혈관의 지배신경

대부분의 혈관은 혈관을 수축시키는 신경(교감신경)만이 분포되어, 항상 가볍게 수축된 상태, 다시 말해서 긴장상태에 놓여 있다. 긴장의 조절은 수축신경의 흥분 정도에 의해서 이루어진다. 혈관확장신경은 교감신경에 속하는 것과 부교감신경에 속하는 것이 있는데, 전자는 주로 골격근의 혈관과 관상혈관에 분포하고, 후자는 주로 타액선과 음부의 혈관에 분포되어 있다.

⑥ 혈관운동중추

연수의 망양체로 상당히 넓은 범위에 존재한다.

- 망양체 상방·측방(연수의 상방 2/3) : 혈관수축과 혈압상승의 중추(동시에 심박수도 증대)
- 망양체 하방(연수의 하방 1/3) : 혈관의 수축억제와 혈압하강(동시에 심박수는 감소)

혈관축소 중추는 안정 시에도 긴장성 흥분을 계속하여 혈관의 긴장을 유지하며, 필요시 흥분하여 심박수와 심박출량을 증가시킨다. 혈관확장중추는 안정 시에는 별다른 활동이 없다.

⑦ 혈관운동반사

- 혈관수축반사 : 혈중의 CO_2량의 증가 또는 O_2의 부족이 직접 혈관운동중추를 자극해서 혈관을 수축시킨다.
- 혈관확장반사 : 경동맥동과 대동맥의 壓受容器에 의해서 혈관운동중추의 강압부가 자극받아 혈관을 확장시켜 혈압을 내린다.

⑧ 혈압 속의 화학물질

- 혈관수축성 물질 : 노아드레날린(noradrenalin ; 대부분의 혈관에서 수축작용을 나타낸다. 그러나 골격근, 심근의 혈관에는 경한 확장기능을 보인다), 아드레날린(adrenalin ; 혈관을 수축 혹은 확장시킨다. 혈관의 평활근의 α-감수체에 결합하면 수축, β-감수체에 결합하면 확장하는데 대부분의 혈관에는 α,β 감수체가 모두 존재하며 분포비율에 차이가 있어 분포비율에 따라 수축 혹은 확장하게 된다), 안지오텐신(angiotensin ; renin이 혈장글로블린에 속하는 안지오텐시노겐(angiotensinogen)에 작용하여 만드는 수축물질), serotonin과 히스타민(histamin)은 정맥을 수축시킨다.
- 혈관확장성 물질 : CO_2(특히 뇌와 피부의 혈관을 확장시킨다), 아세틸콜린에 의한 근육의 혈관확장, 히스타민에 의한

모세혈관의 확장, 조직에 대한 O_2분압의 저하와 pH수치의 저하, 유산, 칼륨, 마그네슘, 아데노신(adenosin), 한선과 타액선에 있어서의 브라디키닌(bradykinin ; kallikrein은 kinin의 생성에 관여하며 bradykinin은 kinin의 일종) 등

⑨ 기타

혈압상승에 의해서 혈관이 확대되면 혈관벽의 평활근이 반응해서 수축하고 혈류량을 일정하게 유지하려고 한다.

따뜻한 자극은 혈관을 확장하고, 차가운 자극은 수축시킨다.

(9) 血管系의 구조

심장과 혈관(동맥, 모세혈관, 정맥)을 합하여 혈관계라고 한다.

① 혈관벽의 구조

모세혈관 이외는 모두 내막(inirma), 중막(media), 외막(adventitia)의 세 층으로 되어 있다.

- 내막 : 내면은 단층의 편평상피이며, 그 위에 소량의 탄성섬유가 있다.
- 중막 : 輸送평활근과 탄성섬유로 되어 있다.
- 외막 : 疎性結合組織과 탄성섬유로 되어 있다.

모세혈관은 얇은 기저막과 내피세포 - 단층 편평상피세포로 되어 있다.

② 동맥과 정맥의 차이점

	동 맥	정 맥
혈 액	선홍색의 동맥혈 단, 폐동맥만 정맥혈	암적색의 정맥혈 단, 폐정맥만 동맥혈
흐르는 방향	심장 → 말초	말초 → 심장
혈액의 속도	빠르다	늦다
혈관벽의 두께	두껍다	얇다
혈관벽의 탄력성	있다	부족하다
弁	없다	靜脈弁을 갖는다
走行部位	身體의 深層	身體의 淺層
박 동	있다	없다

3. 혈액의 구조와 기능

(1) 혈액의 양 · 비중 · pH

- 양 : 체중의 12분의 1 내지 13분의 1 정도(체중의 8%)
- 비중 : 1.055
- pH : 약알칼리성으로 pH = 7.4(7.37~7.43)

(2) 성분과 기능

- 유형 성분(세포성분) : 적혈구, 백혈구, 혈소판
- 무형 성분 : 혈장

혈장의 성분과 작용을 정리하면 다음과 같다.

① 혈장은 혈청과 피브리노겐(섬유소)으로 이루어진다.

② 혈장은 전체 혈액량의 50~60%를 차지하고 그 90%는 물이며

나머지는 단백질(6.5~8%), 포도당, 지질, 무기물, 호르몬, 면역체, 효소 등을 포함한다.

③ 그 주된 작용은

- 체세포의 영양물과 노폐물의 운반
- 면역, 효소, 호르몬의 운반
- 혈압조절
- 체온조절
- 삼투압과 pH 조절

	적혈구	백혈구	혈소판
數	남자는 약 500만 개/mm^3 여자는 약 450만 개/mm^3	6,000~8,000개/mm^3	20만~50만 개/mm^3
核	없음	있음	없음
形	양쪽오목円盤狀	円形과 不整形	円盤狀
色	한 개는 담황색, 많이 모이면 홍색	무색	
생존일수	약 120일	약 10일	약 4일
생성장소	골수	임파구 이외는 골수,임파구는 임파절과 비장, 흉선	골수
파괴장소	간장, 비장, 골수의 망상내피계 세포에 의해 파괴된다	간장, 비장	비장
종 류	없음	(1) 顆粒白血球 : 호중구(neutrophil) 호산구(eosinophil) 호염기구(basophil) (2) 無顆粒白血球 : 림파구, 단구세포	없음
특징 및 작용	(1) 헤모글로빈이라고 하는 혈색소를 갖는다. 산소와 쉽게 결합한다 (2) 혈액 중의 적혈구 용량을 헤마토크리트라 하고, 전 혈액의 40~45%를 차지한다 (3) 산소와 탄산가스의 운반을 행한다	(1) 유주성이 있고, 아메바 모양의 운동을 하고, 혈관벽을 출입한다 (2) 세균과 이물질 의식작용과 처리작용을 갖는다. 大食細胞=單球세포 小食細胞=호중구(neutrophil) (3) 白血球의 死骸는 膿으로 된다	(1) 혈액 응고에 관여한다 (2) 면역결합체 바이러스체 탐식 (3) 히스타민 저장운반

〈동맥혈과 정맥혈의 차이〉

	동 맥 혈	정 맥 혈
색	선홍색	암적색
산 소	많다	적다
탄산가스	적다	많다
영 양 소	많다	적다
노 폐 물	적다	많다

(3) 체액의 순환기구

혈액, 조직액, 임파액은 혈관, 조직간, 임파관을 이동하면서 서로 교류한다. 동맥혈은 심장의 심실 수축에 의해서 전신으로 보내지고, 혈관 자신의 운동도 이를 도와서 모세혈관으로 이동한다.

동맥부의 모세혈관에서는 혈압이 교질 삼투압보다 크기 때문에 혈장이 조직으로 나와서 영양과 산소를 공급한다. 정맥부의 모세혈관에서는 혈압이 교질 삼투압보다 내려가기 때문에 조직액은 혈관 안으로 끌어넣어진다. 이와 동시에 노폐물과 탄산가스가 혈액 속으로 들어간다.

더구나 조직액의 일부는 조직압에 의해서 모세임파관으로 이동한다.

임파액은 모세임파관, 임파관을 통해서 마지막에는 흉관과 우림파본 간에 모여서 정맥(좌우의 쇄골하정맥)으로 흘러 들어간다. 임파의 이동은 조직압, 근운동에 의한 압박, 호흡운동 등에 의해서 이루어지며, 임파관 안에 있는 판 때문에 역류되지 않도록 되어 있다.

정맥은 다음과 같은 요인에 의해서 환류한다.

① 근육운동에 의한 압박(근육펌프라고 한다)

② 심장이완에 의한 흡인작용

③ 숨을 들이마실 때의 흉강 내 음압 증가에 의한 흡인

④ 심장의 수축에 의한 펌프작용의 영향

⑤ 정맥에는 판이 있어 역류를 방지하고 있다

(4) 血液型

혈액형의 분류에는 ABO식과 Rh식, 그 밖에 여러 가지 분류방식이 있지만 그 중에서도 가장 기본적인 것은 ABO식이다.

ABO식에서는 A, B, AB, O의 네 가지 형으로 구별된다. 이것은 적혈구막의 응집원으로 구별한다. 응집원에는 A와 B가 있어 응집원 A를 갖는 것을 A형, B를 갖는 것을 B형, A와 B의 양쪽을 갖는 것을 AB형, 어느 쪽도 갖지 않는 것을 O형이라고 한다. 응집원은 적혈구 안에 존재한다.

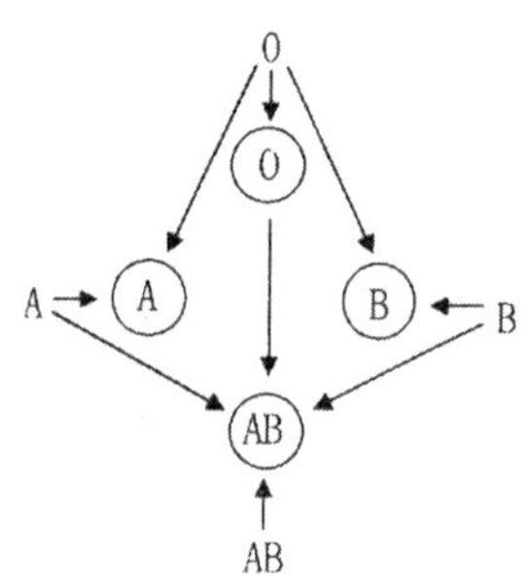

<수혈 가능한 관계>

다음으로 응집원을 응집시키는 것을 응집소라고 하는데, 이것은 항A와 항B가 있으며 혈청 안에 존재한다. A형인 사람의 혈청은 항B를, B형인 사람의 혈청은 항A를, O형인 사람의 혈청은 항A와 항B의 양쪽 모두를, AB형인 사람의 혈청은 어떤 응집소도 갖지 않는다. 응집이 일어나는 것은 응집원 A가 응집소 항A와 결합되었을 때, 또 응집원 B가 응집소 항B와 결합되었을 때이다.

이러한 이유로 말미암아 O형인 사람은 응집원이 없기 때문에 다른 혈액형인 사람에게 수혈을 해 줄 수는 있지만, 응집소 항A와 항

B를 가지고 있기 때문에 다른 혈액형으로부터는 수혈을 받지 못한다. 반대로 AB형인 사람은 응집원 A와 B를 가지기 때문에 다른 혈액형을 가지고 있는 사람에게 수혈할 수는 없지만, 응집소를 가지고 있지 않으므로 다른 모든 혈액형으로부터는 수혈받을 수 있게 된다.

수혈 가능한 관계를 나타내면 앞 페이지의 그림과 같다.

(5) 혈액의 응고작용

혈관 밖으로 나온 혈액은 다음과 같은 단계를 거쳐 응고된다.

- Thromboplastin(=thrombokinase)의 성분 : 혈액이 혈관 밖으로 나오면서Thromboplastin이 조직과 혈액 안에서 만들어진다. 여기에는 여러 가지 인자가 서로 작용한다.
- Thrombin의 생성 : Thromboplastin이 Ca2+과 함께 혈장 속의 prothrombin에 작용해서 Thrombin을 생성한다.
- Fibrin의 생성 : Thrombin은 같은 혈장 속의 fibrinogen에 작용해서 fibrin을 생성하고, 이 fibrin이 만드는 망의 눈에 혈구가 달라붙어서 혈액은 혈병이라고 하는 응고상태가 된다.

(6) 혈장 단백질

혈장의 고형성분 중 약 80%는 단백질로 이루어져 있다. 그 종류에는 알부민(65%), α-글로불린(7%), β-글로불린(12%), γ-글로불린(11%), 피브리노겐(5%)이 있다.

기능으로서는

① 단백 대사에 맞추어 그 준비단계로서의 기능을 다한다. 주로 알부민이 담당한다.

② 혈액의 콜로이드삼투압(colloidal osmotic pressure)을 유지한다. 혈장 단백이 감소하면 혈액 속의 수분이 조직으로 나와 부종을 일으킨다.

③ Fibrinogen을 중심으로 한 혈액응고작용
④ 호르몬, 비타민, 효소, 철, 동 등과 결합해서 각각의 작용을 밖으로 나타낸다. 그 활동은 주로 α, β의 글로블린에 의해서 이루어진다.
⑤ 혈액에 끈기를 주고 적당한 혈압을 유지한다. 혈액의 粘度는 물의 粘度를 1이라고 하면 남자는 4.3~5.3, 여자는 3.9~4.9이다.
⑥ γ-글로불린에 의한 면역 물질의 생산
⑦ 혈액의 pH를 일정하게 유지하는 기능

(7) 혈당

혈장 속의 당을 혈당이라고 하고 70~110mg/dl이고 0.07~0.11%가 된다. 혈당이 180mg/dl을 넘으면 당뇨가 나타난다.

(8) 헤모글로빈

헤모글로빈은 혈액 100㎖중에 남자는 16g, 여자는 남자의 약 90% 정도 들어가 있다. 헤모글로빈 적혈구 속의 함유량은 약 34%이다. 헤모글로빈은 단백질의 글로빈과 비단백질의 헴(heme)으로 되어 있고, 이 헴이 철과 결합하고 있다. 산소와 결합한 헤모글로빈을 산화헤모글로빈이라고 하며 선홍색을 띠고 있다. 또한 산소를 떼어낸 헤모글로빈을 환원헤모글로빈이라고 하며 암적색을 띠고 있다. 헤모글로빈은 일산화탄소와 결합하기 쉽고 그 친화성은 산소의 200~250배에 이른다.

(9) 산혈증과 알칼리혈증

혈액의 pH는 7.36~7.44로 거의 일정하지만 이것이 7.36보다 낮아진 경우는 산혈증이라고 하고, 7.44보다 높게 된 경우를 알칼리혈증이라고 한다.

(10) 용혈과 빈혈

적혈구의 표면 막이 파괴되어 그 내용물이 나온 상태를 용혈이라고 한다. 원인으로서는

① 주위의 삼투압이 적혈구 안보다 현저하게 낮은 경우
② 막의 저항이 약해져 있는 경우
③ 면역반응에 의해서 생겨난 용혈소에 의한 경우
④ 동결, 전기, 방사선 등의 물리적 자극과 알코올과 에테르 등의 화학적 자극
⑤ 말라리아, 원충 등과 같이 적혈구 안에서 증식하여 막을 부수고 밖으로 나오는 경우
⑥ 종양이 내뿜는 독소와 독사의 독 등에 의한 경우

빈혈이라고 하는 것은 일정량의 혈액 속에서 적혈구 수가 감소하거나 혈액의 산소 운반 능력이 감소하는 것이다. 혈액 속의 혈색소량이 정상치의 80% 정도로 내려가면 빈혈이라 진단할 수 있다. 60%까지 저하되면 두통, 현기증, 이명, 심계항진 등이 나타난다. 이들의 증상은 조직의 산소부족, 혈액의 삼투압 저하, 불완전한 영양 등에 의해서 발생한다

원인으로서는

① 조혈장기의 장애(萎黃病, 악성빈혈, 백혈병, 중독 등)
② 용혈(앞에서 말한 용혈의 원인이 되는 것)
③ 출혈

〈참고문헌〉

『生理學・全』, 山縣久美, 醫道의 日本社, 1979.
『解剖學・生理學』, 日野原重明, 醫學書院, 1977.
『生理學』, 성호경, 의학문화사, 1992(역자 참고문헌).
『심장학』, 서울대학교 의과대학, 서울대학교 출판부, 1998(역자 참고문헌).
『해리슨내과학』, 해리슨내과학 편찬위원회 편, 정담, 1997(역자 참고문헌).

제 5 장 心系統의 상관관계

-동양의학적 고찰-

1. 心系統에 대해서

心系의 역할은 心臟, 小腸을 바탕으로 하여 脈管組織·舌·面色·發汗·熱·上肢 등과 지엽적인 관련을 가지면서 영양·면역수송을 비롯하여 發熱·放熱 등의 열 조절에 관여하고 있다.

또한 心系를 중심으로 肝系의 관계를 살펴보면 肝系가 어머니, 心系가 자식과 같은 모자협력의 생리작용이 이루어진다. 脾系와의 관련에서는 脾系가 자식, 心系가 어머니와 같은 모자협력관계에 있으며, 肺系와의 관련에서는 肺系가 부인, 心系가 남편과 같은 부부길항 관계의 생리작용이 이루어진다. 또한 腎系와의 관련에서는 腎系가 남편, 心系가 부인과 같은 부부길항 법칙관계로서 서로 협력하면서 생리작용을 이루고 있다.

〈강의〉 몸 전체가 심장이다

시작하기에 앞서 처음부터 미리 양해를 구하고자 하는 것은 서양적인 사고방식과 동양적인 사고방식을 따로따로 들어 주기를 바라는 것입니다. 물론 본래 이들은 하나입니다만, 관점과 표현의 방법이 다르므로 일단은 이들을 나누어서 기억해 주십시오.

동양의학에서는 서양의학에서 아직 확실히 규명되고 있지 않는 부분도 설명하고 있기 때문에 항상 이 양쪽의 차이점 등을 중심으로 자세하게 비교하지 않는 편이 좋다고 생각합니다. 즉 이 자체를 독립적으로 이해해 달라는 것이지요. 그리고 자신이 이해되지 않는다고, 또는 모른다고 하여 믿지 않는다면 이는 올바른 자세가 아니라고 생각합니다. 무엇이든지 일단은 받아들이고, 자신의 것으로 만들어 주시기를 바랍니다.

▶ 전체를 본다고 하는 것은

그럼 심장을 동양적으로 생각해 봅시다.

먼저 서양의학적으로 심장을 보면 심장은 左胸部第五胸椎의 주변에 있고, 주먹크기의 器官이라는 것은 여러분들이 잘 알 것입니다. 한편 동양의학에서는 「몸 전체가 심장이다」라고 인식합니다. 이것은 예를 들면 간장이라 하더라도, 비장·폐장이라 하더라도, 또는 신장이라 하더라도 이들 五臟은 전부 전신으로 되어 있다는 생각을 가지고 있기 때문입니다. 왜냐하면 예를 들어 왼손과 오른손이 서로 다른 활동을 하고 있어도 다른 사람의 것이 아니고, 전부 그 사람 자신의 것이기 때문이지요. 이것을 「全機性」 혹은 「전체성」이라 하고, 더 나아가 「全機一能性」이라고도 말합니다.

우리들이 집중해서 한 가지 일을 생각할 수 있고, 할 수 있다는 것은 우리 인체는 全機一能性이기 때문입니다. 온몸을 둘러싼 혈관과 심장의 활동은 다릅니다만, 결국은 같은 일을 하고 있는 것이지요. 다른 힘으로 서로 同調하고 있습니다. 명칭은 그 다음의 문제입니다.

脈管이라는 것은 심장의 기능을 하고 있는 것인가, 아니면 하고 있지 않는가라고 하면 脈管 쪽이 심장보다 훨씬 용량도 많고 기능도 광범위하게 분포되어 있다고 말할 수 있습니다.

이와 같은 생각을 해 가면 「온몸이 심장이다」라는 사고방식을 이해할 수 있으리라고 생각합니다. 따라서 소위 臟器위치의 심장 위에 직접 뜸과 침을 놓지 않더라도 피부에는 심장 면이 나와 있으므로 그 곳을 자극하면 전체의 심장그룹에 자극이 전달되는 것이지요.

이상에서 알 수 있듯이 서양적인 사고방식과 동양적인 사고방식을 비교해 보면 그 어느 한쪽이 잘못되어 있다는 것이 아니고 서양적인 사고방식은 한쪽으로 치우친 견해, 즉 일부분만을 보고 있다고 말할 수 있습니다. 그런 의미에서 동양적 견해는 전체를 보고 있다고 말할 수 있겠습니다.

▶ 심장의 기능

심장의 기능은 크게 말하면 혈관을 통해서 열과 영양·산소·면역소 등을 수송하고 있다고 할 수 있습니다. 그리고 전신을 약동시키는 동적인 기능을 가지고 있습니다. 요컨대 活力을 일으키는 중심부에 해당하지요. 또한 심장에는 심장의 精神이 있습니다. 간장에는 간장의, 신장에는 신장의, 각각의 오장에는 고유한 정신이 있습니다.

다섯 개의 臟器에서 심장이 가장 큰 힘을 가지고 있는 사람을 心旺유형이라고 합니다. 이런 사람은 인체에서 심장이 가장 중심이 되어 왕성한 활동을 하고 있는 것이지요. 한 사람, 한 사람마다 모두 장기의 배분은 다릅니다. 사람마다 각각의 유형이 다른 것처럼 얼굴도 사람마다 다르고, 또한 성질도 다른 것이지요. 혹시 장기의 배분이 전부 같다면 똑같은 얼굴이 되어 버리겠지요.

심장이 왕성한 유형이라면 그에 따른 기능이 있기 때문에, 그 기능을 얼굴과 모습, 몸 전체에서 나타내고 있습니다. 그러므로 그 사람의 심장이 어떻게 되어 있는가는 잠깐 얼굴을 관찰함으로써 어느 정도 알 수 있습니다.

요컨대 나무를 기르는 사람이 나뭇잎 한 장을 보고 그 나무의 뿌리상태를 알 수 있다는 것과 같습니다.

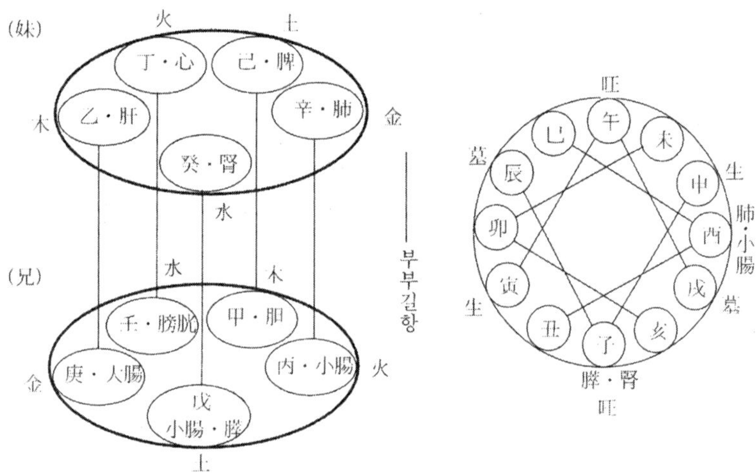

<장부의 길항>

심장의 주요한 기능은 열을 운반하는 일입니다. 그러므로 심장이 왕성한 유형은 대체로 더위를 잘 타는 경향이 많지요. 무엇인가를 할 때 바로 땀이 나면서 더위를 느낍니다. 그리고 열은 위로 올라가기 때문에 이러한 사람은 대개 머리가 뾰쪽이 솟아 있습니다. 머리의 형상은 둥근 것이 표준입니다만, 그것이 뾰쪽해 있다는 것이지요. 열이 올라가는 유형이므로 熱血漢의 성격이라고 추측하게 됩니다. 이와 같은 사고 방법은 다른 모든 것에도 적용할 수 있습니다. 왜냐하면 앞에서도 말했듯이 全機一能性이기 때문입니다. 정신도 육체도 다른 것이 아니라 하나이기 때문입니다.

우리들은 이 全機一能性이라는 것을 알기 위해서 여러 가지 분해해서 알지 않으면 안 됩니다.

항상 제가 강조하고 있듯이 우리 인간은 평면사고, 단순사고를 하고 있습니다. 그러나 자연계라고 하는 것은 단순하지도 않고, 상당히 복잡하게 된 기능이 한꺼번에 활동합니다. 자연계의 힘과 인간 힘의 차이점은 인간의 힘은 전부 여러 개가 모여 이루고 있는 것에 반해서 자연계는 그렇지가 않다는 것이지요. 인간을 만들더라도 하나의 정자와 난자가 변하여 되는 것입니다. 하나하나 조립하여 만들지 않으면 안 되는 것입니다. 그러나 자연이라는 것은 한번에 만들 수 있는 그러한 힘을 가지고 있습니다.

이 기본적인 차이는 매우 중요한 것이므로 잘 기억해 두어야만 합니다. 인체를 생각하는 경우에도 인간의 몸을 해부하지 않으면 알 수 없다는 관념만 가지고 있으면 안 됩니다. 자연의 힘을 가진 사람은 겉면만 보더라도 그 속의 내용을 한꺼번에 알 수 있습니다. 그러므로 우리 동양의학도들은 자연의 힘에 가까운 사물의 사고방식을 가지도록 훈련할 필요가 있습니다.

2. 心과 小腸(1)

心과 小腸은 丙丁과 같이 형과 우이동생관계처럼 서로 밤낮교대로 혈액대사를 한다. 이와 동시에 비정상적인 조건에 부딪치면 이들은 서로 도우면서 살아 간다.

心이 활동하는 하루의 시간대는 生旺墓인 寅午戌에 해당하지만, 이에 반하여 소장은 腎과 길항·협력하면서 申子辰의 시간대에 활동하면서 心과 끊임없이 상호관계를 이루고 있다.

〈강의〉 심장·소장이 활동하는 시간, 쉬는 시간

심장에는 여러 가지 짝이 있습니다. 심장을 중심으로 말하면 심장의 활동을 쉽게 해 주는 어머니와 같은 기능을 해 주는 것, 자신이 만들어 내는 자식과 같은 것, 그리고 부부처럼 서로 다른 기능으로 하나의 일을 하는 것 같은 여러 가지 길항관계를 이루고 있습니다. 그 중에서도 자신이 각각 남편의 경우와 부인의 입장이 되는 경우가 있습니다.

▶ 心臟과 小腸은 兄妹의 관계

그러면 먼저 심장과 소장과의 관계입니다만, 심장과 소장은 同系·同列의 형과 누이동생의 관계, 즉 서로 돕는 관계가 됩니다. 서로 밤낮교대로 혈액대사를 하고 있다는 것이지요.

심장이 활동하는 하루의 시간대는 寅午戌의 生旺墓에 활동하고 있습니다. 生旺墓라고 하는 것은 일종의 부호입니다. 간단하게 말하면 生이라고 하는 것은 사물의 시작이고 출발을 말합니다. 旺이라고 하는 것은 旺動, 다시 말해서 왕성하게 활동하는 것이며, 墓라고 하는 것은 죽으면 무덤 속으로 들어가는 것처럼 정지, 끝나는 것을 말합니다. 모든 우리들의 사회는 生旺墓로 이루어져 있습니다.

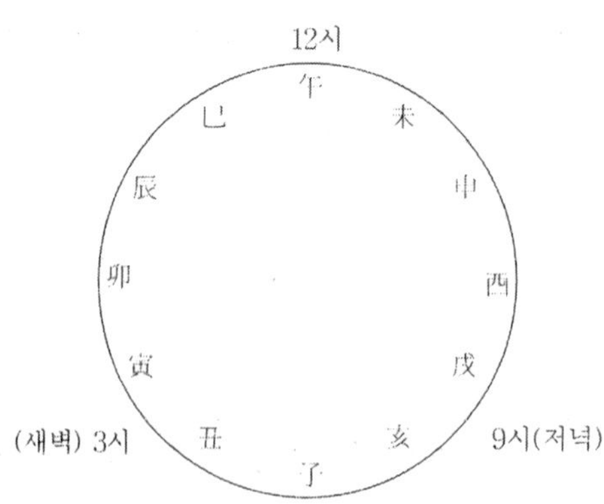

<심장의 성쇠>

사람의 집을 방문하는 경우로 예를 들면 「안녕하세요」「실례합니다」라는 것이 生에 해당하고, 방문의 목적·용건을 이야기하는 것은 旺, 「안녕히 계십시오」라고 돌아가는 것이 墓에 각각 해당하지요. 자동차를 가지고 비유하면 출발이 生, 다시 말해서 시동은 生이지요. 타성이 붙어 힘있게 잘 달리는 것은 旺, 차가 정지방향으로 가는 것이 墓입니다. 이와 같이 삼라만상은 전부 生旺墓로 되어 있으며, 이러한 波動에 의해서 움직이고 있다고 말할 수 있지요.

▶ 十二支로 나타내는 시간

「소장은 腎과 길항·협력하면서 申子辰의 시간대에 활동하고 心과 부지런히 상호관계를 이루고 있다」는 명제에 대해서 설명하겠습니다.

앞 페이지의 그림을 보아 주십시오. 여기에 쓴 아라비아 숫자는 시간을 나타냅니다. 그리고 十二支는 무슨 부호인가 하면 시간을 나타내는 부호, 우주의 大氣, 땅 위의 대기현상을 나타내는 부호이기도 한, 아주 뛰어난 부호입니다. 그러나 실제로 열두 마리의 동물과는 관계가 없습니다.

우리들 인간은 이 대기의 기능에 의해서 만들어져 있기 때문에 이 기능을 닮은 사람들은 많이 있습니다. 혹시 子年, 子月태생인 사람이 있으면 이 사람들은 子의 大氣를 들어 마시고 태어난 것이기 때문에 자신의 힘은 선천적으로 子라는 대기현상의 힘을 부여받고 있습니다. 그렇기 때문에 이 子의 성질과 같은 성질을 가지고 있다고 말할 수 있습니다. 子年태생인 사람, 子月태생인 사람의 성질은 이러이러한 성질이다라고 유추하는 것은 우주현상을 인간의 성질로 바꾸어 말한 것에 지나지 않습니다. 우리들은 대기현상에 순응하고 있습니다. 이와 같이 十二支라는 것은 상당히 귀중한 부호입니다(『동양의학강좌 제1권 우주와 인체의 생성원리』 참조).

十二支에 시간을 배당하면 卯는 오전 6시, 酉는 오후 6시, 午는 낮 12시, 子는 밤 12시에 해당합니다. 그리고 심장은 寅午戌의 시간대에 활동하는데, 이를 좀더 세분하여 말하면 寅時를 生, 午時를 旺, 戌時를 墓로 하여 각각 활동하고 있습니다. 이 시간대는 一支가 두 시간이 되기 때문에 子라고 하면 11시부터 1시 사이, 즉 12시를 중심으로 하여 두 시간을 가리킵니다. 여러분들은 이들을 외울 때에 중심이 되는 시간을 외우는 것이 편리하다고 생각합니다. 寅의 時刻은 오전 3시부터 5시, 대체로 4시쯤부터 활동하기 시작합니다.

심장이라는 것은 4시경부터 활동하기 시작하여 시간이 진행됨에 따라 활발하게 활동하는 旺이 되며, 이 때부터는 점점 정지방향으로 나아가서 戌의 時刻에는 완전히 쉬는 방향으로 갑니다.

▶ 臟器들도 쉬는 시간이 있다

여기에서 잠깐 서양적인 사고방식과 비교해 봅시다.

여러분은 심장이라는 것은 24시간 꾸준히 활동하면서 평생 동안 휴식 없이 움직이고 있다고 믿고 있을 것입니다. 그러나 그렇지 않습니다. 왜냐하면 인간은 잠을 잠으로써 몸을 쉬게 합니다. 아마 대부분 여덟 시간은 쉴 것입니다. 다시 말해서 3분의 1은 휴식을 취하게 됩니다. 심장도 이와 마찬가지입니다. 간장을 비롯한 다른 臟器들도 이와 똑같습니다. 우리들의 조직세포도 같은 기능을 하고 있습니다. 그렇기 때문에 3분의 1을 쉬는 것입니다. 여기서 쉰다는 것은 물론 멈춘다는 것을 의미하지는 않습니다. 단지 쉰다는 것이지요. 전체에서 10분의 1 정도는 남기고, 나머지는 쉬고 있다는 것입니다. 전부 쉬거나 멈춰 버리면 그것은 죽는다는 것을 의미하지요.

그렇기 때문에 심장도 단순히 쉬는 것입니다. 어느 시간에 쉬는가 하면 戌부터 亥子丑의 시간대입니다. 요컨대 이 시간에는 자고 있다는 것입니다.

▶ 심장은 밤에 쉰다

심장의 활동에 대해서 좀더 설명해 봅시다. 깨어 있는 경우와 자고 있는 경우에서 그 활동은 전혀 다릅니다. 서 있을 때는 혈액이 입체순환을 하기 위해서 심장은 왕성하게 활동하지 않으면 안 됩니다. 그러나 자고 있을 때는 물이 수평으로 흐르는 것과 같아서 약간의 활동으로도 순환이 가능합니다. 이 시간에는 심장이 중심이 되어 활동하지 않아도 순환이 좋게 됩니다.

다시 말해서 이 표현이 무슨 말인가 하면 심장과 길항하고 있는 장기의 약간 활동으로도 충분히 감당할 수 있다는 것이지요. 그러므로 병이 나면 잠자는 것, 쉬는 것이 좋다고 말할 수 있습니다. 깨어 있을 동안에는 심장이 적극적으로 활동하여 전신에 혈액을 순환시키는 데에 온힘을 쏟겠지만, 자는 동안에는 심장은 편안해지기 때문입니다. 따라서 병소 부위에 혈액이 많이 들어가게 함으로써 순환이 쉽게 되는 것입니다. 심장은 입체와 평면 가운데 어느 쪽이 더 편안한 것인지 쉽게 알 수 있을 것이라고 생각합니다. 물론 생리적으로 쉬려고 하는 것이지요.

그러나 쉬어야 할 이 시간대에 일어나 있으면 이야기는 달라집니다. 밤늦게 텔레비전을 본다거나, 술을 마시거나, 화투를 하고 있으면 심장은 쉬고 싶은데 쉴 수가 없는 것이지요. 이와 같은 오랜 습관은 장기가 쉬고 싶어도 휴식을 취할 수가 없기 때문에 신경의 경우에도 낮과 밤의 조절이 제대로 되지 않아서 자율신경실조 등과 같은 증상이 나타나게 됩니다. 인간은 자연의 율동에 따라서 생활하고 있습니다. 마음대로 활동하고 있는 것이 아닙니다.

아무리 과학이 발달하더라도 자연을 이길 수는 없습니다. 자연을 존중하고 자연에 순응함으로써 우리들은 힘을 발휘하여야 합니다. 물론 치료를 할 경우도 이와 같습니다. 인위적인 치료보다도 자연의 힘을 빌려 치료해 보십시오. 생각한 바대로 치료가 잘 될 것입니다. 자연의 힘을 배경으로 해서 자연의 힘을 이용하는 것입니다. 자연을 알면서 인체를 아는 것이 중요한 것입니다.

요약하면 심장은 오전 3시부터 움직이기 시작하고, 卯辰巳의 시간에 힘을 발휘하여 午의 時刻에 최대의 힘을 발휘하며 그리고 나서 戌의 時刻까지는 남은 힘으로 움직이고 있는 것입니다.

심장이 약한 사람은 언제 가장 힘드는가 하면 오르막인 오전중입니다. 활동하기 시작할 때는 상당한 힘을 필요로 하기 때문입니다. 이 때 힘이 없으면 힘들게 되는 것이지요.

▶ 소장은 저녁 무렵·밤에 활동한다

다음으로 소장의 활동에 관해서 서술해 봅시다. 소장은 腎과 길항·협력하고 있습니다. 腎과는 부부 길항하고 심장과는 형, 누이 동생 관계를 유지하고 있습니다. 소장은 심장으로부터 보면 형님 격이고, 배우자 격은 腎臟이 해당합니다.

형님인 소장은 신장과 협력하면서 심장의 활동대와 반대인 申子辰에서 길항작용을 하고 있습니다. 그러므로 오장을 중심으로 말하면 신장은 申子辰, 즉 저녁 무렵의 3시부터 활동하기 시작하고, 그 힘을 늘려 亥子丑의 時刻에 왕성하게 되고 辰에서 활동이 끝납니다. 신장은 子의 時刻을 중심으로 한 三支 여섯 시간에 왕성하게 움직입니다.

이 때 잠을 잠으로써 힘을 받지 못하면 활동할 수 없게 됩니다. 심장과는 완전히 반대지요. 왜냐하면 이 시간에는 신장이 활동해

주기 때문에 상대적으로 심장은 쉴 수 있게 되는 것이지요. 신장은 자연치료 능력을 가지고 있기 때문에 잠을 잠으로써 신장이 활발하게 활동하고 병도 낫게 되는 것입니다. 효과가 별로 없는 약이라면 오히려 잠을 자는 편이 좋다고 말할 수 있습니다. 몸이 약한 사람은 곧바로 자고 싶어합니다. 이것은 고치려고 하는 기능이 자연적으로 나타나기 때문입니다.

인간은 亥의 時刻, 즉 오후 9시경에 완전히 숙면을 할 수 있으면 가장 좋습니다만 좀처럼 그렇게는 되지 않습니다. 일단 9시 이후에 깨어 있는 사람은 자연에 거역하고 있는 것이지요. 亥의 時刻을 넘어 子의 時刻이 되어도 깨어 있는 사람은 腎 기능의 저하, 心 기능의 저하가 동시에 나타나게 됩니다.

소장은 신장과 하나가 되어 활동하고 있습니다만, 한 걸음 더 나아가 소장은 하루 중에서 언제 가장 많이 활동하고 있는 것인가를 생각해 보겠습니다.

소장은 음식을 먹으면 곧바로 움직이는 것이 아닙니다. 그럼 위 속에서 음식물은 몇 시간 정도 머물까요.

소장은 대체로 8~10m 정도의 길이가 됩니다. 소장 속에 완전히 음식물이 들어가서 가장 활발히 움직이는 것은 대개 저녁 무렵부터 밤입니다. 소장을 통과하는데는 적어도 8시간은 걸립니다. 이 때문에 소장이 불필요한 시간에 활동하지 못하게 하기 위해서는 30세 이상이면 아침식사는 하지 않는 편이 좋습니다. 정말로 활동해야 될 시간에 피곤해서 지쳐 버리기 때문입니다. 젊은 사람은 활동력이 있으므로 괜찮습니다.

이와 같은 기능을 생각하면 하루 한끼의 식사가 이상적이겠습니다만, 우리들에게는 역시 무리입니다. 그런 대로 하루 두 끼의 식사라면 적당합니다. 특히 소장은 밤에 활동한다는 것을 꼭 기억해 두십시오.

▶ 소장은 副심장이다

신체구조를 크게 나누어 생각하면 우선 橫隔膜을 경계로 하여서 있을 때는 상하의 위와 아래, 누워 있을 때는 왼쪽과 오른쪽이라는 식으로 나누어질 수 있겠지요. 횡격막은 비장 기능 중의 하나입니다. 몸 전체에서 上臟과 下臟의 길항을 조정하는 중요한 역할을 하고 있습니다. 胃를 비롯하여 소장은 아래쪽에 있는 반면 심장과 폐는 위에 있고, 소장과 짝을 이루고 있는 신장도 아래쪽에 있습니다.

밤에 누워 자면 8~10m나 되는 소장은 일제히 연동운동을 시작합니다. 그렇게 되면 그 약동에 의하여 횡격막이 위아래로 갔다가 되돌아오는 작용이 있게 되지요. 즉 자연히 횡격막운동이 이루어지게 되는 것이지요.

그런데 폐장도 저녁 무렵을 중심으로 巳酉丑의 시간대에 生旺墓로 활동하게 됩니다. 그러므로 저녁 무렵에 심장은 별로 활동하지 않고서도 지냅니다.

폐는 大氣를 호흡합니다. 즉 내쉬기도 하고 들이마시기도 합니다. 횡격막을 뚜껑으로 해서 흉곽이 올라갔다 내려갔다 하여 마치 풀무의 형태로 움직입니다. 吸引排出의 운동을 되풀이하고 있으면 혈관은 陰壓으로 줄어들었다 늘어났다 하게 됩니다. 그러므로 심장이 활동하지 않아도 혈관이 활동해 주는 것입니다. 그리고 소장의 주위에 망처럼 얽혀 있는 동·정맥도 연동운동에 의해서 함께 움직입니다. 脈管이 심장의 움직임을 착실하게 대행해 주고 있는 것이지요.

손발의 동·정맥은 낮 동안 약동합니다. 소장의 동·정맥은 밤에 자고 있는 사이에 약동합니다. 脈管에도 陰과 陽이 있습니다. 그래서 낮과 밤의 脈管이 서로 길항·협력하고 있습니다.

이와 같이 생각하면 소장은 부심장이라고 말해도 괜찮을 것입니다. 왜냐하면 인체 脈管의 대부분은 腸에 있기 때문입니다. 심장처럼 하나의 덩어리로 되어 있는 것은 아닙니다만, 망처럼 된 하나의 구조물이 하나의 힘이 되어서 심장의 역할을 하고 있습니다. 다시 말해서 밤의 심장입니다. 그러므로 부심장이라고 할 수 있고, 형과 누이동생의 관계가 성립되는 것입니다.

대부분 요즘 사람들은 오후 6시 이후에 음식을 먹거나 마시거나 하지 않는 사람은 거의 없겠지요. 밤에 음식을 먹거나 하면 소장은 다음날 점심 무렵까지 활동하게 됩니다. 또한 밤에 음식물이 들어가면 소화 쪽에 힘이 옮겨 가 버리기 때문에 활발해야만 되는 신장 쪽에 힘이 돌아오지 않아서 신장의 기능이 떨어져 버립니다. 자연원칙을 파괴하면 반드시 그에 대한 대가를 받게 되겠지요. 그 벌이 언제 내릴지는 그 사람의 체력에 따라서 다릅니다. 섭생을 잘 못하면 잘못한 대가가 바로 나타나는 사람도 있습니다만, 곧장 나타나지 않는 사람도 있습니다. 곧바로 나타나지 않는다고 해서 안심하고 있어서는 안 됩니다. 언젠가는 반드시 나타납니다. 운세의 파장이 내려갈 때라든가, 체력이 한계까지 떨어졌을 때에 한번은 나타나게 됩니다.

이것을 「誘因」이라고 합니다. 不攝生이 「원인」입니다. 원인은 1년이나 2년으로 한정되지 않습니다. 몇십 년이나 계속되는 경우도 있으므로 사람의 체력 · 체질 · 運氣力 등에 의해서 나타나는 시기가 서로 다를 뿐입니다.

3. 心과 小腸(2)

心의 動源은 肝力으로 이루어진다. 그러므로 이 心은 寅時부터 움직이기 시작하는데, 午에 이르기까지 오선 전반기중에는 肝力의 도

움으로, 후반기의 午는 脾力·肺力에 의해서 쉽게 활동하고 있다. 후반기에는 심장 자체의 남은 힘과 함께 소화관의 연동운동이 활발하게 일어난다. 이와 아울러 대기를 호흡하기 위해서 肺力이 왕성하게 활동하기 시작하며, 胸郭·횡격막운동에 의해서 심장의 대사환원을 도와 주고 있다.

한편 夜間代謝를 담당하고 있는 소장은 부심장이라고도 불리는데, 주로 오후부터 활발하게 움직이기 시작하여 亥子丑의 時刻에는 왕성한 활동이 절정에 이르고, 밤의 신진대사를 主宰하고 있다.

이것은 폐의 횡격막운동, 신장운동, 소장 자신의 대연동에 의해서 순환된다. 그러나 서 있는 자세에서는 다른 기능이 동원됨으로써 이 기능은 반감된다.

소장은 영양을 흡수하는 소화관임과 동시에 最長·最大容力을 갖는 腑이기 때문에 그 동력이 왕성하게 되면 소장 자체에 달라붙어 있는 동·정맥관을 왕성하게 움직이게 하여 대사의 원동력이 된다. 그러나 낮 동안 몸의 모든 기능이 골고루 작용하고 있을 때 소장의 힘은 그다지 나타나지 않는다. 다른 기능이 쉬고 있는 야간과 같이 혈액대사를 그다지 필요로 하지 않을 때에는 소장은 그 힘을 충분히 발휘한다.

또한 소장에서 아침에 먹은 음식물을 연동하는 시간은 巳時이고, 점심식사·저녁식사가 들어오는 시간은 申酉戌의 시간이 된다. 다시 말하여 소장이 활발히 움직이는 시간은 밤 동안이 된다. 밤에 왕성하게 움직이는 것은 肺·小腸·腎·膵 등으로 이들이 밤 동안 인체를 관리하고 있다.

소장에서 대장으로 이동되는 것은 丑의 때이고 이 때부터 대장은 활발하게 되면서 卯 시각 언저리에서 변의를 느끼게 된다.

〈강의〉 臟器의 구성에 관해서

앞 그림(p. 200)에서 말한 것처럼 심장은 寅午戌의 三合협력으로 삼자가 단단하게 짝을 이루고 있습니다. 腎은 子를 중심으로 申子辰의 三合, 심장과 신장은 정반대의 시간대에서 서로 길항협력하고 있습니다.

간과 폐는 아침저녁을 중심으로 길항협력하고 있습니다. 간은 亥卯未의 三合, 폐는 巳酉丑의 三合으로 협력하고 있습니다. 방금 각각 따로 설명했습니다만, 이들이 제각각 따로 움직이고 있는 것은 아닙니다.

비장은 어디에서 활동하는가 하면 심장과 함께 하고 있습니다. 왜냐하면 소화력이라고 하는 것은 심장의 躍動하는 血液이 상당히 필요하기 때문입니다. 그리고 소화기는 심장과 함께 있기 때문입니다. 소화력이라는 것은 심장의 남은 힘입니다. 남은 힘, 남은 기운이 소화시키는 것이지요. 따라서 午의 時刻보다 조금 앞쪽으로 갑니다. 실제로 정오보다 3시경 쪽이 소화되기 쉽습니다만, 일단 비장은 寅午戌이라고 기억해 두십시오.

어느 쪽이든 이와 같은 구성은 동시에 존재합니다. 申子辰, 寅午戌, 亥卯未, 巳酉丑과 함께 다섯 개의 臟器가 다섯 개의 시간대와 짝이 되어 뱅글뱅글 돌고 있습니다. 이들 짝이 일하고는 쉬고, 쉬고 나서는 일하는 구조로 되어 있습니다.

여러분들은 인간은 어째서 쉬어야만 하는가를 여기에서도 할 수 있을 것입니다. 3분의 2는 일하고 3분의 1은 쉬는 것이지요. 앞에서도 말한 것처럼 심장은 죽을 때까지 움직이고 있지만, 한편으로는 매일 쉬고 있다고 말할 수도 있습니다. 다른 臟器도 마찬가지입니다. 쉬고 난 후에야말로 충분한 힘을 발휘할 수 있습니다.

이상 설명한 것을 정리하면 다음과 같습니다.

① 심장과 소장은 형과 누이동생의 관계에 있으면서 심장은 寅

午戌의 낮을 중심으로, 소장은 申子辰의 밤의 시간대에 각각 길항하여 활동하고 있다.

② 소장을 부심장이라고 부르는 이유는 소장의 연동운동은 바로 심장의 수축·확장운동과 일치하는 동일한 순환활동이라고 보는 것이다.

③ 심장과 소장은 움직이는 방법, 움직이는 시간, 모양은 각각 다르더라도 동일한 활동을 하고 있다고 인식한다.

4. 心과 膀胱

방광은 腎의 계통으로서 신장과는 형과 누이동생 같은 관계로 수분을 조절하며, 또한 심장과는 길항하면서 氣化작용을 하고 있다.

자세한 것은 腎의 항목에서 설명하겠지만, 여기서는 心과의 길항을 중심으로 설명하겠다.

방광은 낮 동안은 심장과 함께 활동하고, 氣血의 대사를 활발하게 하고 있다. 밤에는 신장이 주력이 되어 활동하고 그 대신에 방광은 심장과 같이 쉬게 된다. 밤에 화장실에 가는 것은 100% 건강한 것은 아니고 腎系나 心系의 어느 한쪽이 약하든지, 혹은 생활 속에서 무리를 해 약해져 있음을 반영한다고 하겠다.

〈강의〉 방광은 심장과 같이 활동한다

▶ 각 臟腑에는 세 개의 관계가 있다

방광은 腎의 계통입니다. 즉 신장과 방광은 형과 누이동생과 같은 관계를 맺고 있습니다. 여기서 누이동생이라고 하는 것은 陰이고, 형이라고 하는 것은 陽을 의미합니다. 그러므로 이와 반대로 누나와 남동생의 관계라고 해도 괜찮습니다. 인체에서는 臟을 陰, 腑를 陽이라고 크게 구별하고 있습니다.

장기간 서로의 관계에는 母子관계, 부부관계, 兄妹관계 등 세 가지가 있습니다. 이것은 각 臟腑간에 협력하는 관계의 종류를 말하고 있는 것입니다.

母子관계라고 하는 것은 相生관계를 말하는 것으로 상하의 관계라든가, 어머니가 자식을 낳는 관계, 다시 말하여 새로 생겨나는 관계입니다.

부부관계라고 하는 것은 서로 다른 힘이 동등하게 어깨를 나란히 하고 있는 것을 말합니다. 즉 남자와 여자의 관계처럼 서로 다른 힘을 가지면서, 또한 다른 환경에서 출발하고 있는 관계를 말하고 있습니다. 요컨대 이 관계는 뿌리가 다릅니다.

兄妹 관계라는 것은 뿌리가 같으면서 어깨를 나란히 하여 협력하고 있는 관계입니다.

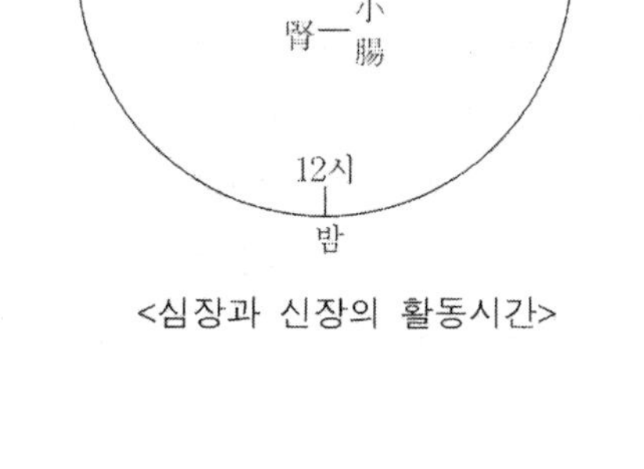

<심장과 신장의 활동시간>

신장과 방광은 같은 계통으로서 인체의 모든 수분을 조절하고 있습니다. 또한 腎臟系와 心臟系는 부부길항을 하고 있습니다.

길항이라고 하는 것은 서로 다른 힘을 가지면서 같은 방향에서 협력하는 것이지요. 다시 말해서 부부와 같은 관계입니다.

腎系의 하나인 방광은 심장과 부부길항의 관계로 서로 협력하면서 수분조절과 기화작용을 하고 있습니다.

▶ 하루에 있어서 각 臟腑의 활동

앞 페이지의 그림처럼 하루를 낮과 밤으로 나누어 보면 낮 동안은 심장이 중심이 되어 움직이면서 신장계통의 하나인 방광이 심장과 부부길항 협력하고 있습니다. 즉 방광은 심장과 함께 활동하면서 氣血代謝를 활발하게 하고 있습니다.

이에 반하여 밤에는 신장이 소장과 함께 중심이 되어 활동하고, 방광은 신장과 교대하면서 심장과 같이 쉬고 있습니다. 그렇기 때문에 밤에 화장실에 자주 가는 사람은 어딘가가 나쁘고 100% 건강하지 않다는 것을 알 수 있습니다.

이것은 腎系·心系에 고장이 났다든가, 아니면 약해져 있다고 생각됩니다. 이의 원인으로서는 선천적인 것과 후천적인 생활 속에서 腎系·心臟系에 무리를 줘서 쇠약해진 경우의 두 가지로 생각할 수 있습니다.

밤에 자주 화장실에 가는 사람은 푹 잘 수 없기 때문에 심장과 신장에 부담을 주고 있습니다. 밤에 쉬어야 할 심장이 움직여야만 되기 때문에 비상사태가 발생하고 있는 것과 같으며 정상적인 상태가 아닙니다. 더 나아가 다량의 혈액이 병소나, 혹은 異常生理가 발생한 곳으로 몰려 가 버리기 때문에 교감신경이라는 命令系를 움직이게 되고, 이에 맞추어 심장도 활동하지 않으면 안 되게 되는 것입니다.

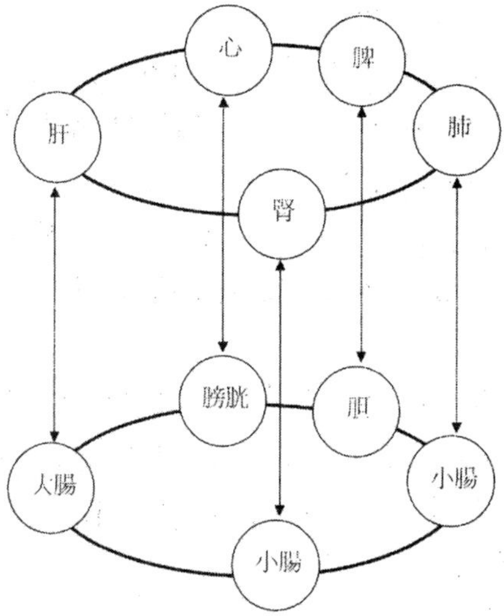

<장부의 길항>

밤에 한번도 화장실에 가지 않는 사람은 심장계와 신장계가 일단 기본적으로는 걱정할 것이 없다고 할 수 있습니다. 심장이 약한 사람이라든가, 신장이 극도로 약해져 있는 사람은 자주 가게 됩니다. 물론 신장만이 나쁜 것이 아니고, 심장의 힘과의 관계에 의해서 달라집니다

아침에는 간장과 大腸이 중심이 되어 활동하고 있습니다. 간장이 최대로 활동하고, 여기에 길항협력해서 대장도 활동하게 됩니다(『동양의학 강좌 제1권 우주와 인체의 생성원리』 참고).

대장은 金系에 속하면서 肺臟과 형과 누이동생 사이이기 때문에 대장과 간장은 부부길항하고 있습니다. 아침에 변의를 느끼는 것은 대장이 활동하고 있기 때문입니다.

대장은 간장과 길항협력하면서 피부호흡을 담당하고 있습니다. 肺系의 대장이 활발하게 활동하고 있을 때는 피부호흡도 왕성합니다. 그러나 변비증이 있는 사람은 피부호흡이 정상이 아니고, 대장의 힘도 약해져 있는 것입니다. 변비가 있으면 피부색이 나빠

지고 모공의 수축이 나빠집니다.

간장계는 신경, 근육을 통한 운동계의 활동을 말합니다. 즉 움직이려고 하는 기능입니다. 그렇기 때문에 아침에는 간이 활동하여 일어나서 움직이도록 하고 있습니다.

정지된 상태에서 운동방향으로 옮겨 가는 시초가 간장의 역할입니다. 간장의 기능이 약해지면 아침에 몸이 무거워서 일어날 수 없게 되지요.

앞에서 말한 것처럼 낮 동안은 심장과 방광이 중심이 되어 활동하고 있습니다. 낮에 화장실에 가는 것은 정상입니다. 심장이 활발한 사람은 비교적 자주 화장실에 갑니다. 그러나 표준을 넘는 것은 좋지 않지요.

하루의 소변 양은 평균 1.5~1.7ℓ 정도입니다. 그렇기 때문에 배설량에 따라서 횟수도 달라집니다. 조금씩 排尿하는 사람은 횟수도 많을 것이고, 한번에 많이 排尿하는 사람은 자연적으로 횟수가 적겠지요. 또한 방광의 크기와 활동에 따라서도 달라집니다. 어쨌든 화장실에 너무 자주 가는 것은 문제가 있습니다.

심장이 항진하면 빈번히 화장실에 가는 경향이 있게 됩니다. 몸이 차가워지면 신장·심장계의 활동에 직접 관계하기 때문에 화장실에 가는 횟수가 늘어나게 됩니다. 우리들의 몸은 차가워지면 먼저 전신을 수축시킵니다. 表皮를 시작으로 근육, 혈관 등이 수축됩니다. 전체가 수축되면 체액삼투압을 저하시킵니다. 따라서 體壓低下와 함께 배뇨현상이 발생하게 됩니다.

더욱이 전신의 근육수축에 따라서 방광의 용량도 압박을 받아 감소하므로 소량이 차더라도 배뇨하게 됩니다. 또한 빈번한 배뇨는 추위뿐만이 아니라 정신이 긴장되어도 같은 현상이 일어납니다. 정신적인 긴장상태도 육체적인 것과 마찬가지로 전신이 수축되기 때문입니다.

이런 사실에서 방광은 하루 중에서는 낮 동안 활동하기 때문에 적당한 양의 배뇨는 心系·腎系가 정상적으로 생리작용을 영위하고 있다는 것을 알게 합니다.

비장이 활동하고 있는 것은 낮입니다. 비장과 심장은 대개 같은 시간대에 움직이고 있습니다.

심장이 움직이지 않으면 비장이 움직일 수 없게 됩니다. 그것은 소화기의 소화력이 활동하지 않기 때문입니다. 소화력이라는 것은 심장 활동에 의한 혈액순환이 소화원동력이 되고 있기 때문입니다. 그러므로 심장과 비장은 같은 역할을 하고 있다고 생각해도 괜찮습니다.

오후에 활동하고 있는 것으로는 消化系와 膽系가 있으며 이것은 부부길항의 관계로 활동하고 있습니다. 점점 소화가 진행되면 담낭으로부터 담즙을 분비하여 소화를 시키려고 합니다.

가장 소화되기 쉬운 시간대는 정오가 지나서입니다. 그러므로 아침에는 그다지 음식물을 먹지 않는 편이 좋습니다. 아침에는 起立性의 활동이 주가 되기 때문에 먹는다고 하더라도 소량으로 해서 간장의 起立性 활동에 부담이 가지 않도록 해야 합니다.

肺臟이 활동하는 것은 저녁 무렵입니다. 소장도 이 무렵부터 활발하게 움직이기 시작합니다. 이 시간대에 아침과 낮 동안 들어온 음식물이 장으로 보내지므로 장은 활동하기 시작해야만 합니다. 소장은 심장계입니다. 心系의 소장과 폐장은 길항하면서 저녁때를 중심으로 활동하고 있습니다.

밤은 신장계와 소장이 중심이 되어 활동하고 있습니다. 신장계에는 췌장이 포함되어 있습니다.

밤이 되면 모든 소장이 다 동원되어 활동하게 됩니다. 소장은 심장계이므로 심장계와 신장계가 협력해서 활동하게 합니다. 우리 인체는 이 두 개의 장기가 밤 사이에 쉴새 없이 순환을 영위할 때에 심장이 푹 쉴 수 있는 시스템을 가지고 있습니다.

5. 心과 舌(1)[1]

目·舌·口·鼻·耳의 五官 중에 심장과 관련이 있는 것은 舌인데, 이 舌은 「心苗」라고 여기고 있다. 舌은 心의 일부이면서 외부에 드러나는 대표 기관이기도 하다.

혀에 대한 진단이 중요하다는 것은 아래의 사실에서 알 수 있다. 심장이 침해당하면 혀끝이 마비된다.

건강한 혀의 특징은

① 색은 담홍색

② 작은 돌기의 乳頭가 수없이 많고 회백색을 띤다

③ 혀끝 쪽으로 주홍색

④ 타액의 분비로 매끈한 광택이 있다

〈강의〉 五官 기능과 臟器와의 관계

일반적으로 五官 기능이라고 하는 것은 후각·미각·시각·청각·촉각을 말합니다. 후각은 코, 미각은 입, 시각은 눈, 청각은 귀, 촉각은 얼굴안면에서 눈썹이 해당합니다. 눈썹이 촉각의 상징이지요. 피부도 촉각이라고 말할 수 있습니다만, 상징으로서는 눈썹을 들고 있습니다.

관상학에서는 눈썹이 예쁜 사람이 감각도 있고, 글씨도 잘 쓰는 사람이 많다고 말하고 있습니다. 이와 같이 사람의 얼굴과 모습만을 보더라도 그 사람의 모든 것을 알 수 있습니다. 감각의 상징이 얼굴과 모습에 나타나 있기 때문입니다. 그러므로 人相學이라든가 手相學이 있게 되는 것입니다.

여러분은 병을 진단해야 하기 때문에 그 사람의 체력·체질·

1) <東醫寶鑑 口舌門> 【舌屬心】 舌者心之苗也<入門>

성질이라는 3요소를 꿰뚫어보는 힘을 기르지 않으면 안 됩니다. 古典을 공부하는 것도 진단력, 꿰뚫어보는 방법을 확실하게 몸에 익히기 위해서입니다. 古典에서 배우는 것은 동양적인 해부학이자 생리학, 병리학, 진단학, 치료학, 양생학입니다. 모든 분야를 아울러 보아야만 비로소 모든 것을 알 수 있게 되어 있는 구조입니다.

▶ 혀는 심장의 「상징」

그럼 심장과 혀의 관계에 관해서 이야기해 봅시다. 이것은 당연히 해부적으로도, 생리적으로도 설명하지 않으면 안 됩니다만, 여기에서는 생리면에 중점을 두고서 설명해 가기로 하겠습니다. 생리적인 관계를 알면 진단도 쉽게 할 수 있고 치료법도 자연히 알 수 있게 되기 때문입니다.

서양의학에서는 혀의 기능에 관해서 음식을 먹고 삼키는 작용을 중심으로 설명하고 있지 않습니다만, 이를 보충하는 의미에서 동양의학에서는 어떤 견해를 가지고 있는가를 설명하겠습니다.

먼저 五官기능 중에서 간장이 지령을 내리면 그 촉각 · 감각이 상징되는 곳은 일단 눈썹에 나타납니다. 그리고 심장의 지령은 눈에 나타납니다.

동양의학에서 일반적으로는 눈이 간장이라고 합니다만, 여기에는 간장과 심장의 두 가지가 상징적이면서 감각으로서는 간장은 눈썹, 심장은 눈이 되는 것입니다.

그러나 장기의 증상이 나타나는 상징부위는 간장은 눈, 심장은 혀가 됩니다. 덧붙여 말하면 코는 비장을 상징하면서 폐장의 기능을 나타내고 있습니다. 입은 비장이고 혀는 심장입니다. 귀는 폐장이 모체가 되면서 신장을 상징하고 있습니다. 즉 귀에서 사람의 타고난 腎臟의 크기, 현재의 기능이 나타나는 것입니다.

이와 같이 혀를 보면 심장의 현재 상태, 선천적인 상태를 알 수 있습니다. 그러나 혀는 입안에 있으므로 외부에서는 그다지 잘 알 수 없습니다만, 혀를 둘러싸고 있는 花弁의 입을 보더라도 알 수 있습니다. 그리고 눈의 힘, 눈의 모습으로도 심장을 파악할 수 있습니다. 이뿐만 아닙니다. 무엇을 보더라도 알 수 있습니다. 예를 들면 어떤 사람들은 머리카락 한 올에서도 상대방의 모든 것을 알 수 있습니다. 여기에서는 이해하기 쉬운 예로써, 심장을 보는 데에는 혀를 응용하는 것입니다.

▶ 혀가 긴 사람은 장수한다

심장은 뿌리이고, 바깥에서 보이는 혀는 「心의 苗」라고 말할 수 있습니다. 묘목을 보면 뿌리의 상태를 알 수 있습니다. 옛날 의사들은 자주 입을 벌리게 하고 혀를 봤습니다만, 최근에는 혀를 진단하는 사람이 그리 많지 않은 것 같습니다. 그러나 혀의 상태, 혀의 진단은 중요한 역할을 하고 있습니다.

심장에 이상이 생기면 혀끝이 마비되어 감각이 희미해집니다. 심장이 점점 병들면 혀는 말아져 말을 하기 어렵게 되고, 혀가 뻗지 못하면서 짧게 오그라듭니다. 혀가 긴 것은 심장이 튼튼하다는 증거입니다. 혀가 긴 사람은 오래 산다고도 말하지요. 어린이들은 어른에 비하여 비교적 깁니다만, 나이가 들수록 늘어나지 않게 됩니다. 이 이유는 蛋白體라는 것은 노화하면 수축되어 자유롭게 뻗어 나가지 못하기 때문입니다. 관절이 잘 굽혀지지 않는 것도 근육의 硬縮狀態라고 봅니다.

▶ 觀骨(광대뼈)로 폐장을 본다

다음으로 폐장의 힘을 보는데는 觀骨을 봅니다. 폐장이 약한 사람은 觀骨이 별로 튀어나와 있지 않습니다. 튀어나온 방법도 앞으로 튀어나온 경우와 옆으로 튀어나온 두 종류가 있습니다. 앞으로 튀어나온 쪽은 폐장과 함께 심장이 발달되어 있습니다. 옆으로 튀어나온 것은 폐장과 신장이 발달되어 있다고 말할 수 있습니다. 앞으로 튀어나와 있는 사람은 밝으며, 적극적이고 자신이 생각하고 있는 것을 확실하게 말합니다. 심장이 발달되어 있으므로 發散性 경향입니다. 이러한 사람은 미움받지 않습니다. 유명인의 대부분은 앞으로 뻗어 나와 있는 觀骨을 가지고 있습니다.

뻗어 나가는 방법에도 陰陽이 있는데 옆으로 뻗어 나가는 것은 陰性입니다. 이런 타입은 폐와 신장이 발달되어 있다고 합니다. 왜냐하면 폐나 신장 모두 內向性, 收斂作用을 가지고 있는 臟器이기 때문입니다. 이것을 나쁘게 사용하면 나쁜 지혜가 발달하게 됩니다. 옆으로 뻗어 나가는 사람이 剋氣를 가지게 되면 왠지 모르게 반항하는 기질로 됩니다. 폐는 지배성을 가지고 있기 때문에 사람을 제압하려고 하는 힘이 발휘되기 때문이지요. 그것도 陽的이 아닌 陰的으로 활동하게 됩니다.

이와 같이 모든 것은 반드시 臟器와 관련하고 있습니다. 심장과 간장은 陽氣·發散性이고, 폐장과 신장은 내향하는 기능을 가지고 있습니다. 비장은 陰陽의 양면을 가지고 있습니다. 이와 같이 觀骨은 폐의 상징이라는 것을 알 수 있으리라고 생각합니다.

觀骨이 빨간 것은 心과 肺의 길항관계를 나타내고 있습니다. 심장과 폐장은 부부관계입니다. 남편인 심장의 상태가 떨어지면 부인인 폐가 열심히 활동하게 됩니다. 그러나 결국에는 체력이 떨어지기 때문에 부인에게도 무리가 가게 됩니다. 폐에 염증을 가져오는 증상은 觀骨이 빨갛게 되는 현상에서 알 수 있게 됩니다.

▶ 건강한 혀라는 것은

상당히 다른 이야기로 벗어났습니다만, 지금부터 본론으로 돌아갑시다. 먼저 건강한 혀에 관해서 설명해 드리겠습니다.

건강한 혀의 색은 담홍색, 이른바 분홍색입니다. 다음으로는 乳頭에 관한 것입니다. 이 유두라고 하는 것은 혀의 표면에 있는 돌기된 부분을 말하는데, 이것은 모공과 같습니다만, 회백색이 좋다고 말하고 있습니다. 유두는 수없이 작게 있으면 있을수록 좋습니다. 상태가 나빠지면 그 수가 적어지고 유두가 찌부러집니다. 그것이 항진하면 검고 반질반질하게 되어 버립니다. 혀끝은 주홍색이 좋습니다. 입 안은 언제나 촉촉하게 젖어 있어야만 합니다. 입안이 마른다고 하는 것은 신장의 기능저하를 나타냅니다. 즉 수분조절이 잘 되지 않기 때문이지요. 노인이 되면 입 안이 마르고, 목이 잘 탑니다. 바로 이것은 上實下虛가 되어서 신장의 힘이 부족하기 때문입니다. 혀는 항상 매끈하게 윤이 나야만 합니다. 이것이 건강한 혀의 조건입니다.

6. 心과 舌(2)

舌苔를 크게 나누면 陽證과 陰證이 있다.

◑ 陽證의 舌苔

· 白苔 : 邪熱이 半表半裏에 있는 證(少陽病). 膽經 · 三焦經에 변동

· 白苔薄 : 濕潤 ┐
· 白苔厚 : 乾燥 ┘ 白苔는 횡격막 위의 熱로서 發散和解의 證이다

· 黃苔 : 邪熱이 胃에 있다. 胃經 · 大腸經에 變動. 조금 설사를 시켜야 하는 證

· 黃苔濕潤 : 下劑는 금기
· 黑苔 : 黃苔가 변해 흑갈색이 된 것. 이 黑苔는 邪熱이 깊숙한 부위에 들어간 것이기 때문에 강하게 설사시켜야 하는 證. 黑苔가 있으면 위장의 열로 본다.
· 芒苔 : 가시 같은 舌苔
· 陽實 : 열 때문에 입 안의 진액이 건조해서 일어난다(설사시켜야 하는 證)
· 陽虛 : 체액이 고갈된 결과(滋潤劑의 證)*

◑ 陰證의 舌苔

· 紅苔 : 陰證이 진행되면 舌苔와 乳頭는 소실되고, 혓바닥이 거울같이 반질반질하며 윤기가 없고, 말라서 새빨갛게 되고, 뜨거운 것과 짠맛이 나는 것을 먹을 수 없다. 脾胃가 극도로 약해져서 陰虛證이 된 것이다. 滑苔는 온보(溫補 ; 따뜻하게 보함)할 것이다.
· 淡白한 舌 : 위장이 허탈한 설사환자에게 많다. 또 대출혈 후에도 淡白으로 된다.

◑ 雜證

① 邪熱이 裏位에서 왕성할 때에는 혀가 갈라지는 경우가 있으며 下劑의 適應症이 된다. 변비증에 많다.
② 혀를 내밀 때 떨리는 것은 高熱者에게 많다.
③ 혀가 좌우로 떨리고 수축되어 두꺼워지며, 작아져서 나오지 않는 것, 또한 건조해서 내밀 수 없는 것은 대부분이 중환자이다.
④ 늘 혀를 입 밖으로 낼름낼름 내미는 것은 腦症에서 豫後가 不良한 것이며, 弄舌이라고 한다.
⑤ 입술이 말라서 입술을 축이는 것은 弄舌이 아니고, 胃熱 때

역주: *) 여기서 저자는 陽虛라고 하나 陰虛로 혼동하였다.

문이다.

⑥ 혀가 꼬부라져 말이 확실하지 않은 것은 心虛나 腎虛이다.

⑦ 어린이에서 舌苔가 생기는 것은 아주 드물고 어른과는 다른 견해로 본다.

⑧ 개인 특유의 舌苔가 있으므로 정상적인 혀의 상태를 들을 필요가 있다.

⑨ 지나친 흡연은 다갈색을 띠는 경우가 있다.

『古訓醫傳醫學警悟』에*

「白苔는 心胸中의 熱이라 하고, 黃·黑苔는 胃腸의 熱로 보고, 滑苔는 陰證의 징후라 한다. 그러므로 白苔는 發散和解를 주로 하고, 黃·黑苔는 攻下를 주로 하고(下劑), 滑苔는 溫補를 주로 한다」라고 하면서 「舌苔에 대해서 이 세 줄 이외에는 아무것도 없다」라고까지 강조하였다.

〈강의〉 혀의 진단으로 알 수 있는 심장의 이상

▶ 혀가 파랗게 되거나 거무스름해지면

먼저 건강하지 못한 혀에 관해서 이야기하겠습니다.

舌苔를 논하기 전에 우선 혀의 색부터 말씀드리겠습니다. 병적인 색으로서 청색이나 암자색 등이 있습니다. 청색이 나오는 원인은 잘 모르겠습니다만, 우리들이 이미 알고 있듯이 파란색은 간장계의 색이지요. 청색이나 거무스름한 보라색이 되면 이것은 瘀血의 증거입니다. 血의 운행이 완전하지 않고, 특히 장의 운동이 활발하지 않은 상태를 나타냅니다. 小腸管의 주위 동정맥이 울체한

역주: *) 宇津木昆台(우쯔끼 콘다이, 1779~1848)의 「古訓醫傳」의 일부이다.

상태입니다. 특히 배꼽에서 비스듬하게 오른쪽 아래 부분이 울체되기 쉽다고 말하지요. 그 곳이 단단하고, 누르면 아픈 사람은 어혈의 증거이며 여성에게서 많이 볼 수 있습니다. 그리고 그것은 단순히 복부만이 아니고 몸 전체에 그와 같은 현상이 일어나고 있다고 생각해도 좋습니다. 우리 인체는 전체성이기 때문에 그것이 혀에까지 강하게 나타나고 있다는 것은 심장에 장애를 일으키고 있다는 증거입니다. 腸의 혈액이 울체를 일으키고 있기 때문에 심장에 상당히 부담을 주고 있는 것입니다.

심장과 소장은 형과 누이동생의 관계입니다. 따라서 한쪽이 나빠지면 다른 한쪽에 그만큼 부담이 커지게 되어 결국에는 양쪽에 장애가 일어나게 됩니다. 암자색이 된다는 것은 심장이 매우 좋지 않은 상태에 있다는 것입니다.

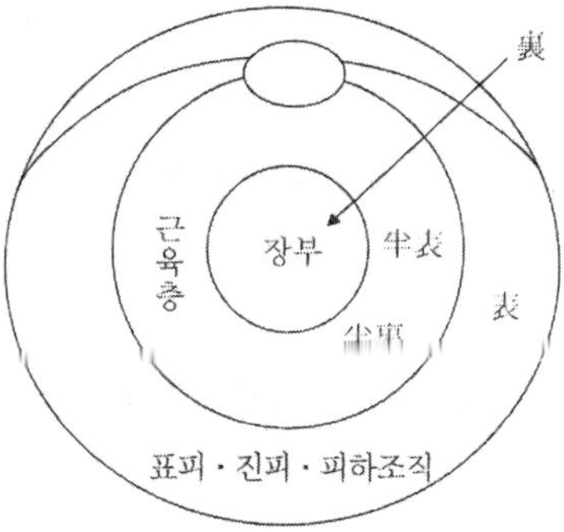

<체간 단면도>

▶ 白苔는 「心胸의 熱」이다

陽證의 舌苔에는 白苔가 있습니다. 새하얀 혀를 말하지요. 여러분들 중 반 정도는 白苔를 가지고 있다고 생각합니다만, 그것은 「心胸中의 熱」이라고 합니다. 「邪熱이 半表半裏에 있다」라고 합니다.

이것이 어떤 것인가 하면 그림을 가지고 설명하겠습니다. 그림에는 각각 나누어 표시하고 있습니다만, 이것은 크게도 작게도 또는 하나로서도 볼 수 있도록 되어 있습니다. 전혀 지식이 없는 사람에게 처음부터 자세하게 설명해 드리면 짐작도 잘 못하기 때문에 우선은 대략적인 것부터 설명해 들어가겠습니다. 그러므로 이것만을 듣고서 「이렇게 단순한 것이구나」 하는 오해는 하지 마십시오.

表라든가 裏라든가 半表半裏 등이라는 말은 상당히 애매한 느낌으로 저항을 느끼는 사람도 있을 것이라고 생각합니다만, 너무 세분화된 것만을 보다 중요시하는 것은 우리 일본인들의 나쁜 습관입니다. 동양에서 사물의 구별방법은 대단히 훌륭합니다. 언제든지 하나로서 볼 수 있고, 필요에 따라서는 하나로도 셋으로도 다섯으로도 나누어서 생각할 수 있습니다. 이러한 사고방식을 가지고 살펴보아 주십시오.

먼저 表部라고 하는 守備와 內部의 守備, 그리고 그 中間의 守備라고 하는 三才로 나누어서 생각하고 있습니다. 그 중간을 半表半裏라고 하는데, 이 곳에 邪熱이 있다는 것입니다. 邪熱이라는 것은 사람을 방해하는 열이라는 것입니다만, 우선 열이라는 것을 생각해 봅시다.

열이라는 것이 어디서부터 발생한 것인지 서양의학에서는 아직 전혀 모르고 있습니다. 열이라는 것은 정상적으로 건강한 사람에게는 전체 기능이 활동하여 전부 모여 만들어 내는 것입니다. 우리들이 자고 있어도 장기기능은 각각 활동하고 있는데, 이 때 어떤 기능이 정상적인 운동기능 이하로 떨어지거나 정지하면 열은 내립니다. 發熱源이 내려가는 것입니다. 그런데 熱源을 만들고 있는 것은 신장입니다. 난로로 말하면 석유에 해당하며 생명원입니다. 이 신장기능의 힘이 떨어지면 신체 전체에 석유공급이 미치지 못하여 發火力은 있어도 열은 생겨나지 못하게 됩니다. 요즈음 현대인들은 腎肝기능 저하의 半健康人이 많기 때문에 냉한 체질이 많습니다.

腎기능이 저하되면 36.5도라는 인체의 항온상태를 유지할 수 없게 됩니다. 즉 내장온도가 내려가는 것이지요. 아주 심하게 내려가면 相火를 발생시켜서라도 36.5도를 유지하려고 합니다. 임시로 난로에 불을 지피는 것입니다. 이것은 半表半裏에 열이 가서 邪를 내는 邪熱이며 결코 건강한 열은 아닙니다. 춥기 때문에 난로를 켜는 것인데, 이것은 인체가 차가워져 있다는 상태를 말하고 있지요. 따라서 어딘가 내장의 기능이 저하되어 있다는 것입니다. 이 때문에 外表를 지키고 있는 氣血까지 內燃을 위해서 동원되어야 합니다. 이 결과로 외부의 방위력에 틈이 생기게 되어 밖에서도 냉기가 들어오게 됩니다. 그래서 안과 밖의 냉기를 따뜻하게 하기 위해서 인공의 발열이 일어나서 냉기와의 싸움이 시작되는 것입니다. 이것이 半表半裏에 邪熱이 들어간 少陽病證이라고 하는 것입니다. 이것이 하얀 舌苔를 만드는 바탕이 됩니다. 대부분의 현대인은 느끼지 못하고 있습니다만, 腎기능 저하로 냉한 체질이 되고 있습니다. 대부분의 사람이 하얀 舌苔를 가지고 있다는 사실에서 알 수 있습니다. 간단히 말하면 흰색이면 냉증, 빨간색이면 심장에 열이 있다고 보아도 좋다는 의미입니다.

白苔에도 축축한 것과 뜨거워서 건조해 있는 것의 두 종류가 있습니다만, 건조해서 바짝 말라 있는 것은 腎기능 저하가 심한 사람입니다.

▶ 黃苔의 경우

黃苔는 邪熱이 胃에 들어 있다는 증거입니다. 오장에는 다섯 가지 색이 있는데 황색은 脾의 색입니다. 황색이라도 연하면 건강한 색으로서 비장도 건강하게 작용하고 있다는 의미입니다. 비장과 부부길항하고 있는 간장이 기능항진하고 있으면 건강하지 못한 황색으로 물듭니다. 간이 비장을 못살게 굴고 있다는 증거이지요.

신장이 적당하게 활동하고 있으면 윤기 있는 연한 검은 색을 띱니다만, 이것이 항진하면 병적으로 거무스름해진 검은 색이 됩니다. 장기의 힘이 색으로 나타나는 것이지요.

▶ 黑苔의 경우

黑苔는 黃苔가 악화되어 흑갈색이 된 것으로 腎과 부부관계에 있는 脾의 항진에 의해서 부인인 腎이 장애를 받은 결과로 나타나는 것입니다. 그리고 이것은 대개 만성화되어 邪熱이 깊은 부위까지 들어가 있게 되는 것입니다. 深部內臟의 일부분 기능이 불완전하게 되고, 울체를 초래하여 위 내용물은 발효되어 食毒이 됩니다. 이것은 설사를 시키지 않으면 안 됩니다. 열이 있다는 것은 그곳에 문제가 일어나 氣血이 모여 있다는 것입니다. 이 문제의 범위가 크면 클수록 열도 비례해서 나타나게 됩니다.

▶ 芒棘의 경우

다음으로 芒棘라는 것은 가시 같은 舌苔라는 것으로 아마도 유두가 날카로워져 있는 것이 아닌가 하는 생각이 듭니다.

陽實의 芒棘은 열 때문에 입 안의 수분이 건조해서 일어나고, 陽虛의 芒棘는 체액이 고갈된 결과로서 생긴다고 보고 있습니다.

陽實, 즉 몸이 건강한 사람이 병이 났을 경우에는 그만큼 강력한 邪氣가 들어간 것이므로 반응도 발열도 심하게 나타납니다. 반대로 몸이 약한 사람은 그 반응도 약하고 발열도 천천히 나타나며, 腎기능도 저하해서 체액조절이 잘 되지 않습니다. 이 때문에 유두의 끝이 건조해서 가시처럼 뾰족해져 있는 것 같습니다.

▶ 紅苔의 경우

다음으로 舌診에서 陰證은 紅苔입니다. 이것은 전체가 번들거려서 일반적인 피부로 말하면 한 겹을 벗겨낸 듯한 상태입니다. 뜨거운 것과 짜고 매운 것 등이 혀에 스며든 상태입니다.

이것은 脾胃가 상당히 약하여 陰虛證이 된 것입니다. 우리들은 望診을 할 때에 이외에도 보아야 할 곳이 많이 있으므로 혀까지는 잘 보지 않습니다만, 심장병의 경우는 잘 살펴보면 좋습니다.

7. 心과 面色[2)]

五華에 있어서 肝木은 爪, 心火는 面色, 脾土는 肌肉, 肺金은 毛孔, 腎은 骨로 하고 있다.

- 肝 - 筋 - 爪 : 爪가 肝根의 말단부 꽃과 잎이므로 그 증상이 두드러져 나타난다.
- 心 - 大動脈 - 小動脈 - 毛細血管 - 皮膚 · 血色 - 面色 : 몸의 혈색

2) <素問 六節藏象論>
心者, 生之本, 神之變也,
其華在面, 其充在血脉, 爲陽中之太陽, 通於夏氣.
肺者, 氣之本, 魄之處也,
其華在毛, 其充在皮, 爲陽中之太陰, 通於秋氣.
腎者, 主蟄封藏之本, 精之處也,
其華在髮, 其充在骨, 爲陰中之少陰, 通於冬氣.
肝者, 罷極之本, 魂之居也,
其華在爪, 其充在筋,
以生血氣, 其味酸, 其色蒼, 此爲陽中之少陽, 通於春氣.
脾胃大腸小腸三焦膀胱者,
倉廩之本, 營之居也, 名曰器, 能化糟粕, 轉味而入出者也,
其華在脣四白, 其充在肌, 其味甘, 其色黃,
此至陰之類, 通於土氣.

중에서도 특히 面色은 민감하게 나타나므로 혈액 순환의 상태를 外表로부터 관찰하기 쉽다.

· 脾 - 消化 - 營養 - 肌肉으로 만들어져 세포가 형성되므로 肌肉은 脾의 華이다.

· 肺 - 經路 - 皮膚 - 毛根 - 毛孔이 그 華가 된다.

· 腎 - 體液 - 흐르몬 - 血液 - 骨化 : 骨과 齒가 腎의 華로 두드러져 나타난다.

五臟根과 五華의 말초는 서로 表裏로서 상호 협력하면서 생리작용을 하고 있다.

· 脾는 消化가 근본이고, 華(果)*는 肌肉
· 肺는 氣가 근본이고, 華(果)는 體毛
· 肝은 動이 근본이고, 華(果)는 爪
· 腎은 液이 근본이고, 華(果)는 固形된 骨
· 心은 熱이 근본이고, 華(果)는 面色(血色)

심장의 병변이 나타나기 쉬운 얼굴의 부위는 眉頭, 眉直上, 眉間(印堂), 額中 부위에 적색, 또는 백색을 비롯하여 이외의 색으로 나타난다.

· 眉頭 - 적색 : 심장항진
· 眉直上 - 적색 : 심장항진 및 고혈압
· 眉間 - 적색 : 심장항진
· 眉頭 - 白輪 : 협심증, 심장마비의 前兆로, 무리하면 절대로 안되는 상태(脈 · 爪 · 血色 등 三面觀 참조)
· 眉頭下邊 - 붉은 점 : 심장항진 및 협심증의 前兆

이상은 그 어느 것도 전부 심장에 부담을 주고 있다(「혈색」 항목 참조).

역주: *) 華는 결국에는 열매(果)로 변하므로 같은 의미가 된다.

〈강의〉 심장의 「華」는 面色이다

面色에서 面이라는 것은 당연히 얼굴을 말합니다만, 얼굴만이 아니고 인체의 표면의 색, 전신의 혈색까지 포함해도 좋습니다.

이 혈색이 가장 빨리 그리고 심장과 가장 깊은 관련을 가지고 나타나는 곳이 顔面입니다.

안면은 인체에서 가장 중요한 뇌가 바로 위에 있고, 심장의 위치에서는 안면이 위쪽에 있게 됩니다. 따라서 심장은 혈액, 다시 말해서 수분을 이 위쪽의 뇌·안면까지 보내지 않으면 안 되는 상당히 중요한 역할을 하고 있습니다. 그러므로 심장의 영향이 있는 그대로 가장 잘 나타나는 곳이 안면인 것입니다. 모든 體表에 혈색이 나타납니다만, 안면이 가장 상징적인 곳입니다.

알기 쉽게 말하면 얼굴 색은 심장의 활동을 보여 주고 있다고 해도 과언이 아닙니다. 그렇기 때문에 심장의 활동이 점점 떨어지면 안면은 붉은 기를 잃고 창백해집니다. 그것은 심장의 기능이 떨어지고 있다는 증거입니다. 혈액이 말초까지 완전한 상태로 순환하고 있지 않다는 것입니다.

그리고 추위를 잘 타는 사람, 냉한 체질, 추운 상태에서 얼굴 색은 창백해집니다. 이것은 심장이 영향을 받아 혈액의 흐름이 적어지거나 表在性의 혈관을 皮下 깊숙한 곳에 잠기게 하여 보온을 한다든지 하여 외부의 춥고 냉한 기를 피하기 위하여 취해진 조치 때문입니다.

혈관은 자유롭게 위로 뜨거나 밑으로 잠기거나 해서 생리적으로 자동조절을 하고 있습니다. 얼굴 색이 창백하게 된다는 것은 혈액의 흐름이 적어지게 된다거나 혈관이 가라앉아 있는 증거입니다. 또한 이것은 심장의 기능이 저하되어 있다든지, 또는 신체의 내부나 외표가 냉기를 받고 있다는 것이지요.

▶ 오장에는 각각 「華」가 있다

오장의 「華」라고 하는 것은 花를 뜻합니다. 인간은 다섯 계통으로 이루어져 있다는 기본적인 사고방식에서 설명하고 있는 것입니다.

다섯 계통의 뿌리인 오장은 체표면에 활동하고 있는 말초적 기관을 華라고 하고 있습니다. 華라는 것은 표면에 나와 있기 때문에 외부에서 봐서 가장 알기 쉬운 곳에 해당하지요. 그러므로 표면에 나와 있는 꽃의 상태를 보고서 뿌리의 생리상태를 잘 알 수 있다는 것이지요.

간장에는 간장의 꽃이, 심장에는 심장의 꽃이 있는 것처럼 각각 다섯 개의 꽃이 있습니다.

심장의 꽃은 얼굴 색이고, 간장의 꽃은 손톱입니다. 비장의 꽃은 肌肉 즉 모든 肉體를 가리키므로 인체의 전부라고 말할 수 있습니다. 폐장의 꽃은 皮毛이고, 그 外候는 모공입니다. 신장의 꽃은 骨입니다. 이들은 귀납적인 사고를 중심으로 한 설명이라는 것을 알 수 있습니다(「腎」부분에서 詳述).

간장을 예로 들어 말하면 간장의 뿌리는 간입니다. 간장의 줄기가 되는 것은 신경이나 근육입니다. 간장의 枝葉은 말초의 신경, 筋腱입니다. 그리고 이 끝에 간장의 꽃이 있습니다. 이것은 바로 손톱입니다. 그러므로 손톱과 눈은 간의 外候인데, 이 부위가 말단의 꽃과 잎으로서 외부에서 뚜렷하게 나타나는 곳입니다. 따라서 체내를 절개해 보지 않아도 손톱의 상태를 보면 간장의 생리상태를 알 수 있습니다.

심장의 경우는 대동맥을 줄기, 소동맥을 가지, 그 말초를 모세혈관이라 하며, 심장의 활동이 표면에서 가장 민감하게 나타나는 얼굴 색이 심장의 꽃이 됩니다. 모든 피부에는 모세혈관이 망처럼 들어가 있으므로 과장해서 이야기하면 모세혈관으로 피부가 만들

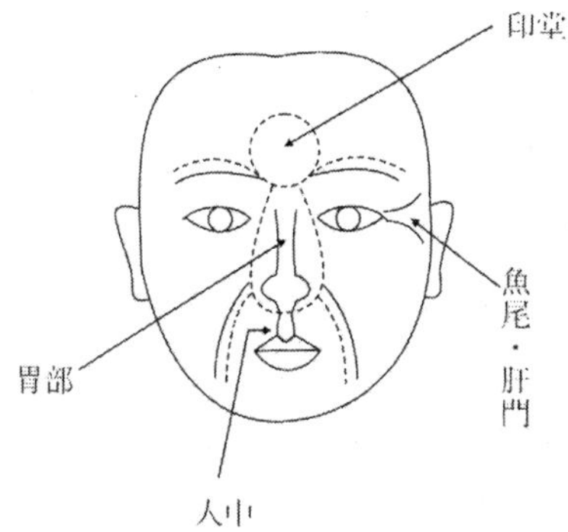

<얼굴 小人形 배당>

어져 있다고 해도 무방할 것입니다. 이와 같은 사고방식을 가지고 보면 피부인 모세혈관은 심장의 말단임을 알 수 있을 것입니다. 그렇기 때문에 얼굴 색을 비롯하여 몸의 혈색을 보면 심장의 상태를 알 수 있게 됩니다. 특히 얼굴 색은 다른 피부 면보다도 민감하게 나타납니다.

비장의 경우는 소화기관이 줄기입니다. 그리고 영양을 담당하고 있습니다. 이 영양에 의해서 세포가 형성되고 세포에 의해서 肌肉(肉體)이 형성됩니다. 육체 전체가 형성되는 것이지요. 그러므로 비장의 말초는 肌肉, 즉 육체입니다. 비장의 활동을 나타내는 꽃은 바로 肌肉입니다.

폐는 經路를 줄기로 하고, 絡路를 가지로 하며, 그 끝에 피부의 잎이 있습니다. 피부에는 毛根, 毛孔의 꽃이 있는데, 이들을 포함한 피부가 폐의 표면이 나타나는 말초기관에 해당합니다. 그러므로 폐의 꽃인 피부에서 폐의 상태를 알 수 있습니다. 즉 피부의 거침, 윤기, 활기, 체모의 유무, 모공의 크고 작은 것에서 폐의 기능을 알 수 있다는 것이지요.

혈색은 心이 담당하는 곳입니다. 활기는 肺氣로부터 생겨나는 것입니다. 이 氣를 본다는 것은 매우 힘들기 때문에 心眼을 가지지 않으면 볼 수가 없습니다.

사람의 얼굴을 보는 경우에도 보통의 얼굴 색은 틀림없이 볼 수 있습니다만, 그 활기를 볼 수 있는 사람은 그렇게 많지 않습니다. 보는 것이 가능한 사람은 心眼(神眼)을 사용할 수 있는 사람뿐입니다. 육안을 최고도로 구사했을 때 심안이 나타나는 것이지요.

腎은 水系입니다. 혈액, 임파액, 호르몬을 포함한 모든 체액이 하나의 줄기가 되고 있습니다. 체액이라는 것은 예를 들면 임파액은 임파관 속에서만 흐르는 것이 아니고, 그 활동과 필요에 따라서 체내 어디에서도 흐릅니다.

지상에서도 물은 어디에도 흐르고, 또 침투하는 성질을 가지고 있습니다. 물에 불을 가하면 수증기, 물에 水化力을 가하면 얼음이 되어 固形化합니다. 이것이 水系中의 水體입니다. 이런 사고방식에서 유추할 수 있겠습니다만, 腎水의 固形化된 것이 骨이고, 이것은 자연계에서는 얼음과 같은 성질입니다. 臟器구성에서 신장은 인체의 가장 깊은 곳에 있습니다. 그리고 신장의 꽃인 骨도 깊은 곳에 있습니다. 骨의 가장 外候的인 것은 이빨과 머리카락입니다. 이들은 뼈의 한 종류라고 할 수 있습니다. 그러므로 이빨과 머리카락을 보면 대개 체내의 骨質과 腎의 상태를 알 수 있습니다.

그리고 뼈의 상태는 뼈와 뼈의 이음새인 관절을 봐도 알 수 있습니다. 따라서 관절이 딱딱한 것과 요통, 관절통은 신장이 약하다는 증거가 됩니다.

이와 같이 인체에는 오장을 중심으로 한 다섯 개의 뿌리에서 줄기, 나뭇가지와 같은 많은 실이 나오고 있습니다. 이것은 서로 새끼줄처럼 짝을 이루면서 얽혀 있습니다. 이와 같은 상태를 「협동길항」이라고 말할 수 있지요. 다섯 손가락에서도, 한 올의 머리카락에서도 다섯 장기의 활동이 전부 나타나고 있습니다. 단지 머리카락은 신장계가 상징되는 곳이라는 것이지요. 이것을 잘못 해석하면 머리카락은 신장에서 이루어지고 있다는 식으로 착각을 해

버리게 됩니다.

▶ 面色에서 무엇을 볼 것인가[3),4)]

얼굴 색에서 심장이 잘 나타나는 부위는 眉頭, 眉直上, 眉間(印堂)입니다. 印堂이라는 부위는 眉間과 그 위를 가리킵니다.

小人形法이라고 하는 人相으로 말하면 코는 사람의 몸에 해당하고, 인중은 남자의 경우는 尿道, 여자인 경우는 產道, 입은 남자는 항문, 여자는 성기, 법령선은 두발, 양 눈썹은 팔에 해당합니다. 이와 같이 얼굴 전체에 작은 人形像이 배당되는데, 이것을 인체의 소우주라 하고 사람의 전체를 알 수 있는 구조가 됩니다.

印堂은 사람의 頭部와 面部에 해당하는데, 이 곳에서 사람의 능력을 판단합니다. 코는 體幹을 나타내는데 특히 위장이 나쁜 사람은 복부에 해당하는 곳에 腫脹과 蒙色이 나옵니다. 이것을 곧바로 알아볼 수 있는 경우는 증상이 심하여야 하며, 약간 나쁜 경우에는 心眼이 아니면 알 수 없습니다. 식사를 못한다든지 胃가 약해지는 등 허증인 경우는 새하얗게 나타납니다.

印堂이 다른 안면의 피부색에 비교해서 약간 홍색이 된 것은 뇌속이 충혈되어 있다는 것을 나타내므로 이것이 계속되면 뇌출혈로 이행할 가능성이 있습니다. 이와 같은 증상은 심장에 이변이 있다는 것입니다. 다른 장기보다도 심장이 보다 적극적으로 움직여야만 되는 조건하에 있다든가, 아니면 그와 같은 생활상태에 놓여 있다는 것입니다.

그리고 때로는 눈썹 바로 위에 나타나는 사람도 있습니다. 眉頭에는 白輪이 나타난 경우가 많은데, 이 白輪은 심안이 아니면 알

3) <東醫寶鑑 面門>【明堂部位】額爲天庭屬心

4) <東醫寶鑑 審病門>【明堂察色】自額而下闕上屬首咽喉之部分也自闕中循鼻而下鼻端屬肺心肝脾腎五臟之部分也自目內眥挾鼻而下至承漿(穴名)屬膽胃大小腸膀胱六府之部分也自顴而下頰則屬肩臂手之部分也自牙車而斜下頤屬股膝脛足之部分也<綱目>

수 없습니다.

이와 같이 나타난 氣色을 심안으로 간파해서 증상 등을 아는 방법을 「氣色法」이라고 말합니다. 피부는 表皮, 眞皮, 皮下組織으로 나누어집니다만, 이 몇 겹으로 되어 있는 아래에서 氣의 흐름은 확실하게 생겨납니다. 이것은 하얀 선으로 나타납니다. 이것이 氣色입니다. 자주 氣色이 나쁘다는 것은 이것을 말하는데, 건강한가 그렇지 않은가만의 문제가 아니고, 그 사람의 신상문제에 따라서 나타나는 부위가 달라집니다.

예를 들면 좋아하는 사람이 있으면 魚尾奸門(目尾)으로부터 뺨에 걸쳐서 氣色이 있거나, 또는 魚尾奸門에 좋아하는 사람의 얼굴이 나타나기도 합니다. 이것은 사람의 얼굴만이 아닙니다. 어떠한 것이라도 나타납니다. 물건의 형태로도 무엇이든지 나타나는데, 예를 들면 문서 등의 경우는 文書宮에 나타납니다. 편지가 오지 않는 등의 경우는 분명하게 편지의 형태가 나타납니다. 이처럼 형태가 나타나는 것을 「畵相法」이라고 말합니다.

얼굴은 아버지의 부위, 어머니의 부위, 형제의 부위, 연인의 부위로 구분되어 있으며, 어떤 경계구분에서 다른 경계구분으로 달리는 氣色을 보고 이것은 무슨 문제라고 판정하는 것입니다. 훈련을 쌓으면 누구라도 알 수 있게 됩니다. 북쪽으로부터 비치는 광선에서 가장 잘 알 수 있다고 합니다. 안정된 일정한 빛이 알기 쉽게 합니다. 대개 40~50와트의 전구의 광선에 종이 한 장을 통과한 정도라고 합니다. 비교적 어두운 광선이지요. 그리고 정면보다는 비스듬히 옆에서 보는 편이 좀더 분명하게 알 수 있습니다. 실제로는 어디서부터 보아도 알 수 있지만, 보기 쉬운 조건과 보기 힘든 조건이 있습니다.

정신적인 것과 같이 꿰뚫어보기 힘든 것도 알 수 있으므로 육체적인 것은 진단하기 꽤 쉽습니다. 그러므로 심장의 상태 등은 한눈에 분명하지요.

우리들 鍼灸師는 심전도도 약도 X-레이도 사용할 수 없습니다. 그러나 사용할 수 없어도 상관이 없습니다. 오히려 사용할 수 없어서 행복합니다. 자신의 「肉眼」이라는 X-레이를 사용해 보면 좋기 때문입니다. 기계보다는 인간의 능력이 훨씬 우수하지요. 기계는 단조롭고 조립식이기 때문에 아무리 발달된 컴퓨터라 하더라도 한꺼번에 알 수 있는 한계가 정해져 있습니다. 그러나 우리들은 수억이라는 지식을 머리 속에 넣고서 자유자재로 이것을 짜맞출 수 있습니다. 그렇기 때문에 인간만큼 우수한 존재는 없는 것이지요.

▶ 다음과 같은 색이 나타나면 요주의

이야기가 조금 벗어났습니다만, 이쯤에서 심장과 面色에 관해서 정리해 보겠습니다.

전체적으로 面色의 건강한 표준색은 홍윤색, 말하자면 분홍색이나 살빛처럼 불그스레한 색입니다. 이 홍윤색보다 적색이 강할수록 심장의 활동이 정상을 넘어 항진하고 있다는 것입니다. 반대로 홍윤색보다 적색이 부족할수록 심장의 기능이 약해져 있다는 것을 나타냅니다.

그리고 흰색이 강하고, 그 흰색 밑에 붉은 기를 띠고 있는 것은 심장보다 폐장의 활동이 강하다는 것을 나타내며, 심장의 병변은 아닙니다. 이 경우에는 폐의 기능이 활발하므로 피부에 활기가 넘쳐 납니다. 面色이 거무스름하면서 피부에 활기가 없는 경우는 심장과 신장에 변조가 있음을 보여 주고 있습니다.

面部에서 심장의 병변을 보는 데에는 印堂, 眉頭, 眉上을 봅니다. 이 부위에 심장색인 적색이 나타나는 경우는 현재 심장에 변화가 있음을 나타냅니다. 만약 거무스름해져 있는 경우에는 이전에 적색을 띠고 있었던 것이 시간이 흐름에 따라서 검게 된 것으로 이것은 만성증상을 나타냅니다. 흰색은 虛의 활동으로 심장이 허약함을 나타내는 것입니다. 적색은 심장에 힘이 없는데 그 이상의 활동을 하고 있는 것으로 요컨대 항진하고 있다는 것을 보여주고 있습니다.

이와 같은 항진상태가 언제까지 계속하고 있으면 결국에는 암적색으로 되고, 결국에는 뇌출혈이 되든지 혹은 심장마비, 협심증이 되어 죽음에 이르게 됩니다. 심장계에서 가장 걱정이 되는 것은 고혈압, 심장마비, 협심증이며, 이외의 것은 다소 차이가 있어도 괜찮습니다. 심장마비와 협심증의 경우는 적색이 된 후, 허해서 희게 되는 경향이 있습니다. 이렇게 되면 심장이 피로해서 체력을 감당할 수 없는 상태입니다. 이 경우 무리를 계속하면 이 안에 붉은 점이 생기는 경우가 있습니다. 이렇게 되면 위험합니다. 특히 眉, 印堂, 眉上의 근처에 붉은 계통, 흰 계통과 붉은 점이 나타나는 경우는 좀더 주의할 필요가 있습니다.

8. 心과 汗

땀은 주로 항온상승을 조정하기 위하여 냉각작용을 한다. 이 발한작용은 심장계에서 일어나므로 말하자면 심장계 생리작용의 일부이다.

▶ 五液이라는 것은5)

먼저 五液으로 분류하면서 비교해 보자.

· 淚 - 肝=淚라고 하는 것은 감격의 눈물, 안구를 매끄럽고 촉촉

5) <靈樞 九針論> 五液, 心主汗, 肝主泣, 肺主涕, 腎主唾, 脾主涎, 此五液所出也.

하게 하는 눈물 등. 肝旺期의 젊은 사람은 쉽게 감격하고 눈물을 잘 흘린다. 눈물은 肝系의 활동이 관여하고 있다.

· 汗 - 心=心旺은 혈액순환이 왕성하여 체온이 상승하기 쉽고 발한하기 쉽다. 땀은 심장계의 생리작용과 관련되어 있다.

· 涎 - 脾=어린이는 소화체의 포식기로서 하루에 여러 차례 식사를 한다. 이 幼育期에는 침이 많이 나온다. 식사가 많은 것은 소화액이 많다는 것이다. 침은 脾系의 소화작용이 관여하고 있다.

· 涕 - 肺=涕는 슬픔의 눈물, 또는 연기가 눈에 들어와 나오는 收斂의 눈물을 말한다. 노인이 되면 몸 전체가 收斂되어서 체내에서 수분이 나오기 쉽다. 노인은 收斂體이기 때문에 쉽게 수렴되며 소극적이고 눈물을 잘 흘린다. 涕는 폐가 관련하고 있다.

· 唾 - 腎=신장의 힘이 결손되어 허하게 되면 침이 말라서 목이 탄다. 그 반대로 腎이 왕성하면 침이 많이 나온다. 腎은 唾에 관여하고 있다.

▶ 發汗은 心系기능의 하나

심계의 기능은 열 수송을 담당하고 있다. 전신의 체온 고저는 心動力의 여하에 따라서 결정된다.

예를 들면 心氣가 항진하면 체온이 높아지는데, 체온이 지나치게 높아지면 몸의 항온을 유지하기 위해서 냉각하려고 발한한다. 즉, 발한은 방열을 위해서 이루어지는 심계 기능 중 일부이다.

열기를 포함한 체액(=땀)은 모공을 열고 피부 밖으로 나온다. 땀이 피부 밖으로 나올 때 발하는 작용은 바깥의 냉기가 체내의 열기와 교대하여 피부 내에 들어가 체온을 식히려고 하는 것이다.

발한이 심할수록 냉각도는 높아진다. 고열이 모공으로부터 나오면 이에 응하여 냉기가 강력하게 피부 안으로 들어간다.

微汗의 경우는 微量의 냉열 교환이라는 것이다. 몸이 약해지면 微

汗腺으로 더위를 쉽게 타거나 추위를 쉽게 느끼게 된다. 이것은 체온조절이 신속하게 되지 않기 때문에 항온을 유지하기까지는 시간이 걸린다. 이것은 보온력이나 냉각력이 약하기 때문이다.

쇠약한 사람의 발한은 發熱力이 약하기 때문에 조금씩 땀이 베어나와 보온 조절이 나쁘다. 이 때문에 재빨리 인공적으로 보온을 하지 않으면 피부 속에 냉기가 들어가 쉽게 차가워진다.

많은 양의 땀은 심장의 활동이 왕성하고 보온 발열력이 높다는 증거이다. 병적인 발한은 필요에 따라서 심장이 일시적으로 항진하는 것을 말한다.

고기압과 저기압이 필요에 의해서 교류하는 것처럼, 인체에서도 열기와 냉기는 교류하려는 성질이 있다. 이 냉열 평형작용의 일환을 담당하고 있는 것이 발한작용이고, 이 발한작용은 심계기능의 일부이다.

〈강의〉 五液에 관해서

먼저 몸 밖으로 발산되는 체액을 五液으로 나누면 淚, 汗, 涎, 涕, 唾가 됩니다. 이 다섯 개 중에서 「눈물」에 해당하는 것은 淚와 涕입니다만, 涕는 슬퍼서 흐느껴 울 때에 사용하는 표현입니다. 눈물에 두 종류가 있는 것처럼 입에 대해서도 涎과 唾의 두 가지가 있습니다.

이 五液은 대개 안면 활동을 중심으로 다섯 종류로 분류하고 있습니다. 동양의학의 고전인 素問에서 이와 같은 분류방법을 하고 있습니다.

여기에서는 심장과 땀에 관한 이야기입니다만, 다른 五液과 비교하면서 설명해 가겠습니다. 즉 木, 火, 土, 金, 水의 순서로 설명해 가겠습니다.

▶ 淚는 木氣의 작용

땀이 근원이 되고 있는 기능 중 하나로 눈물이 있습니다. 涕와의 다른 점은 감격의 눈물, 안구의 표면을 매끄럽게 하는 淚液 등을 淚라고 말하고, 슬퍼서 콧물과 함께 흘리는 눈물을 폐 작용의 하나인 涕라고 합니다. 涕는 수렴의 기능인 金氣이기 때문에 遠心性의 발산작용이 아닙니다. 발산작용은 원심적으로 활동하는 陽방향순환이고, 수렴작용은 求心的으로 활동하는 陰방향순환입니다. 다시 말해서 涕라는 것은 안쪽으로 단단히 조이는 기능이 있습니다. 정신적으로 말하면 소극적, 나아가서 그것을 더욱 수렴시키면 슬픔이 되는 것입니다. 그러므로 涕는 폐의 작용이고, 슬픔의 눈물입니다.

간장의 기능은 감격한다, 떨린다, 격노한다 등의 기능입니다. 이것은 木氣의 기능에서 나오므로 발동의 기능입니다.

사람의 일생을 木火土金水로 나누면 木은 봄에 해당합니다. 이것은 성장기의 젊은 사람이고, 청춘기, 木旺期라는 것입니다. 성인을 20살이라고 하면 유아는 갓 태어난 腎精體이므로 腎旺期가 됩니다. 腎이 중심이 되어 활동하고 있는 것입니다. 청춘시절은 간이 중심이 되어 활동하므로 肝旺期라고 합니다. 發聲・發動 등 동적인 것은 전부 간의 기능입니다. 그러므로 젊은 사람은 잘 떠들고 노래를 잘 부르는 것입니다. 희로애락의 변화가 심하고 기분변동도 격심합니다. 이들은 전부 木氣의 작용에서 나오고 있습니다. 신진대사가 왕성해서 체액이 전반적으로 많기 때문입니다.

▶ 발한작용은 왜 일어나는 것일까

심장과 체액과의 관계에는 발한작용이 있습니다. 심장 기능은 순환작용이므로 먼저 열을 발생하여 그 열을 體組織으로 보냅니다. 이때 동시에 영양, 면역소 등도 보냅니다. 열의 발생은 肝系와 함께 심장에서 이루어지고 있습니다. 혈액과 혈관 벽과의 마찰에서도 발열합니다. 그러므로 추워지면 혈관을 수축시키고, 마찰도를 높게 해서 발열조절을 하는 것입니다.

여담입니다만, 고령자에게는 자주 肺炎이 일어납니다. 이것은 나이가 들게 되면 혈관의 收斂力이 약해져서 신체가 따뜻해지지 않게 되며, 이 냉기가 자연스럽게 신체의 깊숙한 곳까지 침투하기 때문입니다.

이와 같이 심장계는 우선 열을 만듭니다. 인간에게는 36.5도라고 하는 항온이 있습니다. 이 온도보다 체온이 상승하면 항온을 유지하기 위해서 열을 放散하지 않으면 안 됩니다. 즉 방열하기 위해서 발한하는 것입니다. 급격하게 뜨거워지면 지금까지 밑에 가라앉아 있던 동맥이 표피에 나와서 모공을 열고 방열합니다만, 이 방열로 해결되지 않을 경우에는 발한시켜서 강제로 냉각을 시킵니다. 감기 등에 걸려 발열할 때의 맥을 보면 동맥이 떠 있으므로 표피에 파도치듯이 강하게 약동하고 있음을 알 수 있습니다. 반대로 신체가 차가워지면 동맥이 수축되어 체내 깊숙이 가라앉아 있게 됩니다. 본인이 자각하지 않더라도 내장이 차가워져 있다는 것을 보여 주는 것입니다.

급격한 방열은 발한에 의해서 이루어집니다. 이에 대한 예를 들면 방 안이 더워지면 창문을 열지요. 이렇게 하면 차가운 공기가 밑으로부터 들어오고, 대신 더운 공기는 위로 나갑니다. 인체라는 것은 이것만으로는 충분하지 않아서 뜨거워진 체액을 먼저 몸 밖으로 방열함과 동시에 체내에 냉기를 흡수교환함으로써 더 차가운 물을 원하는 구조로 되어 있습니다.

땀에도 여러 가지가 있습니다. 冷汗 등도 일시적으로 열의 급상승이라는 것입니다. 이와 같이 고온이 되어 평형조절을 할 수 없게 되면 땀이 나는 것입니다. 心旺유형의 사람이 땀을 잘 흘립니다만, 이것은 더위를 잘 타는 유형이기 때문입니다.

대부분의 사람은 오장의 힘이 골고루 전부 갖추어져 있는 것이 아닙니다. 하나의 장기만이 왕성하게 활동하고 있는 사람이 많습니다.

人相學에서는

五臟이 전부 갖추어져 힘이 큰 사람은 능력이 많은 성인군자

四臟이 갖추어져 힘이 강한 사람은 국무총리가 될 수 있는 능력

三臟이 갖추어져 있는 사람은 사람 위에서 장관이 될 수 있는 능력을 가진 사람이라고 말하고 있습니다. 이와 같은 五臟의 힘의 차이는 얼굴을 봐도, 혹은 다섯 손가락을 보아도 알 수 있습니다. 말초의 잎을 보면 오장의 뿌리를 알 수 있습니다. 이와 같이 모양, 상태 등의 면면에서도 알 수 있습니다.

여기에서는 발한작용이 신체에서 어떤 기능을 하는가를 이야기 했습니다다만, 요약하면 땀은 심장에 크게 관여하면서 냉열 조절을 하고 있다고 할 수 있습니다.

▶ 涎은 비장의 液

涎이라는 것은 어떤 사람에게 많은가 하면 어린이입니다. 유아는 급격하게 성장할 필요가 있습니다. 유아는 하루에 몇 번이고 식사를 하는 소화체입니다. 腎旺期이므로 소화액을 비롯하여 모든 수액이 많이 나옵니다.

涎이라는 것은 소화액의 여유분이라고 말할 수 있습니다. 비장의 액이라는 것입니다. 간의 액은 눈물, 심장의 액은 땀, 비장의 액은 침입니다. 이와 같이 동양의학은 모든 것을 실제로 오장의 개념으로 돌려서 보고 있습니다. 치료하는 사람은 현실, 사실, 실제를 확인하는 것이 가장 중요합니다. 요컨대 어제에 이어서 계속되는 오늘, 내일을 위해서 준비하는 오늘이 가장 중요하다는 것이지요.

▶ 涕에는 수렴작용이 있다

涕는 폐에 관여하고 있으므로 감정으로는 슬픔입니다. 폐계의 기능은 수렴입니다. 폐계의 기능으로 나오는 수액이 涕입니다. 폐는 내재하려고 하는 내장의 기능이므로 일 년에 있어서는 가을의 氣에 배당되고, 온도로는 냉각의 기능을 가지므로 사물을 단단하게 하는 수렴작용을 합니다. 수렴 기능을 가지는 폐는 몸을 단단하게 하는 작용을 합니다.

몸을 넓히는 것은 원심성, 몸을 수축시키는 것은 구심성입니다. 몸을 수축시키는 기능을 강하게 하면 슬픔이 되고, 이어서 눈물이 납니다. 폐의 문은 코에 열어 두기 때문에 콧물이 함께 나오는 涕가 됩니다. 연기를 마시면 눈물과 콧물이 나옵니다. 연기는 코에 스며들고, 이 연기가 스며들면 코가 오그라듭니다. 폐는 연기가 체내에 들어오는 것을 방어하기 위하여 피부를 수축시켜 연기를 밖으로 내보내려고 합니다. 이 과정에서 涕를 함께 내보내는 것입니다. 몹시 슬플 때에는 몸을 수렴해서 涕가 나옵니다.

예를 들어 폐기능이 저하되면 수렴하려고 하는 기능이 약해지므로 이에 상반되어 몸은 확장되어 뚱뚱해집니다. 지나치게 살이 찐 사람은 폐계의 힘이 부족하기 때문에 폐기를 보충할 필요가 있습니다. 이 점에서 보아도 폐는 수렴을 담당하고 있음을 알 수 있습니다.

肝旺體인 어린이도 잘 웁니다만, 노인도 잘 우는 것은 무슨 이유일까요.

일생을 사계절에 배당하면 노령기는 晩秋에 들어가는 것이고, 1년 중에는 가을입니다. 노령기는 肺旺體가 됩니다. 肝旺은 원심성의 눈물, 肺旺은 구심성의 눈물이므로 폐도 간도 힘이 과・부족하면 눈물을 잘 흘리게 됩니다.

그리고 老體가 되면 그다지 음식을 먹지 않고 대기를 들이마시는 것만으로도 대기 안의 5대 영양소로 몸을 유지해 갈 수 있습니다. 그러나 대기 속의 5대 영양소를 완전히 신체에 영양원으로 바꾸어 흡수할 수 있는 사람은 별로 없습니다. 이에 대한 방법으로 좋은 것은 달리기입니다. 달리기를 하면 폐에 상당히 힘이 생기게 됩니다. 달리기를 하는 사람은 먹어서는 안 됩니다. 즉 보통 사람처럼 먹으면 달릴 수 없습니다. 비장의 힘이 커지면 간의 힘이 장애를 받아 근육이 경련을 일으켜 달릴 수 없습니다. 요컨대 胃 주머니를 중심으로 살아갈 것인지, 폐를 중심으로 살아갈 것인가의 문제입니다.

肝旺, 心旺, 肺旺의 유형은 달리기가 좋습니다. 반대로 腎旺體인 사람은 지나치게 달려서는 안 됩니다.

결론적으로 폐는 대기를 호흡함으로써 體氣를 조절하고 있습니다. 涕는 體氣가 변동한 결과라고 말할 수 있습니다.

▶ 唾의 작용

마지막으로 唾입니다. 涎과의 다른 점은 涎은 소화액과 해독의 요소가 강한 것이며, 여기에서 말하는 唾는 소화성의 타액이 아니고 水樣性의 구강 내를 적시고 있는 타액을 말하고 있습니다.

체액의 水源은 腎에 의해서 만들어지는데, 이 수액이 관여하고 있는 장기에 의해서 涙가 되고 汗이 되고 涎이 되고 涕가 됩니다. 唾는 腎 속의 腎이 관여하고 있다는 것이지요.

무서워하거나 긴장이 계속되면 신장의 기능이 손상을 입게 됩니다. 즉, 변화가 일어납니다. 자꾸 입이 말라서 물을 마시고 싶어하는 사람은 신장이 약해져 있다는 증거이고, 이것이 腎虛입니다. 수분은 오후 3시까지 마시는 것이 이상적입니다. 3시 이후에는 수분을 그다지 취하지 않는 것이 좋습니다. 저녁 무렵의 수렴 내장기에 수분이 몸 안에 들어오면 이 수분은 몸 안에서 냉기가 되어

腎機能을 저하시키고 결국에는 腎虛를 초래합니다.

▶ 발한작용의 원리

인체는 항온을 유지하기 위해서 심계를 중심으로 오장이 협력해서 발열하고 있습니다. 이것을 「君火」라고 합니다. 건강한 생활을 영위하는 인체의 자연온도를 말합니다. 이에 대하여 운동과 식사 등에 의한 발열, 즉 임시로 나는 열을 「相火」라고 합니다.

자연계에서 君火라는 것은 자연온도, 相火라는 것은 난로 역할을 한다고 인식합니다. 몸 안에서도 자연계와 같은 일이 일어나지요.

陰과 陽이 서로 끌어당기듯이 지상에서도 이와 같이 되어 있습니다. 끌어당기면서 수평을 유지하려는 원리로서 열기와 냉기는 서로 교류하는 것입니다. 춘하추동도 上限 온도와 下限 온도와의 사이를 올라갔다 내려갔다 하면서 평형을 유지하려 하고 있습니다. 바꿔 말하면 「중용」을 중심으로 하는 세계가 형성되지요. 그러므로 陰과 陽은 교합하기 쉬운 것입니다. 열기와 냉기가 교류하는데 있어서 온도차가 클수록 끌어당기는 힘도 커집니다.

예로써 증기선을 생각해 봅시다.

증기선이 왜 물 위를 달리는가 하면 탱크 안의 물에 강한 열을 발생시키면 내연이 심해지고 그렇게 되면 증기의 배열작용도 강해집니다. 따라서 수온과의 온도차이도 커지므로 상당한 기세로 끌어당기게 됩니다. 증기가 밖으로 나온다, 냉기가 안으로 들어간다는 거래관계로 증기선은 물 위를 달리게 되는 것입니다. 이것이 교합의 원리입니다.

인체에서도 이와 같이 몸 안이 더워지면 열을 몸 밖으로 내보내고 이와 동시에 냉기가 교환되어 들어옵니다. 집의 경우도 이와 마찬가지로 안과 밖의 온도차가 클 때에 창문을 열면 熱冷兩氣의

교환 속도도 강해지지요. 이들의 작용이 발한작용입니다.

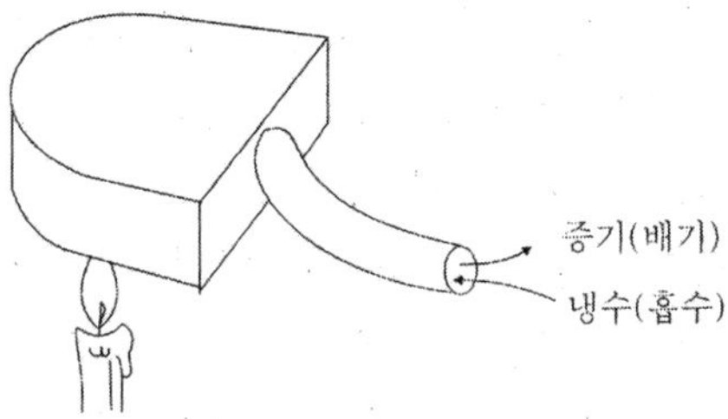

<氣發 작용>

9. 心과 喜

喜는 심장계의 생리작용이 발산하는 심리작용이다. 여기에서는 먼저 오장계로부터 발산되는 생리작용과 비교하면서 설명해 보자.

▶ 五志의 五行分類[6]

- 怒 - 肝=간의 힘이 지나치게 충실하거나 허약해져 항진하거나 하면 화를 낸다.
- 喜 - 心=희열은 심장계의 활동이 강하게 항진한 결과의 심리작용이다.
- 思憂 - 脾=사려와 우려는 혈액을 다량 필요로 하므로 비장의 힘을 상당히 소비한다. 思憂가 지나치면 체내의 활동을 멈추려고 하는 작용이 강화되어 혈액순환을 둔하게 하며, 따라서 소화력과 연동운동이 떨어지고 脾化작용을 방해한다.
- 悲 - 肺=슬픔은 수렴작용이며, 이 수렴작용은 폐계의 기능이다.

---

6) <素問 宣明五氣篇> 心藏神, 肺藏魄, 肝藏魂, 脾藏意, 腎藏志, 是謂五藏所藏

슬픔이 지나치면 體氣가 정체되어 肺氣를 상하게 한다.

- 恐驚 - 腎=신장의 기능은 몸을 단단하게 하는 응결작용이다. 恐驚은 긴장 응결된 생리작용으로 腎이 항진된 생리작용이다. 恐驚이 지나치면 체액의 흐름을 정체시키고 호르몬의 균형을 깨뜨려 腎氣를 탁하게 한다.

喜悅·喜笑의 작용은 심장에서 뿌리를 발하고, 위·식도를 줄기와 가지로 하며, 외표인 혀·입에 그 작용이 열려 있다고 생각된다.

木이 木氣로서 지나치게 작용한 것이 분노이고, 木氣가 순조롭게 움직여 火로 변화시킨 것이 기쁨이다.

봄은 木이 旺實한 것이고, 분노는 木이 항진한 것이다.

여름은 봄이 변한 것, 火는 木이 변한 것, 기쁨은 감격이 변한 것으로 이들 모두는 심장이 항진한 것이다.

기쁨은 肝動이 그 源이 되고, 心動이 그 表現이지만, 心動은 일정속도로 심박동하고 있기 때문에 희열과 같이 일정하지 않은 一過性의 움직임에 방해받기 쉽다. 그리고 희열은 체내의 혈류에 갑작스런 움직임을 일으키기 때문에 一過性의 발열상태를 만듦으로써 약화된 심장순환을 돕지만, 이것이 지나치면 心動을 어지럽혀 심장을 손상시킨다.

喜笑는 심장의 변동이다.

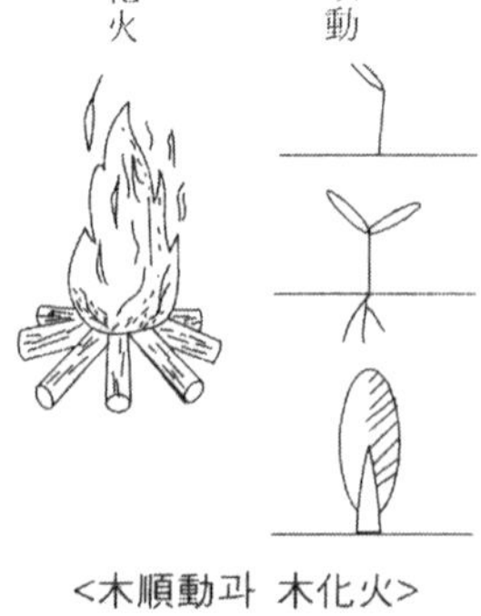

<木順動과 木化火>

〈강의〉 심장과 희열에 관해서

▶ 五志라는 것은

五志의 관계에서 심장과 기쁨에 관해서 이야기해 봅시다.

五志에서 志라는 것은 人心의 기능입니다.

五志라는 것은 성냄, 기쁨, 근심, 슬픔, 두려워하고 놀라는 것을 말합니다. 이들은 오장의 정신적 변동이 나타나는 것입니다.

노여움은 간으로부터 나옵니다. 간이 일시적으로 항진하면 초조해져서 화를 잘 내게 됩니다. 안절부절, 초조함, 고함을 지른다거나 히스테리 등 노여움과 관계 있는 것, 경련 등도 전부 간의 작용에 들어갑니다.

요컨대 간이라면 간 기능이라고 하는 하나의 기능이 정신적인 면에서 작용하는 것, 육체적인 면에서 작용하는 것, 病症에서 활동하는 것 등 관점에 따라 달리 보입니다만, 작용하는 근본은 같습니다. 이것은 진리는 하나라는 것입니다. 간이 정신적인 면에서 보면 무언가를 해 보려고 하는 분발심이 되는데, 이것이 응집되어 하나의 초점으로 곱혀지면 노여움으로 됩니다. 달리려고 하는 감정이나 달리는 일과 같이 움직이는 것은 간입니다.

喜悅이라는 것은 소위 기쁨입니다만, 좀더 세분하면 喜는 표면적인 기쁨, 悅은 마음속의 기쁨이라고 말할 수 있습니다. 역시 陰과 陽이 있는 것입니다. 웃음도 기쁨의 한 표현으로 心動의 항진입니다. 심계의 정상적인 활동은 혈액순환인데, 희열이라는 것은 一過性으로 심계가 작용하며, 항진하면 혈액의 흐름이 변합니다. 이것이 계속되면 심장에 변동이 일어납니다. 심장이 약한 사람은 웃을 수 있는 데까지 필요한 심장의 힘이 없기 때문에 웃을 수 없게 됩니다. 그러나 이러한 사람이야말로 웃음이 필요합니다. 웃음은 심장의 힘이 약한 사람에게 鼓舞작용을 하기 때문입니다.

思憂라는 것은 이것저것 걱정하고 골똘히 생각하는 것입니다. 너무나 골똘히 생각하거나 하면 소화력이 정체됩니다. 소화활동이 떨어지기 때문입니다.

슬픔은 氣循環을 정체시킵니다. 지나친 비관은 血과 氣가 응결해서 정체가 일어나고 폐 계통의 기능을 저하시킵니다.

恐驚은 겁을 먹거나 긴장상태가 계속되는 것으로 몸이 딱딱해지고 소심해집니다. 신장이 약한 사람은 소심해지거나 소극적이 됩니다. 왜냐하면 腎은 단단하게 하는 작용을 하여 몸이 세게 조이게 되며, 따라서 氣가 밖으로 發揚할 수 없게 되기 때문입니다. 이와 같은 상태가 계속되면 신 기능이 저하됩니다. 이와 같이 모든 것은 상관관계를 이루고 있습니다. 질병이라는 것은 각 장기가 저하된 결과입니다. 심장이 항진한 병으로서 껄껄 웃고만 있는 것은 정신이상자입니다. 심장이 지나치게 항진하고 있기 때문입니다. 심장의 변동이 그렇게 만든 것입니다.

서양의학에서는 정신병을 육체적으로는 나쁜 데가 없고, 단지 정신적으로만 이상하다고 보고 있습니다만 제가 생각하기로는 이 사고는 잘못되었다고 여겨집니다. 정신병이라는 것은 심장계가 항진해서, 간계가 항진해서, 비가 항진해서 생긴 것 등 여러 가지 근원이 되고 있는 나쁜 臟器系가 있다는 것이지요. 정신병은 각각 그 근원이 되는 臟器系의 힘 균형에 차이가 나서 생긴 것입니다. 이들을 치료하기 위해서는 나쁜 臟器系를 알 필요가 있겠지요.

▶ 木이 火化한 것이 「기쁨」

다음으로 본론인 「심장과 희열」로 들어가겠습니다.

木은 木氣인데, 이것이 정신적으로 지나친 것이 노여움입니다. 정신을 적극성으로 만드는 것이 木氣입니다. 적극성을 가진 정신을 일과성으로 한 방향으로 집중하면 벌벌 떨면서 노여움이 생기게 됩니다. 노여움이 항진하면 근육에 경련까지 일어납니다. 이들은 동시에 일어납니다. 내면의 떨림은 눈에 보이지 않습니다만, 몸 안에서는 함께 일어나는 것이지요.

木이 움직여 火로 변한 것이 기쁨입니다. 이것을 좀더 자세하게 설명하면 肝인 木이 활동하여 심장(心火)의 동력원이 되고, 이 心火의 기능이 정신면에서 작용한 것이 기쁨이라는 것입니다.

火라는 것은 불을 때지 않으면 타지 않습니다. 木動과 木過動과는 다릅니다. 木動이라는 것은 순조롭게 활동하여 꽃이 조금씩 피어 가는 과정입니다. 그것이 완전히 피어난 상태가 火입니다. 木이 타 들어가는 데에는 열이라는 것이 점점 상승하지 않으면 안 됩니다. 이것을 氣化현상이라고 합니다. 기화는 木현상입니다. 木현상이 활동하여 기화현상이 일어나는 것입니다. 木이 타 들어가는 것은 누구라도 알고 있습니다만, 우리는 여기에서 기화현상이 일어나고 있다는 것을 간과해서는 안 됩니다. 눈에 보이지 않는 작용까지 빠뜨려서는 안 됩니다.

특히 서양의학에서 가장 부족한 것은 전신의 상관관계에 의한 눈에 보이지 않는 생리작용 부분입니다. 옛날 사람들은 살아 있는 인간의 전신 생리를 깊이 연구하였습니다. 고전문헌에는 이와 같은 사실을 암시하는 많은 언어가 들어가 있습니다. 그러나 여러분은 읽는다고 해서 언뜻 이해할 수 없는 부분도 많이 있기 때문에, 제가 이 자리에서 자세하게 설명하고 있는 것이지요.

10. 心과 苦味[7]

쓴맛은 심장에 영양을 주거나 활기 있게 만드는 작용을 가지고 있다. 그리고 한편으로는 매운맛과 혈액농도 등의 조절을 하고 있다.

쓴맛은 녹색 채소에 많이 포함되어 있다(시금치, 무 잎, 오이 종류 등). 이들은 늦봄, 여름, 초가을에 많이 나는데, 계절에 맞추어 될 수 있는 한 제철에 나는 것을 섭취하는 것이 좋다.

현대는 신 기능의 저하에서 시작하여 심장질환으로 발전하는 사람이 많다. 이 때 일시적으로 발작을 가라앉히는 데에는 百草藥 등의 쓴맛이 강한 것이 효력을 나타낸다. 이것은 百草藥의 강한 쓴맛이 심장을 활발하게 하여 심장기능을 높여 주기 때문이다.

쓴 약은 왜 소화력을 좋게 하고 위장에 잘 듣는가 하면 쓴맛은 심장 기능을 높이기 때문이다. 즉 소화력이라는 것은 심장의 여유 있

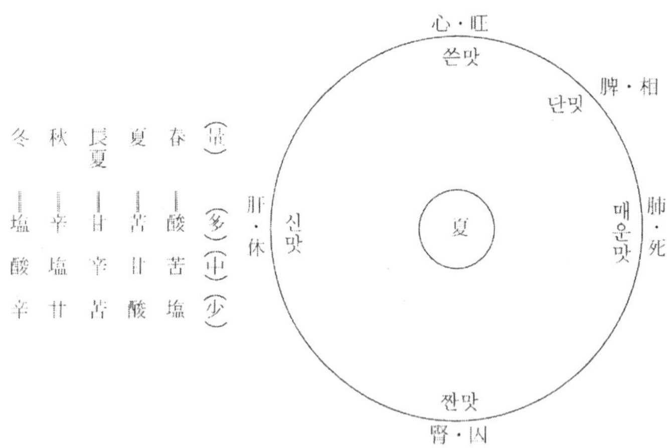

<五季와 五味>

7) <東醫寶鑑 心門> 【心屬物類】 在天爲熱在地爲火在卦爲離在體爲脉在藏爲心在色爲赤在音爲徵在聲爲笑在變動爲憂在竅爲舌在味爲苦在志爲喜其液爲汗其榮爲色其臭爲焦其數爲七其穀爲麥(一作黍)其畜爲羊(一作馬)其蟲爲羽其果爲杏其菜爲薤<內經>其脉爲手少陰<內經>

는 힘이기 때문이다.

그리고 火剋金의 원리에서 火는 金을 억제한다. 따라서 쓴맛(火)은 매운맛(金)을 억제한다. 예를 들면 봄의 3, 4월경에 매운맛을 너무 많이 섭취하면 金剋木의 결과로 간 기능을 억제시키며, 따라서 간 기능이 저하되고 나아가 근육통과 근육에 경련을 일으키는 일이 생긴다. 이외의 통증도 나타날 수 있는데 이 때 百草 등의 쓴맛을 섭취하면 즉시 통증이 없어진다.

이것은 매운맛의 金氣가 쓴맛의 火氣에게 억제당하여 金의 기능이 제대로 발휘되지 못하기 때문에 金剋木의 제어장치가 풀린다. 이 때 쓴맛은 간 기능을 본래대로 회복시키고 나아가서 약해진 심장에 활기를 되찾게 해 주기 때문에 증상이 가라앉게 되는 것이다.

〈강의〉 쓴맛은 심장에 「영양」을 준다

쓴맛은 심장에 영양을 주지만 지나치면 심장을 손상시킨다—「심장에 영양을 준다」는 것은 상당히 어렵다고 생각합니다.

▶ 五味라는 것은

영양의 근원은 五味입니다. 맛의 다섯 質에는 각각 다섯 개의 기능이 있습니다. 쓴맛이 인체에 어떻게 작용하는가는 약을 한번 상상해 보십시오. 일반적으로 약이라는 것은 쓴맛이 거의 대부분입니다. 옛날에는 「좋은 약은 입에 쓰다」라고 하여 쓴맛이 강한 것이 많았습니다. 그러나 시대가 바뀌어 현대의 약은 단 듯한 묘한 맛이 많아졌습니다. 이것은 일부의 말초적인 것에는 잘 듣지만, 전체적으로는 효과가 있는 것 같지 않습니다. 그러므로 인체의 자연치료 능력을 높이기 위한 사고방식에서 만들어진 것이 아니라는 것을 알 수 있습니다.

인체는 사회구조와 같은 장치를 각각 만들어 고유한 생리작용을 영위하고 있습니다. 이 인체의 사회구조를 무시하고 외부에서만 병을 고치려고 하면 이것은 불가능합니다. 인간은 자기자신이 가지고 있는 자연치료 능력으로 병을 고치는 것입니다. 인위적으로 병을 고치려고 하는 것은 다음다음에 하는 일이고, 먼저 인간 자체가 치료되기 위해서는 스스로의 힘으로 내면을 조절함과 동시에 외부의 힘을 빌리는 것이 중요합니다. 이렇게 하기 위해서는 사물에 대한 피상적인 사고방식으로는 안 됩니다. 기본적인 진리를 생각하는 것, 바로 이것이 중요합니다.

五味라는 것은 넓은 의미의 5대 영양소입니다. 다섯 개의 성질을 가진 식품에 의해서 우리들의 신체는 만들어져 있습니다. 이 중에서 쓴맛의 기능은 특히 심장을 영양하고 또한 심장을 활기 있게 만듭니다.

음식의 문제를 생각할 때 중요한 요점이 세 가지 있습니다. 그것은 質, 量, 時間입니다.

質이라는 것은 五味를 가리킵니다만, 五味 중에서도 五味가 있습니다. 그러므로 쓴맛 중에서도 한 걸음 더 나아가 木火土金水라는 쓴맛의 5종류가 있습니다. 사계절 중 봄에 하루의 四氣인 朝·晝·夕·夜가 있는 것과 같습니다. 五味라고 해도 이와 같이 단지 단순한 五味가 아니고 여러 가지 복잡하게 구성되어 있습니다. 여기에서 출발하여 얼마든지 味質을 넓혀 갈 수 있습니다.

다음은 量입니다. 몸에 아무리 영양이 필요해도 지나치면 해가 됩니다. 개성이 강한 식품일수록 양의 適否가 중요합니다. 약은 개성이 강한 식품입니다. 식품이라는 것은 신체를 영양하는 약과 같이 성질이 온화한 약이라고 말할 수 있습니다. 옛 선인들은 「食과 藥은 같다」라고 말했습니다.

하나의 약이 사람을 살리기도 하고 죽일 수도 있는 것은 사용방법에 달려 있습니다. 凶器와 利器는 같은 것인데 사용하는 면만이 다를 뿐입니다. 사용방법에 따라서는 식사도 약도 아닌 독을 먹고 있는 경우도 있을 수 있겠지요.

또한 각 개인의 體質과 음식의 質간의 궁합이 잘 맞지 않으면 안 됩니다. 무엇이든지 음식물이니까 좋다라는 것은 안 되지요. 인간관계에서도 동지처럼 잘 맞는 사람과 적시하듯이 맞지 않는 사람이 있을 것입니다. 이것과 같습니다. 그러므로 이것을 가려내는 힘이 필요합니다. 질병 원인의 태반은 음식물에 있다고 해도 과언이 아닙니다.

다음으로 시간입니다. 아무리 질과 양 같은 조건이 맞더라도 먹는 시간이 잘못되어 있으면 병이 됩니다.

공부에서도, 수면에서도 자연의 규칙이 있습니다. 자연의 틀 속에 우리들은 단단히 간혀 있습니다. 자연의 규정이 기본인 것입니다. 이것을 파괴하면 대단한 기능저하를 초래합니다. 인체에도 인체에 대한 六法全書가 있기 때문입니다.

음식을 생각할 때는 항상 질, 양, 시간을 생각해야만 합니다. 식사에 관해서는 脾系의 항목에서 또 자세히 설명하겠습니다

▶ 쓴맛은 혈액농도에 관여한다

쓴맛이 어떻게 해서 심장에 영양을 주는지는 잘 모르고 있습니다. 동양의 진리는 미과학이므로 옛 선인들의 진리를 살려서 우리들 자신이 궁구하여야만 됩니다.

쓴맛이 심장을 조절하고 있다는 것은 틀림이 없습니다. 쓴맛 중에 「간수」라는 것이 있습니다. 간수, 떫은 맛 등은 쓴맛의 한 종류로서 물질을 단단하게 만드는 성질이 있습니다. 쓴맛은 혈액농도를 조절하고 있는 것입니다. 단단하게 하는 작용에도 여러 가지

방법이 있습니다만, 결국에는 한천을 단단하게 하는 작용을 한다는 것이지요.

酸으로 단단하게 하는 방법과 소금으로 단단하게 하는 방법은 다릅니다. 酸이라는 것은 표면은 딱딱하나 안은 부드러운 반면, 소금은 속까지 단단합니다. 쓴맛은 전체적으로 조금 단단한, 이른바 푸딩처럼 단단합니다. 두부를 보면 알 수 있습니다. 두부는 「간수」에 의해서 단단해지는 것입니다.

혈액농도도 농담을 조절해야만 합니다. 더위를 잘 타는 사람은 혈액농도가 높습니다. 반대로 추위를 잘 타는 사람은 혈액농도가 낮습니다. 왜냐하면 심박동은 일정한 속도가 있는데, 혈액과 혈관벽의 마찰이 심해지면 발열상태가 심해지기 때문이지요. 따라서 혈액농도가 낮아지면 마찰률이 낮게 되어 발열도 낮아지게 됩니다. 그러므로 더위를 잘 타고 혈액농도가 높은 사람은 뇌출혈이 되기 쉬운 체질이라고 말할 수 있습니다.

이와 같이 쓴맛은 혈액농도에 관여하고 있음을 알 수 있습니다.

특히 심장은 원심성의 기능을 합니다. 動이라는 것은 간장으로부터 오는 것으로 動源은 간장이라고 말하는 것입니다. 쓴맛은 바로 이 動源에 작용하는 것이 아닌가 생각됩니다. 서양식으로 말하면 쓴맛은 녹색야채이므로 비타민군이라고도 생각할 수 있습니다. 어쨌든 식품으로서의 쓴맛은 녹색야채, 특히 瓜類 등 여름 채소에 많으므로 心旺期인 여름에 가장 많이 섭취하게 되는 것이지요.

쓴맛에는 쓰다고 느끼지 않을 수 있는 떫은 맛 등도 포함되며, 녹색의 야채도 苦味質로 봅니다.

▶ 심장기능을 저하시키는 식사

지금부터는 식사에 관해서 잠깐 다루어 보겠습니다.

우리들이 먹는 음식물은 식물이 적당합니다. 인간과 식물은 正拮抗하고 있기 때문입니다. 즉 식물은 우리들과 정반대의 기능을 가지면서 길항·협력하고 있습니다. 우리들은 산소를 들이마시고 탄산가스를 뿜어냅니다. 식물은 탄산가스를 마시고 산소를 토해 냅니다. 이와 같이 인간과 식물은 정반대의 작용으로 서로 협력하고 있습니다.

동물은 우리 인간들과 같기 때문에 動物食은 同化作用의 補食입니다. 그렇기 때문에 박테리아의 동화작용도 강하여 대사가 빠른 젊은 사람에게는 좋습니다만, 성인이 되면 동물식은 그다지 섭취하지 않는 편이 좋습니다.

봄에는 초목의 싹을 먹고, 여름에는 초목의 잎을 먹고, 가을에는 초목의 열매를 먹고, 겨울에는 초목의 뿌리와 종자를 먹는다 — 이것이 가장 이상적인 식사입니다. 현대는 제철이 아닌 음식을 너무 많이 먹고 있습니다. 이것은 腎·肝기능을 저하시키는 생활입니다. 현대처럼 자연과 함께 하는 생활이 적어지면 자연히 심장병은 늘어나게 됩니다. 腎·肝기능이 저하되면 이 다음으로 영향을 미치는 것이 심장입니다. 腎·肝·心의 三臟 기능이 저하되면 우리들은 존재할 수 없습니다. 이와 같이 우리들은 식생활에서도 충분히 주의할 필요가 있다고 생각합니다.

11. 心과 赤色[8)]

面色의 적색은 心系의 왕성한 활동으로 나타나는 색으로서 동맥순환의 활발한 작용을 말하고 있다. 그러나 병적으로 되는 경우는 표준이 되는 홍윤색이 아니고 이상 적색, 부분 적색, 또는 혈색이 없

8) 제5장의 주 7) 참조(p. 250).

는 등이다.

- 心의 과잉 생리작용 - 적색=상기, 뇌출혈
- 心의 변속 생리작용 - 부분적색=뇌출혈, 부분적인 심장 고장, 심장 판막증, 신경성 심장증
- 心의 미약한 생리작용 - 창백하다=빈혈, 현기증, 허약
- 心의 정상적인 생리작용 - 홍윤색=완전 건강

적색이 되는 것은 정맥보다 아래에 있는 동맥이 上皮表面 가까이까지 떠오르기 때문에 겉에서 보면 적색으로 보이는 것이다(동맥혈은 鮮血로 적색으로 보이지만, 정맥은 표피로부터 보면 파랗게 보인다).

面色이 적색이어도 피부에 활기가 있는 것은 정상적인 건강한 색이다.

그러나 빨가면서 활기가 없는 것은 心系의 비정상적인 색인데, 특히 가을·겨울에 나타나는 것은 더 좋지 않다.

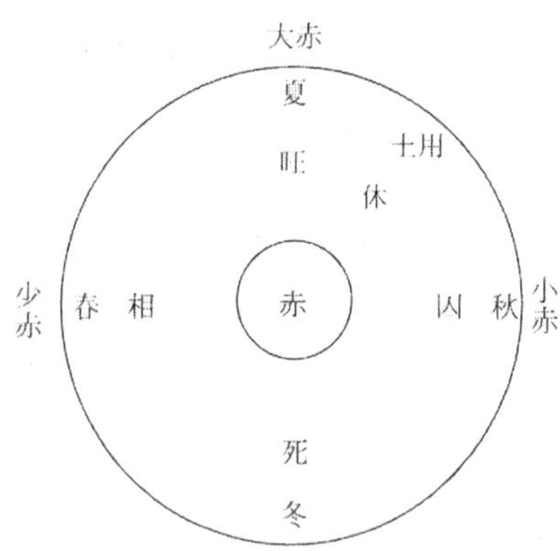

<四季와 血色>

〈강의〉 혈색과 사계절 맥과의 관계

심장의 순환을 體表로부터 살핀다는 것은 심박동에 의한 동맥의 붉은 혈색을 피부의 표면에서 본다는 것입니다. 이것은 심장과 혈액이 상관성을 가지고 있기 때문입니다.

체표부분에서 혈색이 가장 잘 나타나고 있는 부위는 顔面입니다. 이것을 옛사람들은 面色이라고 말했습니다.

심장은 立體인 인체에서 중심부보다 약간 위쪽에 위치해 있습니다만, 혈액은 온 몸을 빠짐없이 순환하고 있습니다. 따라서 심장에 힘이 없으면 제일 먼저 몸의 가장 윗부분에 해당하는 面部에 순환불량이 나타나기 쉬운 것입니다. 이 점에서도 面部는 심장의 기능을 미묘하게 표현하고 있다고 말할 수 있습니다.

그리고 얼굴에는 중요한 역할을 하는 五 感覺이 집중되어 있기 때문에 신경과 혈관의 상당히 민감한 부분을 얼굴에서의 혈액 흐름을 통해서 관찰하는데는 적합합니다. 병적인 경우에는 표준의 홍윤색이 되지 않는다고 하는데, 여기서 말하는 홍윤색이라는 것은 불그스레한 피부색 또는 분홍색이라고 생각하면 이해하기 쉬울 것입니다.

▶ 이상 적색과 부분 적색

병이 났을 때 어떤 색이 나타나는가 하면 이상 적색, 즉 비정상적인 심장의 색으로서 이것은 심장의 항진을 나타냅니다. 부분 적색이라는 것은 앞에서도 말했던 것처럼 뇌출혈의 징조로서 눈썹 위에 적색이 나타나는 경우입니다. 그리고 혈색이 없는 등, 혈액 순환이 좋지 않은 상태에서 나타나는 변화된 색은 당연히 병이 생겼다고 할 수 있습니다.

이상 적색이라는 것은 모두 심장의 지나친 운동, 항진에 의한 것입니다. 다시 말해서 상기나 뇌출혈, 또는 정신적인 경우에서 부끄럽다든지 불끈한다든지 하는 경우도 포함됩니다.

그리고 심장은 네 개로 나누어지는데, 이것이 균등하게 100씩 힘을 발휘하지 못하고 어딘가가 부족한 경우에는 길항관계가 좋을 수 없으며, 일방적으로 항진을 일으켜 부분 적색이 되어 나타납니다. 이것은 심장 변칙운동의 한 원인입니다. 심장만이 아니고 말초혈관과 세포조직에 염증이 생긴 경우도 부분 적색이 됩니다.

자주 창백한 얼굴을 하고 있는 사람이 있습니다만, 이것은 心의 미약한 면을 보여 주고 있습니다. 심장에 힘이 적기 때문에 혈액순환이 잘 이루어지지 않고 있는 것이지요. 이것은 빈혈, 현기증, 허약증 같은 증상이 되어 나타납니다.

그러므로 얼굴에 붉은 기가 없는 사람은 심장이 그다지 튼튼하다고 말할 수 없습니다. 물론 희다고 하여도 활기 있는 흰색과 피부에 힘이 없으면서 윤기가 없는 것과는 다릅니다. 활기가 있는 흰색이라는 것은 폐에 힘이 있다는 것을 나타내고 있고, 심장이 병적으로 된 것은 아닙니다. 살갗이 흰 사람의 흰색과 창백한 흰색과는 자연적으로 구별할 수 있어야 됩니다. 우리가 잘 알다시피 살갗이 흰 사람은 肺氣가 心氣를 이기고 있는 것이지요. 얼굴이 빨간 사람은 심장이 왕성하다는 것입니다. 적색이 되는 것은 정맥보다 아래에 있는 동맥이 위로 떠오르기 때문입니다. 보통 정맥은 동맥의 위에 있습니다만, 이것도 春夏秋冬에 따라서 다릅니다. 즉 봄에는 정맥이 동맥보다 위에 있고, 여름에는 동맥이 정맥보다 위에 있으며, 겨울에는 정맥도 동맥도 밑에 가라앉아 있습니다. 이와 같이 혈관은 언제나 밑으로 가라앉든지 위에 떠올라 있습니다. 물론 이와 같은 현상은 해부학적으로 그렇게 된다기보다는 자연현상에 비추어 피부의 색이 변함으로써 유추할 수 있다는 것이지요.

빨갛다는 현상은 동맥이 위에 떠올라 있다든지, 아니면 피부 안의 모세혈관이 확장되어 100이 흐르는 것이 보통인데 200이상 흘러 혈액량이 많아졌다는 것을 나타냅니다. 피부 내 동맥도, 피부 아래의 동맥도 모두 확장되면서 위로 나타나는 것이지요. 그러므로 심장기능이 강해야만 되고, 그리고 활동을 많이 해야 할 준비가 되어 있어야 한다는 것입니다. 이러할 때에 우리들의 몸은 뜨거워지게 되는 것이지요. 냉한 체질로서 추위를 잘 타는 사람 중에 붉은 기를 띤 얼굴은 없습니다.

▶ 사계절의 혈색 변화

지금부터는 사계절의 맥과 혈색을 관련시키면서 적색에 관해서 좀더 설명해 봅시다.

동맥혈은 鮮血색으로서 외표에서는 적색으로 보이고, 정맥은 표피에서 파랗게 보입니다. 봄에는 얼굴 색이 파랗게 보입니다. 봄에는 간이 主가 되어서 활동하고 있기 때문입니다. 이것을 肝旺期라고 합니다만, 加熱期이지요. 이 때는 몸 전체가 외부를 향해서 발산하려고 합니다. 이러한 상태에서 제일 먼저 나타나는 것이 정맥입니다. 가열상태에서 점점 따뜻해지면 정맥이 위로 올라옵니다. 그러므로 위에서 보면 파랗게 보이지요. 그러므로 봄에 얼굴이 파랗게 보이는 것은 정상입니다.

여름에는 불그스레하고 활기 있게 보이는 것이 정상적인 건강한 색입니다. 적색을 중심으로 볼 때 계절적으로는 夏·長夏의 얼굴 색이 적색이고, 이 때 심장의 기능도 왕성합니다. 왜냐하면 가장 덥기 때문입니다. 따라서 몸 안도 뜨거워집니다.

다음에는 봄과 가을입니다만, 봄은 아직 춥고 가을은 서늘한 시기입니다. 따라서 표면에서 보면 여름보다 훨씬 붉은 기가 적습니다. 겨울이 되면 동맥도 가라앉아 버리기 때문에 붉은 색이 사라집니다.

이것이 사계절에 순응하는 적색입니다. 반드시 이렇게 되어야만 한다는 것은 아닙니다. 이것이 심장 기능을 표면에서 보는 자연의 기능 변화라는 것이지요. 나머지는 24시의 旺相과 각각의 생활조건, 체질 등에 따라서 전부 달라집니다.

예를 들면 폐가 활발한 유형은 희게 됩니다. 심장이 활발한 유형은 반대로 빨갛게 됩니다. 이와 같이 체질에 따라서도 상당히 다릅니다. 그리고 식후라든지 운동 후같이 생활 상태에 따라서도 달라집니다. 이러한 문제를 같이 생각하는 것이 중요합니다.

▶ 사계절에 있어서 맥의 변화

지금부터는 맥에 관해서 좀더 깊이 생각해 봅시다.

먼저 봄과 가을은 그림(256페이지)에서와 같이 「少赤」「小赤」이라고 되어 있습니다만, 少의 글자가 다릅니다. 「少」는 加熱입니다. 다른 「小」는 減熱입니다. 양쪽 모두 대체로 비슷한 온도입니다만, 小赤은 여름에서 가을로 減熱에 의해서 16도 정도, 또 한쪽인 少赤은 겨울에서 봄으로 加熱에 의해서 대개 13도 정도됩니다. 한쪽은 고온에서 열이 내려가려고 하는 자세이고, 다른 한쪽은 저온에서 열이 올라가려고 하는 모습입니다. 그러므로 당연히 몸 상태도 달라지게 되겠지요. 파장이 밑에서 올라가는 경우는 힘이 솟아나는 것이고, 아울러 중심에서 밖을 향해 팽창해 가는 모습입니다. 다른 한쪽은 이와 반대로 커져 있는 것이 적어져 가는 것이므로 수축현상입니다. 비슷한 온도이지만, 상황은 완전히 정반대이지요. 같은 온도라도 한쪽은 팽창하려 하고, 한쪽은 수축하기 때문에 맥의 상태도 다릅니다.

맥 상태를 전부 비교하면 여름은 덥기 때문에 혈관을 최대로 열어 혈액을 가득 채워 빠른 흐름으로 냉각시키려고 합니다. 이것을 洪脈이라고 합니다. 홍수와 같은 맥입니다. 열이 올라갔을 때의 맥 상태입니다. 겨울에 洪脈의 경우는 열이 높음을 보여 줍니다.

몸 안에서는 36.5도가 넘어가면 큰일이기 때문에 이것을 내리기 위해서 표면에 동맥이 나타나고, 그리고 빠르게 순환을 합니다. 이것이 洪脈으로 나타나는 것이지요.

洪脈에 냉기가 더하여진 것이 가을입니다. 그러므로 여름의 맥과 비교하면 지금까지 100이 흐르고 있었던 혈액이 60정도로 속도가 내려갑니다. 그리고 壓이 내리기 시작합니다. 이제 냉각할 필요가 없어졌으므로 맥의 상태도 달라집니다. 바깥에서 손가락으로 누르면 바깥쪽이 단단하게 느껴집니다. 그런데 약간 힘을 주어 누르면 맥은 힘이 없습니다. 이것은 100이 흐르고 있던 것이 60으로 줄기 때문에 표면은 洪脈이어도 내면은 힘이 약해져 속이 빈 대파 상태와 같은 맥이 되지요. 이것을 芤脈이라고 합니다. 이것이 가을의 맥입니다.

이것은 여름의 홍수 같은 맥에서 조금 표면이 줄어들어 단단해지고 안이 사박사박하게 된 상태이므로 속이 빈 파 같은 맥이라고 하는 것입니다. 어째서 파 상태로 되었는가를 기억해 두십시오.

그럼 봄에는 어떨까요.

봄의 근원은 겨울입니다. 겨울은 춥기 때문에 약간 수축되어 훨씬 깊숙한 곳에 가라앉아서 맥이 뛰고 있습니다. 이것을 沈脈이라 합니다. 혈관도 최대한 수축되어 뼈 옆에까지 가라앉아 있습니다. 그러므로 추울 때에 몸이 새빨갛게 되는 일 따위는 절대로 없습니다. 그리고 표면도 모공을 단단히 조입니다. 추우면 모공이 닫혀 닭살이 돋습니다. 닭살은 피부를 수축하고 있다는 표현입니다.

겨울의 沈脈이 봄이 되면 점점 가열됩니다. 다시 말하여 따뜻해진다는 것은 빵을 오븐에 넣어서 구울 때와 마찬가지로 속에서 점점 팽창되어 오는 것이지요. 그러므로 봄의 맥은 겨울 동안에 수축되어 있었던 혈관 속에 겨울보다 훨씬 많은 양의 혈액이 흐르지 않으면 안 되므로 탕탕 울리듯이 느껴집니다. 즉 손으로 누르면 혈관이 넓어져 부드러운 느낌은 주지만, 속은 강하게 뛰는 탄력성

맥이 됩니다. 이 탄력성이 활의 활줄 같은 느낌이므로 弦脈이라고 합니다.

봄에는 단백체가 팽창하려고 하는 때이므로 표면이 부드럽지 않으면 팽창할 수 없습니다. 그렇기 때문에 표면은 부드럽게 느껴지지만, 손가락에 약간 힘을 주고 만지면 강하게 뛰고 있는 상태… 이와 같이 외유내강이 되는 것은 가열작용에 의한 것입니다.

弦脈을 보면 이전에는 沈脈이었다는 것을 알 수 있고, 濇脈을 보면 이전에는 洪脈이었다는 것을 이러한 사실로서 이해할 수 있을 것입니다. 이것은 病脈을 진찰할 때에 중요합니다.

예를 들면 병을 앓고 있는 동안에 혹시 濇脈처럼 맥이 뛰면 이전까지는 高熱이었음을 알 수 있고, 弦脈처럼 뛰면 지금까지 몸이 차가웠다는 것을 알 수 있습니다. 이것에서 체온의 上下經過를 추측할 수 있습니다. 이 강한 정도에 따라서 열이 더욱더 올라가겠구나 하는 것을 알 수 있겠지요. 이것을 알기 위해서는 왜 弦脈이 되었는가를 알지 않으면 안 됩니다. 그러므로 가장 기본이 되는 陽방향순환, 陰방향순환의 성질을 알지 못하면 이러한 것들을 이해할 수 없습니다.

어려운 듯이 보입니다만, 이것들은 하나의 진리가 수많은 갈래로 퍼져나간 것에 불과합니다. 이것도 저것도 근본으로부터 보면 같은 진리를 되풀이하고, 반복해서 설명하고 전개할 뿐입니다. 중요한 것은 진리라는 것이 무엇인가를 알고, 그 전개방식을 알면 나머지는 실제 응용만 있을 뿐입니다.

12. 心과 洪脈[9)]

「洪」이라는 것은 큰 물, 홍수를 말하므로 洪脈이라는 것은 하천에 홍수가 난 것처럼 흐름이 강한 것을 나타낸다. 두텁고 강하게 흐르는 맥이 체표에 나타나는 것이다.

봄의 弦脈보다 훨씬 강대한 맥이 여름의 일상적인 맥이다. 체온 36.5도를 유지하기 위해서 여름에는 냉각하려고 한다. 열을 관리하는 동맥은 체표에 나와서 여름의 열을 냉각하기 위해서 洪脈으로 되는 것이다.

여름의 맥 상태는

- 洪脈=정상
- 弦脈=다소 몸이 차가워져 있다 : 심장의 힘이 적다
- 緩脈=몸이 차가워져 있다 : 심장, 간의 힘이 적다
- 濇脈=陰虛症(주의) : 심장, 간, 비장의 힘이 적다

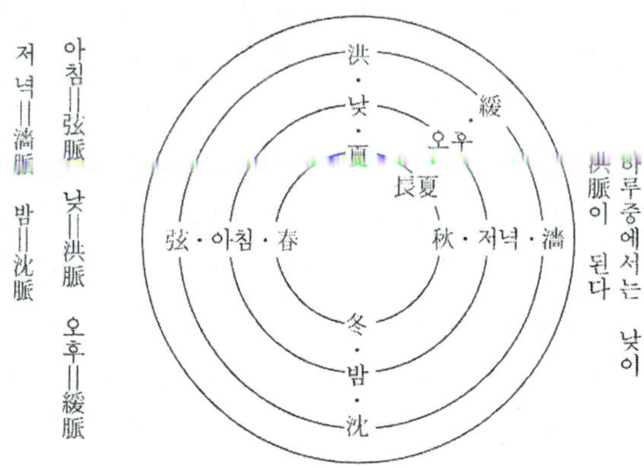

<사계와 24시 및 맥상>

---

9) <東醫寶鑑 脈門>【四時脈】春肝脈來軟弱輕虛而滑端直以長故曰弦 夏心脈來來盛去衰故曰鉤(一作洪) 秋肺脈來輕虛而浮來急去散故曰浮(一作濇) 冬腎脈來來沈以搏故曰營(一作石)四季脾脈來和緩而大<內經>◯肝弦心洪肺濇腎沈脾緩者本臟脈也然春微弦夏微洪秋微毛冬微石俱帶和緩是有胃氣無病也<入門>

· 沈脈-陰虛症으로 되어 있다(주의) : 심장, 간, 비장, 폐장의 힘이 적다

〈강의〉 洪脈은 여름의 표준 맥

洪脈은 강에 홍수가 나 넘치듯이 두텁고 강하게 흐릅니다. 표피의 근처에 떠오르는 것이 洪脈의 조건입니다.

체표에 떠오르지 않으면서 洪脈을 이루는 경우도 있습니다만, 이것은 정상적인 건강한 몸이 아닙니다. 이 경우는 洪脈이라고 말하지 않습니다.

맥의 종류는 상당히 많이 있습니다. 맥의 이름은 얼마든지 붙일 수 있습니다. 예를 들면 서양의학에서 말하는 病名 등도 얼마든지 붙일 수 있습니다. 좀더 정확하게 말하면 A가 걸린 감기와 B가 걸린 감기는 병명이 다를 수 있습니다. 이것으로 좋습니다. 체질이 다르기 때문에 병명도 다른 것이 당연합니다. 중요한 것은 표준을 알고 있어야 됩니다. 그러므로 명칭과 병명을 전부 알고 있을 필요는 없습니다. 이것은 불가능에 가깝기 때문입니다. 동양적인 것은 기억력이 아니고 응용하는 방법이 중요한 것입니다. 하나의 진리가 머리 속에 들어 있으면 이것을 모든 면에 응용할 수 있는 재능을 지녀야 합니다.

그러기 위해서는 기초만은 정확하게 이해하여야만 됩니다. 중요한 점만을 기억하여 그것을 활용하는 것입니다. 따라서 모든 기본을 자신의 것으로 만들면 무엇이든지 응용하여 알 수 있게 되는 것입니다.

▶ 洪脈이라는 것은

이야기가 옆으로 벗어났습니다만, 본론으로 돌아가겠습니다. 洪脈에 관한 것입니다만, 이것은 여름의 표준 맥입니다. 춘하추동에 걸맞은 맥을 四季脈 또는 계절의 標準 脈이라고 합니다.

洪脈의 맥상은 체표에 떠오르는 느낌이 가장 중요한 조건입니다. 봄의 弦脈보다 훨씬 두텁고 강한 맥입니다.

弦脈이라는 것은 점점 떠오르는 과정에 놓여 있는 맥입니다. 이것이 최대의 시점에 온 맥이 洪脈입니다.

洪脈에도 여러 종류가 있습니다. 여름 중에도 더울 때와 서늘할 때, 또는 추울 때가 있는 것처럼 洪脈이면서 弦脈처럼 되거나 沈脈처럼 되기도 합니다.

인체의 체온은 36.5도라고 하는 항온을 유지하기 위해서 생리작용을 영위하고 있습니다. 36.5도라고 하는 항온을 벗어나면 건강하지 않게 되며, 이것이 계속해서 지나치게 올라가거나 내려가면 죽음에 이르게 됩니다. 上限은 대개 41~2가 됩니다만, 유한의 폭은 35도부터 40도 정도이며 이 범위를 벗어나면 죽음을 의미합니다. 이 체온을 36.5도로 유지하기 때문에 인간은 살아 있는 것입니다. 그러므로 이 항온을 바탕으로 하여 여러 가지로 맥을 고려하여야 합니다.

여름에는 이 36.5도라는 항온이 올라가기 쉬운 조건으로 되어 있습니다. 그렇기 때문에 이 조건을 식히지 않으면 안 됩니다. 몸이 뜨거워지는 조건과 이것을 냉각하려는 조건, 이 두 개가 일치되었을 때 洪脈이 됩니다. 그러나 病脈으로 나타날 때는 다소 다릅니다. 이 경우에는 바깥의 기후와 관계없이 안이 뜨거워져 있습니다. 따라서 냉각시키지 않으면 안 됩니다. 그렇게 하기 위해서는 洪脈으로 되어야 합니다. 이 때 체표에 맥이 나타나지 않고 가라앉아 있으면 식힐 수가 없기 때문입니다.

沈脈이면서 洪脈과 같이 반대의 맥이 나타나면 내열이 생겨나고 있다는 것을 의미합니다. 여름인데도 겨울 맥이 뛰는 것은 체력이 없고, 몸 전체가 차가워져 있다는 증거입니다. 반대로 본인은 추워하는데 맥은 위로 떠 있으면 일과성의 발열상태이므로 이것도 좋은 상태는 아닙니다. 요컨대 맥이라는 것은 체내의 열 상태를 나타내고 있다는 것입니다. 여름에는 홍맥이 뛰어야 하는데, 이것이 정상적인 맥입니다.

▶ 맥은 왜 변하는 것일까

여름에 현맥이 나타나는 것은 체내가 여름이 아닌 상태, 즉 여름의 심장 기능이 떨어져 있는 반면 그 대신에 봄의 간장이 중심이 되어 활동하고 있다는 것을 의미합니다.

緩脈이라는 것은 澁脈과 洪脈의 중간입니다. 홍맥과 같은 두께입니다만, 흐름이 조금 느슨하여 약해져 있는 상태입니다. 長夏의 더운 기운 중에도 조금 서늘해져 있다는 것이지요. 心과 肝보다 脾와 肺에 조금 힘이 생겼다는 것입니다. 몸 안에서 무엇인가가 약해지면 이것을 대신할 것이 필요하게 됩니다. 이 필요성의 대표되는 계통에 따라서 맥은 달라집니다. 澁脈이 되는 것은 폐가 중심이 되어 활동하고 있기 때문입니다.

폐가 중심이 되어 활동할 때에는 외기로부터 냉각되어 있을 때입니다. 폐는 체표를 주로 관리하고 있습니다. 澁脈일 때는 心과 肝과 脾의 힘이 약해지고, 그 대신 肺와 腎의 힘이 강한 것입니다.

沈脈의 경우는 겨울의 정상적인 맥으로서 腎이 왕성하게 활동하는 대신 나머지 臟器는 相 · 休 · 囚 · 死의 상태로 되어 있습니다.

13. 心과 徵音10)

徵音이라는 것은 舌音이다. 徵音의 舌音은 심장과 깊은 관련을 가지므로 적절하게 발성되는 경우에는 심장을 활발하게 만들어 심장 운동을 돕는다. 그러나 과잉발성을 할 때는 심장을 항진시켜 심장을 상하게 한다. 그리고 이 音의 발성이 정상이 아닌 경우에는 심장 기능이 정상이 아니라는 것을 알 수 있다.

音波의 원리는 자연의 진리에서 이루어졌다고 한다.

〈강의〉 심장과 발생음과의 관계

소리는 木의 작용으로 肝系의 기능입니다. 이 음의 종류는 다시 木火土金水의 5가지로 분류됩니다.

심장은 徵音, 즉 舌音(혓소리)입니다. 徵音에 의해서 심장은 영향을 받고 자극됩니다. 이것은 다른 장기보다도 심장이 더 많이 영향을 받는다는 의미입니다.

木音이라는 것은 발성할 때에 송곳니에 힘이 들어가게 됩니다. 아마도 내쉬는 힘(呼力)을 강하게 불어내듯이 하지 않으면 안 되므로 이 작용을 간장 기능과 관련짓는 것 같습니다만, 하여튼 좀 더 연구해 보아야 할 것 같습니다.

土는 宮音입니다. 이 音은 목 깊숙이 힘이 들어가는 것입니다. 이것은 脾臟系이므로 중앙에 있습니다. 그러므로 母音입니다.

金은 商音, 齒音(잇소리)입니다. 이 음은 앞니에 걸립니다. 앞니가 빠지거나 틈새가 벌어져 있거나 하면 매끄럽게 발음할 수 없습니다. 그리고 齒音은 비교적 호흡이 목 깊은 곳에서 퍼져 나오는

10) <靈樞 順氣 一日分爲四時篇> 肝爲牡藏… 其音角, 心爲牡藏… 其音徵, 脾爲牝藏… 其音宮, 肺爲牝藏… 其音商, 腎爲牝藏… 其音羽…

느낌입니다. 「사-」라고 해 보면 알 수 있을 것입니다. 힘이 기관지 쪽에서 나오지 않으면 안 나오는 소리입니다. 발성음이 다르면 힘이 나오는 장소도 다릅니다. 역시 「사」는 폐를 많이 사용합니다. 이 음이 잘 나오지 않는 사람은 肺系가 약해져 있다는 것을 알 수 있습니다.

모두 같은 단어를 똑같이 말하고 있는 것 같아도 한 사람 한 사람이 내뱉는 음과 악센트는 다릅니다. 이것은 각 개인의 오장계 균형이 모두 다르기 때문에 발음도 다른 것입니다. 본인 스스로는 완전한 발음을 하고 있다고 생각해도 의외로 어딘가에 특이한 강약은 있습니다.

마지막으로 水, 羽音입니다. 즉 唇音(입술소리)이지요. 이것은 입술 끝에 걸리는 즉 입술을 떨게 해서 내는 소리입니다. 여기에서 입술이 왜 신장과 관계하는지는 잘 모르겠습니다. 단지 人相學에서 입술이라는 것은 腎系의 생식기, 항문을 나타내고 있습니다. 입술과 코 사이에 홈이 있는 것을 人中이라고 하는데, 이것을 相學에서는 여자의 경우 産道와 尿道를, 남성의 경우는 精管과 尿道를 나타냅니다. 남성의 상징은 코가 나타냅니다. 성병 등에 걸리면 그 혈색은 입술에 나타납니다. 그러므로 역시 입술은 생식의 토대, 즉 腎을 상징한다는 것을 알 수 있습니다.

이와 같은 사실에서 말을 할 때 발성 시작에 나오는 牙音 발음을 하기 힘들다면 肝系의 힘이 약하다는 것을 알 수 있지요. 이와 마찬가지로 舌音의 경우는 心系, 宮音은 脾系, 齒音은 肝系, 唇音은 腎系에 각각 힘이 부족함을 알 수 있습니다.

그리고 吃音인 사람은 肝系와 心系가 지나치게 왕성하여 항진된 것이며, 발성할 때 呼力·吸力의 균형이 깨져 呼力보다 吸力 쪽이 지나치게 강하기 때문입니다.

水	金	土	火	木	五行
羽	商	宮	徵	角	五音
唇	齒	喉	舌	牙	발성장소
ㅁ ㅂ ㅃ ㅍ	ㅅ ㅆ ㅈ ㅊ ㅉ	ㅇ ㅎ	ㄴ ㄷ ㄸ ㅌ ㄹ	ㄱ ㄲ ㅋ	한글자음

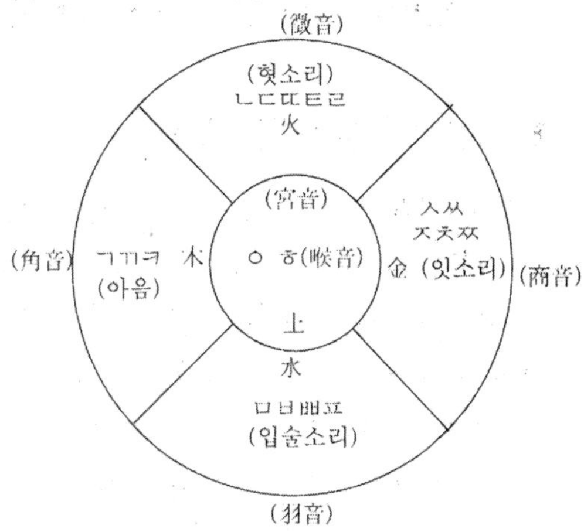

14. 心과 笑[11]

웃는다는 것은 기쁨이 좀더 격한 표정인데, 웃음으로써 심장기능을 고무시킨다.

심장이 활발한 사람은 웃음이 많다(炎上).[12]

폐가 왕성한 사람은 침묵을 잘 한다(沈金).

크게 웃으면 더워진다. 심장이 활기를 되찾아 순환이 왕성해지기 때문이다. 따라서 잘 웃는 사람은 심장이 튼튼하다. 그러나 너무 지나치면 心을 상하게 한다.

웃음은 슬픔을 억제하는 기능이 있다. 예를 들어 비관하고 있는 사람에게 웃음으로 대하면 슬픔은 본래대로 없어진다. 또한 비관에는 비관으로 대하는 것도 좋다.

11) <素問 陰陽應象大論> 心主舌… 在聲爲笑…

12) <靈樞 本神篇> 心氣虛則悲, 實則笑不休

〈강의〉 웃음은 「火」, 슬픔은 「金」의 작용

▶ 웃음과 기쁨이라는 작용

웃음도 기쁨도 그 작용은 같습니다. 단지 웃음은 기쁨보다 강한 작용입니다.

「기쁘다」의 다음은 「희열」입니다. 기쁜 마음을 밖으로 표현한 형태가 웃음입니다. 기쁠 때의 웃음, 고소해하는 웃음, 일부러 웃는 웃음 등 웃음에도 여러 가지 종류가 있습니다. 웃음이란 기쁜 마음을 표현하는 것이 보통입니다.

웃음의 근원은 심장의 활동에 있습니다. 그리고 웃는 상태가 심장을 활발하게 만들고 변화도 시킵니다.

「글자」에는 나름대로의 맛이 있습니다. 「喜」에 女변을 붙이면 「嬉」가 되는 것이 재미있습니다. 즉 이것은 여자는 陰으로 보는데, 이 陰은 작고, 좁다는 의미가 있으므로 「喜」의 크기가 작은 것을 「嬉」라고 하고 있습니다. 만약 男변을 붙였다면 어떻게 될까요.

사물에 대하여 진리를 고려하여 생각해 가면 재미있습니다. 우리들은 하나의 진리로부터 무한히 유추해 낼 수 있는 힘을 가져야만 합니다. 그렇게 하면 하나의 사물을 볼 때도 다음에서 다음으로 이어져 생각이 떠오르게 되고, 세 개라도 네 개라도 한꺼번에 비교할 수 있게 됩니다. 나아가 그 진리의 방향으로 활동하고 있는 것까지 꿰뚫어볼 수도 있습니다.

심장을 가지고 예를 들면 여기에서 방광, 소장, 혀, 열, 발한, 기쁨, 웃음, 舌音, 홍맥, 적색,… 이라고 얼마든지 유추할 수 있겠지요. 우리들은 이와 같은 사고를 바탕으로 하여 사물을 보고 아는 것이지요. 삼라만상의 진리가 전부 이렇게 되어 있습니다. 왜냐하면 진리는 하나이기 때문이지요.

기억력으로 사물을 생각하면 벽에 부딪치지만, 진리로부터 생각하면 훨씬 빨리 많은 것을 알 수 있게 됩니다. 즉 사물을 연상, 유추할 수 있습니다.

심장계의 기능을 기쁨이라고 하는데, 이보다 훨씬 강한 작용이 웃음입니다. 마음속으로 기뻐하기보다도 더 크게 웃으면 웃을수록 몸 전체가 떨립니다. 횡격막이 울리기 때문입니다.

胃下垂인 사람에게는 웃음이 필요합니다. 온 몸으로 웃게 되면 처져 있는 위가 올라가기 때문이지요. 특히 이것은 위가 비어 있는 공복 시에 좋습니다.

웃음도 지나치면 심장의 순환이 망가져 버립니다. 너무 웃으면 몸이 뜨거워지며 호흡도 힘들어지고 심장에 변동이 옵니다. 무엇이든지 지나치면 좋지 않습니다.

木旺期의 젊은 사람은 희로애락이 격심합니다. 木은 변하여 火가 되기 때문에 웃음이 많습니다만, 특히 심장이 왕성한 사람은 웃음이 많습니다. 껄껄 웃는 사람을 보고 바보 같다고 생각하기보다는 저 사람은 心旺體이구나 하고 해석하는 것이 동양의학자로서 바른 해석이겠지요. 무엇보다도 心旺體인 사람은 몸이 뜨거우며, 이 열기가 머리 쪽으로 올라가 냉정하게 사물을 생각하는 것이 서툰 경향입니다.

▶ 슬픔은 폐의 변동[13]

비관하고 있는 사람에게 슬픈 이야기를 해도 힘이 됩니다. 왜냐하면 슬픔의 金氣 싹이 왜 발생하는가를 생각해 보면 알 수 있습니다.

폐의 힘이 약해져 있는 사람에게 어떤 충격이 가해지면 그 충격을 이겨내지 못하여 폐의 균형이 무너지는데, 이것이 일시적으로

13) <靈樞 九針論> 五幷, 精氣幷肝則憂, 幷心則喜, 幷肺則悲… 是謂五精之氣, 幷於藏也.

폐가 항진하여 슬픔으로 나타나는 것입니다. 슬픔은 폐의 변동에 의한 것입니다. 충격을 받아도 폐의 힘이 충실하다면 그다지 슬프지는 않습니다. 설사 슬픈 일이 생기더라도 회복하는 것이 빠릅니다. 슬픔이 언제까지나 계속되는 것은 충격에 대해서 이겨내는 힘이 부족하기 때문입니다. 외부의 힘에 대해서 내부의 힘이 약한 것이지요.

이와 같이 폐의 힘이 약해져 있으면 쉽게 비관하게 되며, 또한 비관에서 회복하는 데에도 시간이 걸립니다. 이것을 치유하기 위해서는 같은 金系의 힘을 더해 주면 좋다는 것이지요. 비관에 비관을 더해 주고, 비관하고 있는 사람보다 더 슬픈 이야기를 해 주면 자신은 아직 괜찮다고 생각하여 안정된 기분을 회복합니다.

이것이 金氣 부족에 金氣를 보충하는 즉, 같은 계통의 「補」라고 합니다. 이 방식의 원리는 四柱推命學에서 자주 사용되고 있습니다.

수재형은 心旺體의 사람보다 냉정합니다. 냉정하기 때문에 사물을 잘 사고할 수 있는 것입니다. 그리고 폐가 왕성한 유형은 침묵형입니다. 이것은 힘을 안에 숨기고 있는 침묵입니다. 무력의 침묵과는 다릅니다. 어린이라도 폐가 왕성한 아이는 필요 이상의 것을 그다지 말하지 않습니다.

이미 설명한 것처럼 웃음과 심장의 관계는 웃음에 의해서 특히 심장이 활동하고, 이 활동이 급해짐으로써 혈액순환이 빨라지게 됩니다. 이렇게 되면 혈액과 혈관 벽과의 마찰이 많아지게 되고 따라서 열이 올라가 뜨거워집니다. 이것이 지나치게 되어 너무 뜨거워지면 자신의 힘으로 자신을 이겨 내려고 하는 火剋火의 自剋現象이 일어나는 것입니다.

▶ 웃음은 슬픔을 억제한다[14]

이것은 응용입니다만, 웃음은 슬픔을 억제할 수 있습니다. 비관하고 있는 사람을 기쁘게 해 주려고 웃게 해 주면 슬퍼하는 마음이 풀립니다. 그러나 火로 金을 억제하는 경우는 폐의 힘이 어느 정도 강하지 않으면 슬퍼하는 마음이 풀리지 않습니다. 왜냐하면 폐의 힘이 매우 약해져 있을 때, 火系의 웃음을 이용하면 더한층 충격을 불러일으켜 그 슬픔은 더 강해집니다.

웃음은 火, 슬픔은 金입니다. 金氣의 수렴성은 火氣에 녹아 버립니다. 金의 슬픔은 火가 활동하는 웃음에 의해서 해소됩니다.

15. 心과 夏[15]

여름이 되면 심장계는 활발하게 움직인다. 인체는 36.5도라고 하는 항온을 유지하기 위해서 여름의 체온은 냉각기능이 있어야 한다.

동맥은 체온을 냉각시키기 위해서 체표에 떠오른다. 겨울에는 가라앉고 느린 맥으로 보온(內守)하려고 하지만, 여름에는 표면에 나타나고 빠른 맥으로 방열하려고 한다.

	心力	脈力	脈管	血液	食物	飮物	외기 방어
夏	旺	浮速	擴大	열다	비타민 蛋白	水性	冷却
冬	死	沈遲	縮小	짙다	지방 糖質	粥性	保溫

14) <素問 陰陽應象大論> 憂傷肺, 喜勝憂
15) <素問 臟氣法時論> 心主夏, 手少陰太陽主治, 其日丙丁

여름에는 체내에 酸味를 보태어 지방과 당질을 분해하고, 혈액의 流動을 민첩하게 하여 쉽게 냉각을 시킨다. 겨울에는 짠맛, 당질, 지방을 많게 하여 혈액 농도를 높이고, 혈관마찰에 의한 발열을 일으켜서 보온에 임한다. 따라서 다음과 같이 말할 수 있다.

여름에 지방, 당질의 과잉은 不可하다.

단지 체력이 저하되어 있는 사람의 몸은 여름에도 차가워져 있으므로 이렇게 해서는 안 된다. 다소 몸이 따뜻해지는 음식물을 섭취할 필요가 있다.

겨울에 주스, 과일, 생 야채는 좋지 않다. 그러나 여름이라도 차가운 것을 지나치게 섭취하면 다가오는 겨울에는 기능이 쇠약해진다.

즉 여름은 심장계가 다른 곳보다 왕성하게 작용하고 있을 때이다.

〈강의〉 여름의 심장 기능과 식사

▶ 심장의 냉각작용

지금부터는 여름과 심장이 어떤 관련을 가지고 있는가에 대해서입니다만, 이것은 이미 앞의 「洪脈」에서 약간 설명했습니다.

심장은 36.5도라는 일정온도를 유지하기 위해서 너무 뜨거워지면 냉각시켜야만 합니다. 마찬가지로 추워지면 따뜻하게 하여야 합니다. 다른 장기에서는 할 수 없는 냉각기능을 심장은 하고 있습니다. 나머지는 운반하는 기능입니다.

전신에 운반하는 기능은 심장뿐입니다. 부분교류는 체액에서 이루어지고 있습니다. 혈관이 아닌 곳이지요.

인체는 木系·火系·土系·金系·水系로 이루어져 있습니다만, 순환이라는 관점에서 말하면 인체는 水體로 이루어져 있다고도 말할 수 있습니다. 다시 말해서 체액 속에 근육과 뼈와 모든 것이 떠 있다고 생각해도 좋습니다.

인체에는 水體가 7, 8할이나 됩니다. 체액은 심장만으로 순환하고 있는 것이 아니고 임파액과 우리들이 아직 알지 못하는 체액 등이 근육층을 천천히 순환하고 있습니다. 혈관 내의 혈액은 일정한 율동을 가지고 순환하고 있습니다. 심장의 힘이 약해졌을 때는 어느 정도 다른 기관에서 代償循環할 수 있습니다.

특히 자리에 누우면 신장의 활동이 활발해집니다. 신장이 활발해진다는 것은 체액대사가 이루어지기 쉽다는 뜻입니다.

이와 같이 순환은 심장이 주로 담당합니다만, 다른 곳에서 전혀 하고 있지 않다는 것은 아닙니다.

심장은 冷熱조절을 하고 있습니다. 열이 생기면 반대로 길항하여 반드시 냉기가 있게 됩니다. 이 세상은 二元으로 이루어져 있기 때문입니다. 기능도 이원입니다. 활동하는 방법이 조금 다를 뿐입니다.

추울 때 동맥은 깊숙한 곳에서 좁게 가라앉아 있습니다. 반면에 더워지면 체표에 동맥이 나타나 혈관은 넓어지고 맥은 빨라지며 방열하게 됩니다. 이것이 냉각작용입니다. 여름이 아니더라도 이러한 맥은 몸이 뜨거워질 때 발생한다는 것을 앞에서 설명했습니다.

▶ 여름에 필요한 음식

여름에는 酸味를 많이 섭취하여 지방과 당질을 분해하고, 혈액의 흐름을 신속하게 하여 냉각을 용이하게 하고 있습니다. 陽순환 방향에는 바깥 기운이 점점 더워지기 때문에 신체의 피하지방을 제거해서 얇게 만들어야 합니다. 이 때문에 지방, 당질은 불필요하게 섭취하지 말고, 그 대신에 酸味를 섭취해서 추울 때 두터워진 피하지방을 분해시켜야 합니다. 이 분해된 지방은 새로운 세포를 만드는 영양소가 됩니다. 일반적으로 신 음식을 싫어하는 사람에게 지방이 두터운 경향이 많습니다. 酸味를 섭취하고 있는데도 비만한 경우는 지방과 당질의 섭취량이 과잉이기 때문입니다.

체질적인 요인도 있겠습니다만, 어쨌든 음식에 의해서 우리들의 몸은 변화됩니다. 물론 하루로는 무리고, 최소한 120일이 걸립니다.

조직세포에도 여러 종류와 각 층이 있어서 세포의 신진대사 방법도 세포 종류에 따라 달라집니다. 초단위로, 분단위로, 日·旬·月·四季의 단위 등으로 대사하고 있는 세포가 여러 가지 있습니다만, 최소한 120일 걸리면 일단 체질을 바꿀 수 있다고 말하고 있습니다. 체질의 변화는 세포의 변화속도에 의합니다만, 음식물에 의해서도, 사계절에 의해서도 우리 몸은 변합니다. 이런 사실에서도 알 수 있습니다만, 특히 제철음식을 섭취할 필요가 있다는 것을 알 수 있습니다.

겨울은 鹽味性, 당질, 지방 등을 보다 많이 취합니다. 鹽味는 수렴시키는 기능이 있어 추위를 막는 활동을 합니다. 당질은 지방과는 달리 피하지방으로서 보온력이 되고, 필요에 응해서 분해하고, 발열시킵니다. 그러나 동물지방을 많이 섭취하여 피하지방이 단단해져 있으면 지방을 분해하기가 어려워집니다. 동물의 체온은 인간과 달리 약간 높기 때문에 그것이 피하지방으로서 인체에 붙게 되면 사람의 체온으로는 분해되기 힘들어집니다. 식물성 유지는 저온에서도 녹기 때문에 쉽게 용해될 수 있습니다.

▶ 동물식과 식물식

우리 동양인들이 옛날부터 네 발 짐승을 먹지 않았던 이유는 여러 가지 있겠습니다만, 이 이유 중의 하나로서 장 길이와 관계 있습니다. 동양인의 장은 긴 반면, 소장의 연동운동은 약합니다. 연동운동이 약하면 그만큼 발열량이 적어집니다. 이런 경우에는 腸

內온도로 섭취한 지방질을 용해한다 하더라도 피하지방으로서 외표에 붙어 있거나, 아니면 말초혈관처럼 보온성이 적은 혈관에 부착된 지방계통은 쉽게 분해되지 않습니다. 피하지방으로서 부착되면 여름에 더워지더라도 체온냉각기능은 방해받고, 겨울에는 차가운 외부의 기온에 의해서 피하지방이 차가워지게 됩니다. 지방은 한번 차가워지면 좀처럼 따뜻해지지 않습니다. 다시 말해서 냉열 조절이 잘 되지 않게 됩니다. 혈관 벽에 부착된 것은 혈관을 좁게 하거나, 탄력을 잃게 하여 경직시키기 때문에 심박동에 변조를 초래해서 고혈압을 일으키기도 합니다. 이외에도 아직 밝혀지지 않은 많은 문제가 있을 것이라고 생각합니다.

그리고 소장연동이 약해지면 오랜 시간 음식물이 장 속에 있기 때문에 이상발효해 버립니다. 이 경우에 동물성은 이상발효만이 아니고, 여러 가지 유독균이 배양되어 미약한 식중독을 일으킵니다. 이것을 그대로 장이 흡수해 버립니다. 이로 인한 나쁜 영향이 눈에 보이고 있습니다. 식물성은 이상발효해도 독이 없습니다. 그 증거로 약간 쉰 밥을 먹어도 아무렇지 않습니다. 식물식이라는 것은 인간과는 이질성이므로 완전히 소화해서 자기 것으로 만들지 않으면 피와 살로는 되지 않습니다. 그런데 동물식은 같은 계통의 음식물이기 때문에 불완전한 소화라도 피와 살이 됩니다. 그러므로 무서운 것입니다. 인간은 동물식을 일상 섭취해서는 안 됩니다. 만약 동물식을 먹는다면 陰의 동물을 적당량 섭취하는 것이 좋습니다. 陰의 동물이라는 것은 「魚」입니다.

단지 성장기의 어린이는 동물식을 섭취해도 괜찮습니다. 왜냐하면 어린이는 신진대사가 빠르기 때문입니다. 그러나 위장이 약한 어린이는 안 됩니다. 습진이 쉽게 생기는 어린이, 상처가 빨리 낫지 않는 어린이 등은 위의 운동이 약하기 때문입니다. 유제품과 달걀 등은 좋지 않습니다. 그러한 것을 먹지 않으면 습진 등은 낫게 됩니다. 물론 정도에 따라서 치료에 걸리는 시간은 다를 수 있습니다.

위의 연동운동을 활발하게 하기 위해서는 섬유소를 많이 먹습니다. 섬유소를 매일 식사 때마다 먹으려면 현미밖에 없습니다. 야채에도 많이 들어 있습니다만, 생 야채를 식사 때마다 섭취하면 몸이 차가워집니다. 현미를 적당량 잘 씹어서 먹는 것이 좋습니다. 잘 씹지 않으면 반대작용이 되어 위장과 신장을 상하게 합니다.

짠맛은 전신을 수축시키고, 또한 혈관도 수축시킵니다. 혈관이 가늘어지면 혈관 벽과 혈액과의 마찰도가 높아지고 그와 함께 발열도도 높아집니다. 더욱이 혈액농도도 높아져 발열도를 늘립니다.

앞에 설명한 표(273페이지)에서는 여름과 겨울을 비교하고 있습니다. 旺·死라는 것은 다음에 자세하게 설명하겠습니다만, 旺·相·囚·休 중에서 旺은 힘이 가장 강할 때, 死는 止와 같으며 힘이 떨어진다는 것입니다. 脈力의 浮速이라는 것은 맥관이 최대한 확대되어 있고, 농도가 진한 혈액이 빠르게 흐른다는 것입니다.

봄에도 여름에도 지방, 당질을 좋아해서 많이 먹으면 혈관농도가 높아집니다. 그래서 浮速擴大가 되면 맹렬하게 몸이 뜨거워집니다. 젊었을 때는 괜찮습니다만, 중년이 되면 점점 혈관 벽이 약해져 탄력을 잃기 시작합니다. 결국 이와 같은 상태를 장기간 계속하게 되면 뇌출혈, 고혈압으로 됩니다.

고혈압의 대부분은 젊은 시절에 동물식을 좋아해서 많이 먹었거나 당질을 과잉섭취한 사람입니다. 어제, 그저께 고혈압이 생긴 것이 아닙니다. 그러므로 춘하추동에 맞는 제철음식을 섭취해야만 되는 것입니다.

여름에는 비타민이 많은 것과, 단백질을 많이 섭취합니다. 음료수로서는 여름에는 水性(冷性), 겨울에는 보온을 위해서 粥性(熱性)을 섭취해야만 합니다.

外氣防衛의 기능으로서는 여름에는 피하지방을 벗겨 방열하기 쉽게 하고, 겨울에는 피하지방을 두껍게 입혀 피하와 근육층을 수렴시켜 보온·방위하게 합니다. 한쪽은 냉각, 한쪽은 보온입니다.

몸이 약한 사람과 냉한 체질은 여름이라도 열성을 취할 필요가 있습니다. 왜냐하면 그와 같은 사람은 여름이 되어도 몸 안은 겨울이기 때문입니다.

병이라는 것은 기능이 저하된 사람을 말합니다. 지금까지 설명해 온 것은 표준체형에 관한 것입니다만, 현재 표준건강체는 거의 없습니다. 腎·肝기능이 저하되어 있는 사람이 대부분이기 때문에 비록 여름이라 하더라도 차가운 것을 먹을 수 있는 사람은 극히 소수인 건강체만이란 것을 잘 알아 두십시오.

16. 心과 晝

낮을 크게 구별하면 여름의 낮, 長夏의 낮, 가을의 낮, 겨울의 낮, 봄의 낮 등 다섯 종류의 낮이 있다.

① 여름의 낮=心旺中의 心旺 : 심장을 중심으로 생각하면 旺中의 旺으로써 심장의 활동이 100% 요구된다. 또한 만약 심장에 힘이 없는데 무리를 하게 되면 심장질환이 일어나든지 또는 재발한다.

② 長夏의 낮=脾旺中의 心旺 : 심장에 있어서는 脾子의 旺은 쉬는 것에 해당하므로 심장은 편안하게 일할 수 있을 때이다. 또한 심장질환이 치료되기 쉬운 때이기도 하다.

③ 가을의 낮=肺旺中의 心旺 : 심장에 있어서는 妻財拮抗의 囚인 시기의 心旺으로써 脾보다는 활동하기 힘든 조건이 되나, 겨울보다는 활동하기 쉽다. 심장질환에서 무리하면 나쁜 쪽으로 진행되기 쉽다.

④ 겨울의 낮=腎旺中의 心旺 : 심장에 있어서는 官鬼拮抗의 死의 조건에서 심장을 활발하게 움직여야만 하는 때이므로 가장 조건이 나쁘고 심장질환은 악화되기 쉽다. 혹시 힘이 없으면 사망하기 쉽다.

⑤ 봄의 낮=肝旺中의 心旺 : 심장에 있어서는 父母相生의 相에 해당하는 때이므로 심장은 일하기 쉬워진다. 만약 肝母에 힘이 없으면 심장질환의 상태는 나쁘다.

〈강의〉 五季에 있어서 낮의 기능

낮이라고 하는 것을 크게 구별해 보면 여름의 낮, 長夏(土用)의 낮, 가을의 낮, 겨울의 낮, 봄의 낮이라는 식으로 다섯 종류가 있습니다. 각각 하루 내에서 낮이라는 조건은 같습니다만, 배경으로 있는 춘하추동의 어느 계절의 하루인가에 따라서 같은 낮이라도 달라집니다.

일 년에는 春·夏·長夏·秋·冬의 다섯 개의 氣가 활동하고 있습니다. 이 다섯 개의 氣를 배경으로 해서 하루가 있으며, 하루에도 朝·晝·午後·夕·夜의 다섯 개의 氣가 있습니다. 즉 年의 五氣작용과 日의 五氣작용이 하나가 되어 활동하고 있습니다.

年에는 다섯 계절의 대기가 있고, 이 다섯 대기 속에 日의 五氣가 있으며, 이들은 크고 작은 톱니바퀴가 맞물려 돌아가는 것처럼 되어 있습니다. 다시 말해서 이들 기능의 大小가 동시에 서로 관계를 맺고 있다는 것입니다. 이 기능에 의해서 지상의 초목, 동물, 인간이 어우러져 있습니다.

그러므로 이와 같은 기능이 우리들의 몸에 어떻게 작용하고 있는가를 이해해야만 합니다. 이를 위해서는 표면적인 얕은 지식만으로는 인체의 깊은 곳까지 진단할 수 없습니다.

▶ 여름의 낮 기능

여름은 심장이 가장 활발한 때이고, 그리고 심장이 제일 많이 활동해야만 하는 계절입니다. 또한 계절 중에서도 낮이 가장 왕성하게 활동해야만 하는 때이고, 심장에 있어서 여름의 낮이라는 것은 旺中의 旺이 됩니다.

따라서 심장은 몇 명의 당번 중에서 일을 가장 많이 하는 최고의 당번에 해당하는 때이므로 100%의 활동을 요구받고 있는 것입니다. 만약 이 시기에 심장에 힘이 없으면 힘들어지거나, 질환으로 되기도 합니다.

심장질환은 心과 다른 장기와의 관계에서 달라집니다. 肝과 脾에 힘이 있으면 그 고통은 줄어듭니다만, 腎과 肺의 힘이 강하고 肝과 脾장에 힘이 없으면 상당히 고생합니다.

심장의 힘이 약해서 50정도밖에 힘이 없다면, 100에 해당하는 일을 요구받는 때이므로 심장은 이상 항진하게 됩니다. 이 결과 動悸, 현기증, 기립곤란, 소화불량 등이 그 사람의 결점에 영향을 미쳐 병을 생기게 한다든지, 또는 재발하게 합니다.

▶ 長夏의 낮 기능

長夏는 脾가 중심이 되어 활동하는 계절입니다. 脾가 활동하면서 하루의 氣는 心旺으로 되는 것입니다. 오장은 旺相死囚休와 힘을 배분하면서 당번처럼 교대하면서 활동을 하고 있습니다(『동양의학 강좌 제1권 우주와 인체의 생성원리』 참조).

長夏는 心에 있어서 휴식기에 해당하여 心 자체는 편안하게 활동할 수 있는 때입니다. 長夏의 낮이라는 것은 脾旺中의 心旺이 됩니다.

비장은 심장으로부터 보아서 어린이에 해당합니다. 이것은 비장이 소화를 담당하고 있기 때문입니다. 소화는 심장순환의 활동으로 소화가 이루어지므로 혈액의 기능은 소화의 모태가 되는 것입니다. 심장은 어머니이고, 비장은 어린이입니다. 그러므로 비장이 튼튼해서 소화력이 건전하면 여분의 혈액을 필요로 하지 않게 되고, 어머니 격인 심장의 부담이 가벼워집니다. 비장이 활발한 때는 심장이 쉬는 시기이므로 비장이 건전하면 심장은 휴식의 장이 되어 자신의 일을 편안하게 할 수 있습니다.

만약 심장에 질병이 있다고 하면 이 시기는 휴식기로서 편안하므로 쉽게 치료됩니다. 그런데 아들 격인 비장에 힘이 없으면 어머니인 심장에 부담이 생기기 때문에 심장질환도 낫지 않고 비장의 힘도 빌리 수 없게 되어 함께 쓰러집니다. 만약 아들인 비장에 힘이 있으면 어머니인 심장은 아들인 비장에 의해서 구제됩니다.

이상에서 土用인 8월 말이나 9월 초에 심장이 나쁜 사람은 비장의 힘 유무에 따라서 치료 가능과 불가능, 치료의 빠르고 늦음이 결정됩니다. 만약 비장에 힘이 없을 때는 소화성이 좋은 것을 섭취하고, 영양분이 많으나 소화가 잘 되지 않는 식사는 피하여 비장의 소화력 소모를 억제하고, 몸도 충분히 쉬게 하여 심장의 회복을 꾀하는 것입니다. 아들인 비장의 힘이 활기를 되찾으면 어머니인 심장의 도움이 필요 없게 되어 심장도 편안해집니다.

▶ 가을의 낮 기능

가을은 金氣이고 수렴기능을 하는 계절입니다.

심장에 있어서는 旺相死囚休의 囚의 계절입니다. 囚라는 것은 妻財관계를 말합니다.

심장은 더울 때에 냉각을 주로 하는 기능을 가지고 있으므로 이 때 왕성하게 활동합니다. 그러므로 심장이 왕성하다는 것입니다. 심장이 왕성하다는 것은 심장이 튼튼하다는 의미가 아니고 심장이 왕성하게 활동하지 않으면 안 되는 조건에 있다는 것입니다.

따라서 하루 중에서 낮은 심장이 활발한 때입니다. 가을의 낮이라는 것은 하루 중에서는 심장이 왕성한 때입니다만, 계절이 가을이기 때문에 이 나름대로 독특한 생리작용이 있게 되지요. 가을은 수렴, 즉 加冷으로 하강온도가 이루어집니다. 심장은 열을 관리하고 몸을 따뜻하게 해야만 합니다만, 여름처럼 그 힘을 충분히 발휘할 수 없습니다. 그것이 囚(포로신세)이기 때문입니다.

심장이 힘을 충분히 발휘할 수 있는 것은 여름입니다. 혈관이 충분히 넓어져 맘껏 활동할 수 있는 조건일 때입니다.

수렴, 단단히 조여 있는 가을에 왕성하게 활동해야만 하기 때문에 이 활동조건으로서는 長夏보다 나쁘고 겨울보다는 쉽습니다.

이와 같은 囚인 때에 심장질환은 무리하면 나쁜 쪽으로 흐르기 쉽습니다. 증상으로는 나타나지 않는다 하더라도 안은 손상되어 갑니다. 증상이 밖으로 나타나는 것과 안으로 손상되는 것은 다릅니다.

자신의 힘을 충분히 발휘할 수 없는 囚와 死의 시기는 안으로 상처 입기 쉽습니다. 예를 들면 사람에게 맞아도 자신이 불리한 조건에 놓여 있는 경우는 상대를 때리려고 하지 않습니다. 그러나 마음속에 큰 상처가 생깁니다. 이것이 內傷이고, 후에 그 안의 상처가 원인이 되어 증상으로 나타나는 것입니다. 맞아도 자신이 힘이 없을 때는 아무런 말을 하지 않고 지냅니다. 그러면 언제 증상이 나타나는가 하면 자신의 힘을 발휘할 수 있는 봄부터 여름에 걸쳐서입니다.

안으로 손상되었다는 것은 심장 자신에게 견뎌낼 수 있는 힘이 없기 때문입니다. 힘이 있으면 안으로 다치지도 않고 증상도 나타나지 않습니다.

일반사람들은 증상이 나타날 때 질병이라고 생각합니다만, 이것은 질병의 형태가 밖으로 나타난 것에 불과합니다. 이미 이 이전에 손상된 문제가 있는 것이지요. 상처 입기 쉬운 시기는 囚의 계절과 死의 계절입니다. 이 계절은 안으로 상처받기 쉽고, 일반적으로 증상으로는 잘 나타나지 않습니다만, 만약 증상으로 나타나면 중증이 됩니다.

▶ 겨울의 낮 기능

겨울의 심장이라는 것은 官鬼拮抗입니다. 자신이 자유롭게 되지 않고 심장의 힘이 발휘하기 힘든 정체 방향으로 향하고 있는 때입니다. 왜 그렇게 되는가 하면 춥기 때문입니다. 몸의 내면을 따뜻하게 하는 데에 모든 힘을 이용하는 것입니다.

겨울의 낮이라는 것은 이와 같이 죽음의 조건 속에서 심장의 기능을 활발하게 하지 않으면 안 되는 조건이 가장 나쁜 때입니다.

심장질환인 사람은 겨울에 무리를 해서는 안 됩니다. 囚인 때와 같고 증상은 나타나지 않지만 상처받기 쉬운 계절입니다.

여름의 더운 때에 자신의 힘을 자유롭게 발휘할 수 있는 사람은 겨울이 되면 반대가 되어 힘을 발휘할 수 없게 됩니다. 알기 쉽게 말하면 남쪽 사람이 추운 곳에서는 전혀 자유롭지 못한 것과 같은 이치입니다. 이것은 자신의 힘을 줄여 버리기 때문입니다. 추위에 대한 방위력이 없기 때문에 이와 같은 상태가 되는 것입니다.

官鬼拮抗이란 구박당하기 쉬운 조건이라는 의미입니다. 官鬼의 「官」이란 官廳을 말합니다. 우리들은 일상생활에서 예를 들면 관공서, 경찰, 세무서 등 모든 관청의 명령에 복종하지 않으면 안 됩니다. 우리들 마음대로는 되지 않습니다. 鬼라고 하는 것은 좋다든지 나쁘다든지 하는 것과 관계없이 우리들에게 상처를 입히려고 하는 힘을 말합니다.

아무튼 官도 鬼도 억제하는 기능인데, 이 기능이 겨울의 환경조건이 되고 있는 것입니다. 심장은 더운 때에 활동할 수 있으나, 추운 조건일 때는 정반대의 죽음이라고 하는 관계가 형성되는데 이것이 官鬼拮抗이라는 것입니다.

이와 같이 활동을 잘 할 수 없을 때에 심장을 혹독하게 사용하면 旺相死囚休의 死가 아니고 정말로 죽음에 이르게 됩니다.

▶ 봄의 낮 기능

봄의 心旺期는 어떤가 하면 봄은 열의 상승기이므로 심장은 더운 쪽으로 힘을 발휘할 수 있게 됩니다. 겨울과 비교하면 훨씬 활동하기 쉬워집니다. 따라서 활동하기 쉽다는 조건과 활동하지 않으면 안 되는 조건이 함께 오게 됩니다.

봄은 간이 왕성한 시기인데, 간장은 심장에 있어서 부모에 해당합니다. 어머니 격인 간장에 힘이 있으면 자식인 심장은 비교적 편안합니다. 만약 어머니의 간장에 힘이 없으면 봄이 되면 심장은 힘들어집니다. 그러므로 만약 봄에 심장이 이상하게 된다면 심장이 약하기도 전에 간장이 먼저 나빠져 있다는 것이지요. 旺相死囚休의 순환에서 봄은 相에 해당하는 곳이고, 이 때 심장은 활동하기 쉬운 때입니다. 만약 어머니인 간장에 힘이 없으면 심장질환은 더 나빠지게 되겠지요.

17. 心과 南

하루에서는 낮, 일 년으로는 여름철에 각각 南氣가 왕성하게 된다. 이 때의 대기압은 남쪽에서 북쪽을 향하여 흐르고 있다.

우리들은 이 夏氣・南氣를 남쪽 면에서 받아들이고 있다. 이 대기는 心氣를 왕성하게 하는 氣이고, 이 氣를 받아들이지 않는 것은 陽氣가 부족하게 되고, 겨울에 이르러서 腎 기능이 충분하지 않게 된다.

남쪽의 陽氣를 막으면 크게 和하는 경우가 적어지고, 투쟁·소송·법 위반을 범하며 편견에 빠진다. 인체에서는 뇌 질환·안질·순환기계 질환에 걸리기 쉽다.

〈강의〉 南氣는 언제 작용하는가

南은 하루에서는 낮, 일 년으로는 여름인데 그 대기를 「南氣」라고 말하고 있습니다. 다시 말해 南氣라는 것은 하루에서는 낮의 공기, 일 년에서는 여름의 공기를 말합니다. 여름의 南氣가 왕성한 이 때의 대기압은 남쪽에서 북쪽을 향해서 흐르고 있습니다.

여름, 남쪽 이외에서도 풍압이 가해지는 날이 있습니다만, 그것은 정상이 아닌 이상입니다. 순조로운 조건에서 여름이나 낮에는 남쪽에서부터 풍압이 가해집니다.

▶ 南氣와 陽氣

여름에 남풍을 받지 않는 집이 있다고 하면 그것은 그 집이 잘못 지어졌기 때문입니다. 자연계에서 대기압은 남쪽에서 북쪽으로 흐르고 있습니다. 여름이나 낮에는 우리들도 南氣를 받을 때입니다. 이 氣를 받지 않는 사람 또는 받을 수 없는 사람은 陽氣가 부족하다는 것입니다. 여기에서 陽氣라는 것은 南氣를 말합니다. 봄철의 陽氣가 아닙니다. 즉 이 陽氣는 火氣를 말하는 것이지 木氣가 아닙니다.

火氣의 南氣를 받지 않으면 陽氣가 부족하게 됩니다. 사람이 이렇게 되면 성질이 어둡게 되어 버립니다. 기분이 어두워질 뿐만 아니라, 몸의 내장 활동에서 심장 기능이 떨어지므로 陰氣로 됩니다. 만약 南氣를 받지 않는 사람으로 陽氣인 사람이 있으면, 이것은 선천적으로 陽氣가 강한 사람이라는 것을 알 수 있습니다. 만약 이 사람이 후천적으로 南의 陽氣를 받을 수 있다면 더욱더 절대성의 陽氣를 가지는 사람이 될 수 있습니다. 이와 같이 사람과 사람의 비교에서는 선천성의 문제가 있으므로 특정인을 볼 때에는 그 사람 내에서 비교해 보는 것입니다.

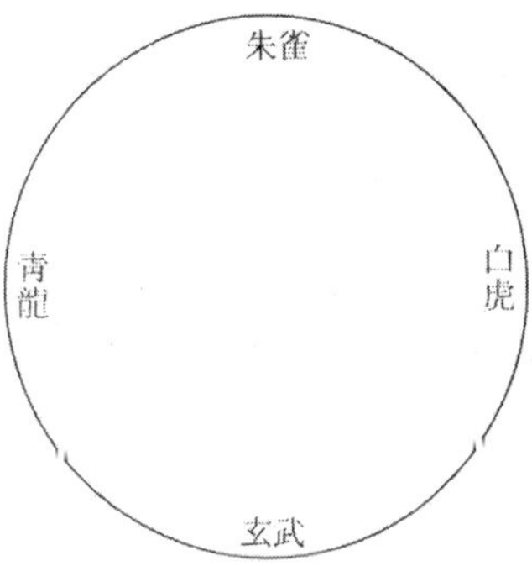

<四神 상응>

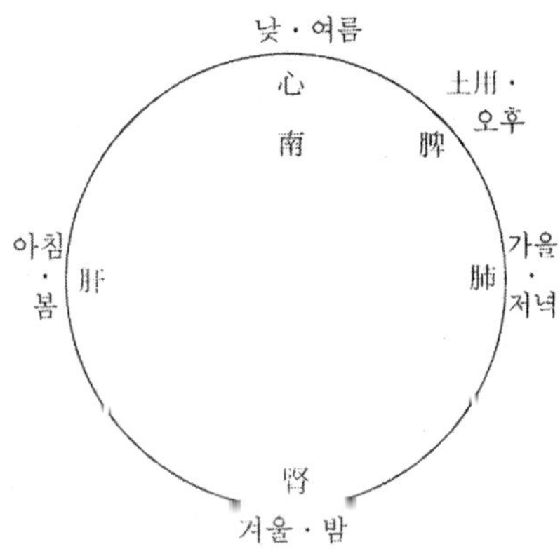

<南氣 배당표>

陽氣가 부족하기 시작하면 심장에 문제가 일어납니다. 또한 부부길항의 관계에 있는 신장에도 문제가 일어납니다. 부인에게 문제가 일어나면 곧바로 남편에게도 문제가 생기는 것과 같습니다. 결국 여름에 세포가 전부 열고서 많은 陽氣를 몸 안으로 받아들이지 않으면, 신장의 뿌리에까지 영양이 가지 않게 됩니다.

남쪽 방향의 陽氣를 막으면 大和하는 경우가 적어집니다. 大和라는 것은 큰 和라는 것으로 전체의 순환에서 균형이라는 의미입니다. 여기에서는 전체의 순환이 구석구석까지 미치는 것을 의미합니다.

陽氣가 막히면 균형이 깨지고, 人和하는 것이 적어지며, 성격이 공격적으로 되고, 투쟁·소송·법 위반 등을 범하게 됩니다. 따라서 家相을 보면 그 집에 무엇이 일어날 것인지, 어떠한 병이 생길 것인지 등을 자연의 법칙으로 유추할 수 있습니다.

그리고 인체에서는 心·腎계통의 질환으로서 뇌 질환, 안질, 순환기계의 질환에 잘 걸립니다. 여기서 안질은 시력을 잃어 장님이 되는 질환입니다. 간에서 오는 것은 신경조절이 잘 되지 않는 근시, 원시 같은 시력성의 질환입니다.

▶ 五氣와 五臟은 서로 관련한다

夏·晝·南은 기능과 방위가 모두 같기 때문에 총칭해서 火氣라고 말하고, 이 火氣는 모든 것이 포괄되어 있는 부호입니다.

火라고 말하면 계절로는 여름, 하루에서는 낮, 방위로는 남쪽, 인체에서는 심장이나 순환 또는 눈이라는 것을 바로 알 수 있습니다. 이것은 하나의 이치에서 전개되어 파생된 것이기 때문입니다.

자연적인 것은 化生되고, 膨化되어 전부 동시에 전체적으로 활동하고 있습니다. 이에 반하여 인공적인 것은 조립되어 이루어져 있다는 것을 알지 않으면 자연과학은 이해하지 못하게 됩니다.

이 化生된 힘이라는 것은 春夏秋冬, 朝晝夕夜, 東西南北과 대기의 木火土金水의 五氣로 이루어져 있습니다. 五氣는 오장을 만들어 내고, 오장은 다섯 계절의 氣를 받아 化生·膨化하는 것입니다. 그렇기 때문에 오장이 있고, 다섯 개의 손가락이 있듯이, 五·五·五·五·五로 이루어져 있는 것입니다. 이 다섯 개의 힘으로 化生되기 때문에 다섯 계통이 있는 것입니다. 폐장이 化生되기 위해서는 가을의 氣, 저녁 무렵의 氣, 수렴의 氣를 받아야만 합니다.

이와 마찬가지로 겨울의 氣, 밤의 氣, 북쪽의 氣를 받지 않으면 신장은 성장하지 않습니다. 이러한 氣를 매일, 매년, 순환을 받으면서 우리들의 몸은 만들어져 왔던 것이지요.

여름에 몸 상태가 안 좋은 사람은 심장이 왕성한 타입이 아닙니다. 만약 심장이 왕성한 타입이라 하더라도 체력상 건강을 유지할 수 없는 心旺타입입니다. 반면에 여름에 상태가 좋은 사람은 간이 활발한 타입입니다. 여름에는 간이 휴식에 들어가기 때문에 간에 힘이 있는 사람은 더워져도 편안하게 지낼 수 있습니다. 心은 가장 활동하기 쉬운 시기입니다만, 힘의 유무에 따라서 달라집니다. 힘이 있으면 물론 편안합니다만, 조금이라도 힘이 부족하면 힘들어집니다. 따라서 간에 여력이 있는 사람이 가장 좋은 상태가 됩니다.

18. 四神相應

옛 선인들은 춘하추동의 기능을 「靑龍」「朱雀」「白虎」「玄武」라고 이름 붙이고(287페이지 인쇄그림 참조), 이것을 「四神」이라고 하였다. 현재 일본에서는 일본씨름의 네 개 기둥이 靑·赤·白·黑의 房으로서 남겨져 있다.

靑房이 드리워져 있는 곳은 동쪽이고, 赤房이 드리워져 있는 방위는 남쪽을 각각 나타낸다. 이들은 방위를 나타내는 표시이지만, 실제로는 대기작용을 나타내는 것이다.

봄은 산소성이 왕성한 푸른 대기이다.

여름은 열에 의해서 산소가 상승하고, 태양의 기운이 더욱 크다. 그리고 태양의 역할이 가장 강하고 적외선이 가장 많이 내리쬐고 있으므로 대기는 빨갛게 된다.

가을은 지상의 기능이 정지되고 만물이 수렴되어 땅속으로 활동이 내정된다. 또한 하늘의 하강 기운은 서서히 줄고 천지의 기능이 위아래로 나누어지며, 지상의 대기는 原氣만으로 된다. 『易經』에서 乾이라는 것은 이 原氣를 말하는 것이며, 原氣의 색은 희다. 陰陽의 氣가 섞이지 않는 原氣는 생성기능이 전혀 없는 殺滅의 기능이다. 그래서 白虎라고 칭하고 있다. 虎는 「사람을 먹는다」라고 한다. 天道의 규칙에 어긋나는 불의의 것을 먹는다는 것으로 생겨났다.

겨울에는 생명력을 숨긴 幽玄의 黑이다.

〈강의〉「四神相應」의 원리

▶ 靑龍이라는 것은

용은 위로 올라갑니다. 봄에는 산소성의 대기가 뭉게뭉게 위로 올라갑니다. 그 모습을 「靑龍」이라고 합니다. 이 산소는 물(水)에서 생겨나는 것입니다.

용은 처음에는 땅보다 낮은 물 속에서 사나 크면 땅 위에서 활약하고, 더 자라면 하늘로 올라 「飛龍」이 됩니다. 이와 같이 해서 산소성의 대기가 상승해 버린 여름에는 땅 위의 산소가 희박해지게 되는데, 이것을 보충하려고 계속해서 물을 마시게 됩니다.

땅 위에서는 초목이 열심히 호흡해서 산소를 토해 냅니다만, 더위 때문에 질이 좋은 산소는 상승해 버립니다. 옛 사람들은 이와 같은 산소성의 대기가 상승하는 모양을 존재하지 않는 동물이지만 용에 비유해서 표현했던 것입니다.

용은 물 속에서 태어나 땅 위에서 활약하고 이어서 하늘로 올라간다—이것은 「나르는 용이 하늘에 있다」라는 뜻입니다. 즉 靑龍

은 木氣의 활동을 가리킵니다.

▶ 朱雀이라는 것은

「朱雀」이라는 것은 글자로 붉은 朱, 참새 雀으로 씁니다만, 여기에서 雀은 참새를 지칭하는 것이 아닙니다. 朱雀이라는 새가 새빨간 날개를 최대한 펼친 것처럼 여름날에 붉은 기운의 공기가 가득 퍼져 있는 大氣 상황을 말합니다. 태양의 陽氣가 빨갛게 내리쬐고 있는 모양은 마치 공작이 날개를 활짝 펴고 있는 모습과 비슷하다는 것을 표현한 것으로 火氣의 기능을 가리킵니다.

▶ 白虎라는 것은

「白虎」라는 것은 사람을 잡아먹는다, 生氣를 먹어치운다는 것처럼 가을의 殺滅의 氣를 말합니다. 초목도 잎과 열매를 떨어뜨리고, 수렴·내장하며 땅 위는 흰색 하나로 됩니다. 생명력이 없는 것은 죽여 없앱니다. 이것은 金氣의 기능을 가리키고 있습니다.

▶ 玄武라는 것은

「玄武」의 玄은 玄米의 玄이고, 또한 幽玄의 玄입니다. 玄의 의미는 「原」이나 「元」, 「源」이라는 뜻입니다. 「玄人(전문가)」「素人(초심자)」라는 경우의 玄人은 素人에 비해서 경험이 풍부하며 심오하고 중요한 것을 많이 알고 있는 사람을 가리킵니다. 이와 같은 의미가 玄입니다.

따라서 너무나 여러 가지 의미가 포함되어 있으므로 색으로는 새까맣게 보입니다. 그러나 실제로는 순수한 검은 색이 아니고 깊은 호수의 청색이나, 새파란 하늘색이 더욱 진한 듯한 색으로서 활기가 있고 생명원을 풍부하게 포함하고 있는 색입니다. 이렇기 때문에 겉으로는 알 수 없습니다만, 내면에서는 생명력이 내연하고 있습니다.

그리고 武는 지키는 기능으로서 玄武라는 것은 水系의 기능을 가리킵니다.

▶ 우리들은 「四神相應」으로 산다

가을의 殺滅의 氣에 대항하는 생명력이 있는 것은 더한층 저항력을 키워서 봄이 되면 태양에 가열되어 내장된 생명력을 발아시킵니다. 생명력이 없는 것은 가을, 겨울에 죽습니다.

이와 같은 대기의 활동은 일 년 내내 순환하고 있습니다. 이것을 우리들은 四季라 하고, 이 네 개의 대기 활동에 상응하여 살아가야만 합니다. 이것을 「四神相應」이라고 하는 것입니다. 그리고 이와 같은 입지에서 사는 것을 四神相應의 땅 위에서 살고 있다고 말합니다.

우리들이 땅 위에 사는 데에는 집이 필요합니다. 그래서 집을 짓는 방법의 중요성, 다시 말해서 家相의 중요한 의미를 알 수 있게 됩니다.

우리들은 天食·地食·人食의 三食을 섭취하여 성장합니다.

天食이라는 것은 五氣를 말하고 산소만이 아닙니다. 현대교육에서는 산소만을 호흡해서 생존하고 있는 것처럼 강조하고 있습니다만, 이것은 잘못된 것입니다. 다섯 가지의 대기를 시기에 맞춰서 각각의 필요량만큼 취하여 살아가고 있습니다. 이것이 四神相應의 氣입니다.

그리고 四神相應의 家相이라는 것은 이 天食을 충분히 섭취할 수 있는 집 짓는 방법을 말합니다.

地食이라는 것은 음식물을 말합니다. 대지는 다섯 가지의 맛을 만들고 다섯 종류의 資質을 갖는 식품—이것을 5대 영양소라고 말하고 있습니다만—이것을 먹고 인간의 형태, 육체를 만들고 있습니다. 따라서 地食은 형태의 근원입니다.

人食이라는 것은 눈과 귀로 얻습니다. 반면에 天食은 코로 들이쉬고, 地食은 입으로 먹습니다. 「聰明」이라는 글자에는 耳가 붙어 있습니다. 또한 눈은 밝지 않으면 보이지 않습니다. 이와 같이 귀와 눈이 중심이 되어 보고 듣는 것, 즉 지식이 이에 해당합니다.

이 人食을 완전히 흡수하고 있는 사람을 「耳目聰明」이라고 합니다. 귀가 밝고, 마음의 눈이 분명하지 않으면 모처럼 영양이 풍부한 人食을 섭취하더라도 소화흡수를 할 수 없습니다.

이상의 天食·地食·人食이라는 三食의 三合이 갖추어지지 않으면 완전한 생활을 유지할 수 없습니다.

19. 心과 丙丁·巳午[16)]

干支 즉 天干·地支는 나무에 있어서 줄기와 가지 같은 관계로서 하늘과 땅의 기능을 나타내는 하나의 부호이다(『동양의학 강좌 제1권 우주와 인체의 생성원리』 참조).

丙丁·巳午는 이 모두 夏氣·火氣·晝氣를 나타내는 것으로써, 이들이 陽氣왕성한 火氣를 만나면 心氣가 활발해진다.

丙=炳과 같음(여름의 초목이 번성하여 陽氣가 炳이 되며, 그 모습을 두드러지게 드러낸다. 炳은 明著火明의 의미이다.)

丁=壯·壯丁과 같음(만물이 번성·성장할 때)

16) 제5장의 주 15) 참조(p. 273).

〈강의〉「干」은 하늘의 기운,「支」는 땅의 기운

十干·十二支의 것을 干支라고 합니다. 干은 「마르다」의 의미이고, 하늘의 陽氣를 나타냅니다. 支는 지탱한다는 의미에서 땅의 기운을 나타냅니다. 그렇기 때문에 하늘의 기운과 이것을 지탱하는 땅의 기운 양쪽이 서로 어우러진 것이 干支입니다. 이것은 마치 나무의 줄기와 가지 같은 관계로 만나서, 천지의 기능을 나타내는 부호입니다. 좀더 자세하게 말하면 十干은 태양계의 기능을 나타내고, 十二支는 달의 기능을 나타내는 것입니다.

우리들에게 가장 가까운 별은 태양과 달 두 개이므로, 주로 이 두 별의 기능에 의해서 우리 인간세계가 성립하고 있다고 해도 과언이 아니라고 생각합니다. 干支는 이 두 기능이 엮인 부호이기 때문에 상당히 소중합니다.

▶ 丙丁·巳午의 기능

十干의 丙丁, 十二支의 巳午는 모두 남쪽에 위치하고 있습니다. 그리고 이 모두는 火氣에 속하고, 夏氣·火氣·晝氣를 나타내는 부호이며, 이들이 대기와 만나면 心氣가 왕성해집니다.

그럼, 이 丙丁이 우리들 생활과 생체에 어떤 식으로 응용되고 있는가를 생각해 봅시다.

우리들의 일상은 秒→分→時→日→月→年…라는 식으로 시간의 바퀴에 맞물린 윤회 속에 있습니다. 다시 말해서 24시간이라는 시간의 회전이 있는데, 이 시간의 회전이 한 번 돌면 하루, 하루의 회전이 365회 돌면 일 년, 이것이 60회면 더 큰 일 년이 된다는 식으로 이 우주는 영원히 윤회하고 있습니다. 또한 미세한 방향의 회전도 끝이 없이 일어나고 있으며, 말초세포적인 회전이 길게 계속되고 있습니다.

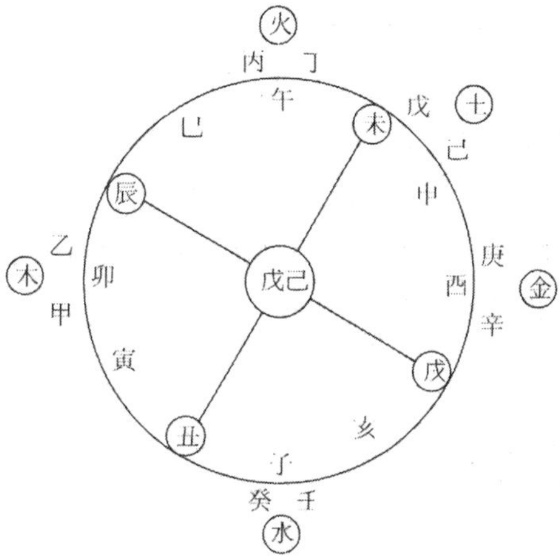

<干支와 五行>

이것을 전부 조사한다고 하면 엄청난 숫자가 될 것이고, 복잡한 생각을 하지 않으면 안 되기 때문에 좀더 이해하기 쉽도록 통일부호를 붙인 것이 干支라는 것입니다. 예를 들면 己未年 庚申日의 丙午 시각이라는 것처럼 공전과 자전과 달의 순환을 알기 쉽게 하려고 합니다.

年에 관해서 말하면 1979년은 己未年인데, 이 己未는 年부호이기 때문에 1979년 일 년간은 己와 未의 기능이 맞물리면서 이루어지고 있는 것입니다.

未는 土星입니다만, 丁火와 乙木과 己土의 세 가지 기능과 어울려 三合性과 方合性의 기능을 가지고 있습니다. 이와 같은 성질을 가진 土性이기 때문에 다른 土, 즉 戌의 土·丑의 土·辰의 土와는 다른 성질을 가지고 있습니다. 요컨대 火氣와 木氣를 가지고 있다는 것입니다.

土의 年에서 가장 편안하게 지낼 수 있는 것은 심장이 왕성한 타입입니다. 심장이 왕성한 유형은 土氣의 해가 돌아오면 비장계가 열심히 활동하기 때문에 편안하게 지낼 수 있습니다.

방금 인체를 가지고 예를 들었습니다마는, 運氣에 관해서도 동일하게 말할 수 있습니다. 즉 土의 해에는 선천적인 火系 사람은 運氣가 좋다든지 혹은 水系의 사람은 土剋水가 되므로 몸도 運氣도 좋지 않다고 합니다. 이와 같이 우리들은 선천적인 면도, 후천적인 면도 다 같이 영향을 받지 않을 수 없습니다. 그렇기 때문에 인간사는 복잡해지는 것이지요.

▶ 丙·丁은 모두 「기세 등등한」 것이다

丁이라는 것은 왕성하다는 의미입니다. 병역검사를 壯丁檢査라고 합니다. 이 단어는 젊고 기운 있는 사람을 군인으로 보내기 위한 검사입니다. 육체가 성숙했는가 어떤가를 보는 것입니다.

그리고 丁은 園丁이나 馬丁으로 사용되고 있는 것처럼 활동하는 주체라든가 담당한다는 의미도 있습니다.

그렇기 때문에 壯丁이라는 것은 오늘날로 말하면 성인이라는 것이겠지요. 어찌 되었든 왕성하다는 의미를 담고 있습니다.

丙은 繁盛·盛壯의 영역에 이른다는 의미로서, 이것도 활발하다는 것이지요.

丁의 壯(활발함)은 그 힘을 100% 발휘하고 있지 않은 아직 陰氣가 조금 섞여 있는 상태입니다. 丙쪽은 그 힘을 전부 외부로 드러내고 있는 왕성함입니다.

20. 心과 離[17]

離라는 것은 易象에서 小成八卦의 하나로 천지현상에 의해서 만들어진 火象을 대표하는 易의 부호이다. 이것은 모든 光熱, 또는 그 기능을 나타낸다. 인체에서는 심장계를 비롯하여 모든 열에 관련하고 있다.

離에는 붙다・떨어지다・보다・알다・밝다・뜨겁다・굽는다라는 뜻이 있는데, 양방향순환 운동에서 떨어져 음방향순환 운동에 붙는 「붙다」와 「떨어진다」라는 두 가지 의미를 동시에 갖고 있다.

태어난 별자리가 火星인 사람과 심장이 왕성한 타입은 다른 사람과 잘 사귀지만 바로 싫증을 느껴 깊은 교제는 오래 지속되지 않는다. 따라서 그런 사이는 가끔 만나는 것이 좋다고 생각된다.

〈강의〉「離」의 기능에 관해서

離라는 것은 『易經』에서 易象의 小成八卦의 한 이름입니다. 그리고 火의 性, 火의 의미를 가지고 있습니다. 九星에서는 九紫火星에 해당하며 光熱을 중심으로 한 기능을 가지고 있습니다.

빛이 나서 밝다는 의미부터 단지 밝다라든지, 밝기 때문에 보인다, 몰랐던 것을 알다라는 의미가 있습니다. 「본다, 알다, 밝다, 뜨겁다, 굽는다…」라는 것처럼 모든 火의 활동을 나타내는 부호입니다.

離는 일 년으로 말하면 여름, 하루로는 낮의 기능입니다. 離 글자의 의미는 도착하다・떠나가다라고 하는 거리를 나타내는 경우에 사용되며, A점에서 B점까지의 이행, 즉 A점에서 떠나가면 B점에 도착하는 기능이고, 자연운행에서서는 양방향순환 운동이 끝

17) <東醫寶鑑 心門> 【心屬物類】 在天爲熱在地爲火在卦爲离

나고 음방향순환 운동에 도착하는 경계에 있습니다.

여기서 꼭 알아 두어야 할 일은 陽에서부터 陰에 이르는 기능이라고 하더라도 도착한다는 것은 떠난다는 것을 의미하고, 또 반대로 떠나간다는 것은 도착한다는 것을 의미한다는 사실입니다. 그러므로 도착한다는 것은 그 곳에 계속해서 도착해 있다는 것이 아니고, 언젠가 또 어딘가로 떠나간다는 기능을 가지고 있습니다.

불은 탑니다. 불길이 타오르면 옆으로 옮겨 붙여 계속 움직입니다. 이러한 점에서 이동한다, 움직인다라는 성질이 있다고 보는 것입니다.

태양도 우리들을 중심으로 살펴보면 동쪽하늘에 태양이 떠서 서쪽하늘로 사라지는데, 우리들 입장에서 보면 도착하고 멀어져 가는 기능이 있음을 알 수 있습니다.

사람의 성격으로 말하면 火性의 대기를 흡수해서 생성된 사람은 火星人이라고 말하는데, 이 타입은 火氣의 성격을 가지고 있으므로 밖으로 자신의 힘을 표현하려고 합니다. 그러므로 교제 등에서는 표현적인 원심작용이 활동하여 사람과 잘 사귑니다만, 쉽게 싫증내고 다른 사람에 비해서 깊은 교제를 잘 할 수 없습니다. 사람에게 붙었다가 곧 떠나가는 타입입니다.

만약 火星의 사람과 깊은 교제를 했다고 하면 항상 만나는 것이 아니라, 가끔 만나면서도 훨씬 깊이 있는 관계를 유지하려고 하는 것이 좋다는 것이지요. 선천적으로나 후천적으로나 火氣를 많이 가지고 있는 여성은 결혼하더라도 하루종일 남편과 얼굴을 맞대고 있으면 싫어지게 됩니다.

인체로 말하면 火는 심장에 해당하는데, 이 심장은 체온의 발생작용과 방열작용의 두 가지 면이 동시에 있습니다. 즉, 심장이 활동하지 않으면 체온은 떨어지고, 몸이 차가워진다는 면에서도 火와 心은 똑같은 기능이라는 것을 알 수 있습니다.

그리고 열을 포함한 혈액이 심장을 출발하여 세포조직의 말초에 이르고 또 그 혈액은 정맥을 통하여 말초에서 출발하여 심장에 도착하는 것처럼 火의 기능은 열을 발생하면서 떠나갔다가 도착하는 일을 되풀이하고 있습니다.

21. 心과 二・七[18)]

기본숫자라는 것은 1부터 10까지를 말하는데, 이것을 五行으로 분류하면 火는 두 번째, 成數로는 일곱 번째에 해당한다.

五行에서의 火性은 二・七의 숫자이다.

(生數)	(成數)
水 = 1	腎 6(5+1)
火 = 2	心 7(5+2)
木 = 3	肝 8(5+3)
金 = 4	肺 9(5+4)
土 = 5	脾 10(5+5)

〈강의〉 숫자와 인체

숫자의 생성기전은 一・二・三・四・五라고 되어 있는 순번입니다. 이것은 인체의 생성기전이고, 아울러 우주의 활동, 만물의 생성순서입니다.

인체의 경우는 먼저 腎이 생겨납니다. 腎精體로부터 시작된다는 것이지요. 즉, 인체는 부모의 정자・난자와의 교합에 의해서

18) <東醫寶鑑 心門> 【心屬物類】 …其榮爲色其臭爲焦其數爲七

이루어지고 그것이 후천적으로 脾化·소화작용과 폐 기능에 의하여 팽창성장해 가는 것입니다. 그러므로 腎이 첫 번째입니다.

腎精體가 가장 먼저 시작하고, 다음으로 동적인 기능이 생겨납니다. 그래서 이 다음에는 심장으로 나아가는 것입니다. 그 다음에 신경과 근육이 만들어짐과 동시에 간장조직체가 만들어집니다. 더 나아가서 피부, 피부 주위의 조직체, 즉 폐장이 만들어져 가고 마지막으로 소화체인 전체의 형태가 만들어집니다. 소화계는 脾系이고 土입니다. 모양이 완전하게 갖추어져 가는 것과 거의 동시에 전체가 생성됩니다. 단지 왕성한 순서는 두 번째 火, 세 번째 木, 네 번째 金이 됩니다.

1의 水가 발생하고 있을 때에 二·三·四가 작용하지 않는다는 것은 아닙니다. 왜냐하면 자연은 이미 이루어져 있는 것이지 조립되는 것이 아니기 때문입니다.

만물의 생성순서는 水火木金土와 자연율동으로써 성립하고 있습니다. 이것이 만물을 생성하는 진리의 생성기전입니다.

6은 成數인데, 이것은 5라는 生數에 1을 더한 것입니다. 그러므로 6은 成數의 맨 처음이고, 2층에서 첫 번째이므로 6과 1은 같은 힘을 가지고 있다고 할 수 있습니다. 마찬가지로 7은 2층에서 두 번째이므로 7과 2는 같습니다. 이와 같이 5는 모든 成數의 기초단위가 됩니다.

그러므로 우주기능의 최소단위에서 최대단위가 5이고, 최소단위에서 최소단위가 1, 즉 太極입니다. 이 때문에 1이 변화한 五行을, 또 이 속에 포함되어 있는 陰陽, 이 안에 작용하고 있는 三才를 알지 못하면 우주방정식은 이해할 수 없게 되고, 결국에는 동양의학적인 사고방식까지 이해할 수 없습니다.

22. 心과 熱[19)]

심장은 五行에서는 火에 해당하는데, 이 火는 일 년으로 배당하면 여름, 하루에 배당하면 낮이다. 이 어느 것도 다른 四時와 비교하면 더운 기운이 강한데, 이것을 상징해서 火라고 하고 있다. 인체에서 열의 공급은 심장에서 하고 있으므로 열은 심장의 움직임과 활동 여하에 따라서 결정된다.

예를 들면 더위를 타는 사람은 오장 중 심장이 다른 장기보다 크고, 심장의 활동이 강하다는 것을 나타낸다. 반대로 냉한 체질은 심장의 활동이 미약하다는 것이고, 이것이 반드시 약하다고는 할 수 없다. 왜냐하면 특히 腎肝이 약해져 있으면 열원을 심장에 공급할 수 없으므로 설사 심장이 튼튼하다 하더라도 세포에까지 공급할 수 없게 되기 때문이다.

心은 인체라는 우주에 떠 있는 태양의 역할을 하고 있다.

① 우주가 고장나면 태양의 열이 지상에 미치지 않는다(전신).

② 태양이 고장나면 지상에 열이 골고루 미치지 않는다(心病).

③ 지상에 구름, 안개가 끼면 지상에 열이 하강하지 않는다(다른 장기의 병).

---

19) <東醫寶鑑 火門> 【火有君相之二】五行各一其性惟火有二曰君火人火也曰相火天火也火內陰而外陽主乎動者也以名而言形質相生配於五行故謂之君以位而言生於虛無守位稟命因其動而可見故謂之相天主生物故恒於動人有此生亦恒於動其所以恒於動者皆相火之所爲也〈東垣〉○君火者乃眞心小腸之氣所爲也相火者乃心包絡三焦之氣所爲也〈丹心〉

〈강의〉「君火」로서의 심장 기능

▶ 心은 열의 상징

心은 五行에서는 火, 일 년에서는 여름, 하루로는 낮입니다. 어쨌든 心은 열의 상징입니다.

심장은 인체에서 열 공급을 하고 있습니다만, 심장 활동만으로 열을 만들어 전신에 순환시키고 있는 것은 아닙니다. 열을 만드는 근원이 있으면 또 이를 만드는 기능이 있어야 하며, 그리고 나서 이것을 보내는 작용이 있어야 되는 것처럼, 이 모든 과정에서는 협력이 있어야 합니다. 심장 자체도 심장 벽, 혈관, 혈액이 마찰을 해서 열이 발생하고 있습니다. 여기에 덧붙여 기초적인 활동으로서 腎·肝·心이 협력하고 있습니다.

여름이라고 말하면 여름은 갑자기 오는 것이 아닙니다. 겨울이라는 토대가 있으며, 봄이라는 매개가 있고 나서야 비로소 여름이 만들어지는 것입니다. 이것은 바꿔 말하면 水性의 「冬油」가 있음으로써 봄이라는 기화작용으로 여름이라는 발화작용이 있게 되는 것입니다. 이와 같은 순서로 보면 水는 木이라는 모습으로 변하고, 이 木이라는 기능은 火라는 형태로 바뀝니다.

인체에서는 호르몬에 의해서 발열하라는 명령이 대뇌에 전해지면, 대뇌로부터의 신경명령에 의해 혈관 수축이 이루어지며, 혈액이 유동성을 증대시켜 발열현상이 일어나게 되는 것입니다. 이 과정에 대해서는 아직 해결되지 않은 많은 문제가 있습니다만, 동양의 진리로 생각하면 먼저 水-木-火라는 일련의 기전에 의해서 이루어지고, 이 다음에 土-金-水가 되어 모든 기능이 작용하고 있다고 할 수 있습니다.

그렇기 때문에 냉한 체질이라고 하더라도 반드시 심장이 나쁘다고 말할 수 없습니다. 이것은 근원이 되는 기름이 없다든지 혹은 기화작용이 나쁘다든지, 또는 발화장치에 해당하는 심장이 나쁘다든지 하는 이와 같은 모든 점을 체크한 뒤 판단하여야 하기 때문입니다.

우리들은 정확히 진단할 수 없으면 치료할 수도 없습니다. 진단하는 데에 모든 것을 알고 있지 않으면 정확하게 할 수 없지 않겠습니까. 만약에 올바른 진단도 할 수 없는데 치료를 하고 있다면 그것은 장님치료에 불과하지요. 요컨대 대충 적당하게 치료하고 있다는 것입니다. 물론 진단도 자신이 함부로 해서는 안 됩니다. 天理·자연의 원리원칙에 따르지 않으면 안 됩니다.

▶「君火」와「相火」의 관계

자연의 원리에 기초하여 이것을 지상으로 옮겨 가면, 옛 선인들은 인체의 심장을「君火」라고 하였습니다. 君火에 맞서는 말로「相火」라는 것이 있습니다. 君火와 相火가 어떻게 다른가 하면 君火라는 것은 지상에서 말하면 태양열에 해당합니다. 땅 위의 만물은 태양열에 의해서 보존되고, 잘 생육될 수 있게 되어 있습니다. 이 태양열은 직접적인 태양광선만을 말하는 것은 아닙니다. 밤 동안이라 하더라도 지구는 태양열을 간접적으로 받아서 일정한 온도를 유지하고 있습니다. 이와 같이 보온상황에 있는 일정온도·항온을 君火라고 말합니다.

이에 반하여 相火라는 것은 이 항온 속에서의 일과성 火熱입니다. 예를 들면 모닥불, 스토브의 불 등 인공적인 火熱을 말합니다. 인체는 심장을 중심으로 한 열원이 인체 전체를 36.5℃라는 항온으로 보존하고 있습니다. 이 항온이 君火이고, 이 항온 속에서 식사나 운동, 갑자기 흥분하는 등 인위적으로 일어나는 일과성 발열이 相火인 것입니다. 이처럼 相火는 君火라고 하는 항온이 있기 때문에 발휘할 수 있는 것입니다.

우리들은 성냥을 그어서 불을 붙일 때 자신의 힘으로 점화되었다고 생각하지만, 좀더 크게 생각해 보면 그렇지 않습니다. 우주에 불타는 재료가 있어서 그것을 발화했을 뿐입니다. 다시 말해서 자연의 힘으로 타고 있는 것입니다.

이상의 사실에서 相火라는 것은 君火 속의 하나의 기능임을 알 수 있습니다. 이와 같은 사고방식에서 心이란 인체 안에 태양과 같은 기능을 하고 있다고 보는 것입니다.

▶ 우주와 인체의 열작용

우주와 인체에 있어서 열작용이 충분히 미치지 않는 경우는 다음과 같습니다.

① 우주에 고장이 생기면 태양열은 지상에 미치지 않습니다.

태양은 우주의 氣에 불태워지고 있습니다. 宇宙靈氣가 없었다면 태양은 생기지도 않았고, 태양은 타오르지도 않을 것입니다. 요컨대 태양은 우주 속의 한 기능입니다. 先人은 이와 같이 상당히 큰 견해를 가지고 사물을 보아 왔습니다. 이것을 인체로 말하면 인체 전체를 못 쓰게 되면 아무리 심장이 튼튼하더라도 소용이 없다는 것이지요.

② 태양이 고장나면 지상에 열이 미치지 않습니다.

인체 전체에서 심장 이외에 모든 장기가 설령 튼튼하다고 하더라도 태양에 해당하는 심장이 손상되면 몸에 열이 골고루 미치지 못한다는 것입니다.

③ 지상에 구름이나 안개가 끼면 지상에까지 열이 하강하지 않습니다.

몸 전체가 일단 튼튼하고, 심장도 제 역할을 하고 있다 하더라도 타오를 재료가 충분하지 않거나 혈관에서 말초로 가기 힘든 조건, 즉 어깨 결림이나 근육에서 경직 등이 있으면 혈액이 돌지 않습니다. 이것은 마치 구름과 안개가 끼어 지상에 열이 골고루 미치지 못하는 것과 같은 상태입니다.

이와 같이 우주의 삼라만상도 인체도 원리는 하나이기 때문에 무엇으로 생각하든지 꼭 들어맞습니다.

君火는 나라로 말하면 나라를 관리하는 것, 한 가정으로 말하면 그 가정을 관리하는 것이고, 그 안을 지키고 운영하는 것은 相火입니다.

인간이라는 것은 五行인 木火土金水 중 어느 기운을 많이 받고 있는가에 의해 변화하는 양상이 달라집니다만, 그 역할 · 원리는 一元으로 귀납합니다.

실제 임상에서 심장이 나쁘다는 증상이 있는 경우를 가지고 이야기해 보겠습니다. 이 경우 심장 자체가 나쁜가, 전체의 기능이 저하되어 심장에 영향을 미치고 있는가, 순환계통에 장애가 있는가, 앞에서 서술한 것처럼 어디로부터 압박받아 장애가 나타나고 있는가 하는 식으로 하나씩 확인해 가는 것입니다. 이렇게 하면 원인을 알 수 있게 됩니다. 원인을 알면 치료를 할 수 있겠지요.

23. 心과 근심

「심장의 변동은 근심이 된다」라고 고전에 있지만, 이것은 심장에 변동 또는 병변이 일어나면 혈액순환이 나빠지고, 그 결과 열기가 감소해 陽性을 잃음으로써 「憂」가 된다는 것을 설명하고 있다.[20] 火力이 약해지고, 明이 적어지면 심장기능이 저하되어 냉한 체질이 되거나 혹은 小心 · 겁쟁이 · 內向性으로 된다.

---

20) <素問 陰陽應象大論> 心主舌, 其在天爲熱… 在聲爲笑, 在變動爲憂…

〈강의〉 심장과 체액의 흐름

심장은 혈관을 통하여 혈액을 몸 안으로 순환시키는 중심적인 역할을 하고 있습니다. 물론, 몸을 순환하는 것은 혈액뿐만이 아니고 다른 체액도 있습니다. 이 체액은 혈액만큼 빠르지는 않습니다만, 몸의 모든 부분에 돌고 있습니다. 그러나 체액(혈액도 포함) 순환의 중심적 율동은 심장으로 봐도 좋습니다만, 심장만으로 체액이 순환하는 것은 아니라는 점을 알아 두십시오.

心이 약하면 심장 기능의 代償을 폐·신장에서 구할 수 있습니다. 이 경우 기립자세에서는 무리이고, 반드시 천장을 향하여 눕는 앙와위를 하지 않으면 안 됩니다. 왜 앙와위를 하는가 하면 체액의 순환이 쉽게 되기 때문입니다. 체액 순환이 용이해지면 심장의 활동이 편안해지고, 부담이 적어짐과 함께 肺·腎이 체액대사를 돕습니다.

憂라는 것은 우울해한다든가 근심걱정하는 것으로, 어느 방향인가 하면 肺와 腎의 수렴·응결하는 陰的인 기능입니다. 이것은 심장의 양성기능이 감소되어 음성으로 기울어진 결과 일어난 정신상태입니다.

24. 火氣의 생성에 관해서21)

火氣의 생성에 관해서 정리하면 다음과 같이 된다.

21) <素問 陰陽應象大論篇第五> 南方生熱, 熱生火, 火生苦, 苦生心, 心生血, 血生脾, 心主舌. 其在天爲熱, 其在地爲火, 在體爲脈, 在臟爲心, 在色爲赤, 在音爲徵, 在聲爲笑, 在變動爲憂, 在竅爲舌, 在味爲苦, 在志爲喜. 喜傷心, 恐勝喜, 熱傷氣, 寒勝熱, 苦傷氣, 鹹勝苦.

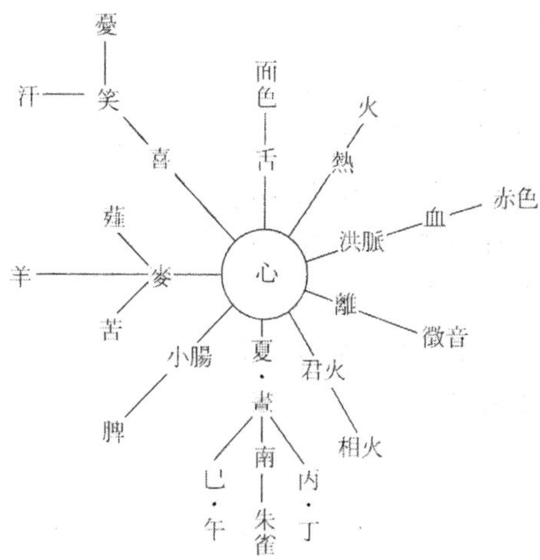

<心系 관련도>

· 하늘에 있어서는 熱이 되고
· 땅에 있어서는 火가 되며
· 사람에 있어서는 脈이 되고
· 臟에 있어서는 心이 된다
· 色에 있어서는 赤이 되고
· 音에 있어서는 徵音이 되며
· 變動에 있어서는 憂가 된다
· 竅에 있어서는 舌이 되고
· 味에 있어서는 苦가 되며
· 志에 있어서는 喜가 된다
· 南方은 熱을 발생한다
· 熱은 火를 낳는다
· 火는 苦를 낳는다
· 苦는 心을 낳는다
· 心은 血을 壓出하고
· 血은 脾를 낳는다

- 心은 舌을 주관하고
- 心은 臭를 주관한다
- 적색은 心氣에서 생긴다
- 汗의 液은 心으로부터 발생한다
- 눋는 고약한 냄새는 心으로부터 생긴다
- 心은 音을 관리한다
- 心은 火를 본뜨고 여름에 왕성하다
- 그 脈은 洪大하다
- 外候는 舌
- 神(生氣)을 臟으로 해서 血을 기른다
- 手의 少陰心經은 小腸과 짝을 이룬다
- 小腸은 腑로서 表를 관리하고 大腸經이 되며
- 心은 君主의 官(相火와 상대해서 一國, 一城의 君主)
- 心은 인체에 있어서는 하늘의 陽氣와 腎氣가 응해서 생리작용을 행한다
- 君火=항온을 만들고 있는 火熱
- 相火=일시적 생리·병리적인 온도(운동열·식사·웃음·감격·감기·티푸스 등)

〈강의〉 火氣의 성립과 기능

하늘에서는 熱과 日, 땅 위에서는 火입니다. 이것은 부호이기 때문에 부호로서 알아 두십시오.

火는 사람에게 있어서는 脈입니다. 심장순환·열·맥으로 연결됩니다. 이것은 脈動이란 것으로 심장계로부터 생성하고 있다는 사고방식입니다. 臟은 심장입니다.

색의 관점에서 말하면 심장의 활동에서 발하는 색은 적색입니

다. 얼굴 색이 좋은 것은 심장이 튼튼하다는 증거입니다. 그리고 소리는 徵音, 陰的인 변동은 근심, 심계가 항진한 陽的 변동은 웃음입니다.

竅로는 舌입니다. 竅는 口腔을 의미하고, 구강 속에 芯火인 舌이 있습니다. 구강 전체는 脾이고 芯火인 舌이 중심이 되고 있습니다. 味는 쓴맛, 志는 기쁨, 南方은 熱을 발생합니다. 그리고 열은 火를 발생하고, 火는 쓴맛을 낳습니다. 그러므로 쓴맛은 심장을 낳습니다.

심장은 혈액을 밀어 내보내고, 혈액은 소화력이 생기게 합니다. 소화성으로 形·脾力이 생기게 합니다. 심장은 혀를 관리하고, 心은 냄새를 주관합니다. 심장이 왕성한데, 이 위에 다른 조건이 더하여지면 腋臭가 나기 쉬워집니다. 腋臭의 발생기전은 이렇습니다. 즉 체열이 필요 이상으로 높으면 냄새의 원질이 따뜻해져 발열현상을 일으키는데, 이 때 체내의 고약한 냄새가 발산되는 것입니다. 이와 같이 누린 듯한 냄새는 심장 혈액의 정상적인 냄새입니다. 이것은 오히려 향기로운 냄새이지만, 이것이 변해서 腋臭가 된 것이지요.

심장이 왕성한 사람에게 腋臭가 많습니다만, 서양에서는 腋臭가 나는 사람을 좋아한다고 합니다. 이 이유는 아마 심장이 튼튼하고 熱血漢이기 때문일는지 모르겠습니다.

적색은 心氣로부터 생겨납니다. 땀, 이것도 심장의 기능입니다. 몸이 뜨거워지면 땀이 납니다.

心은 소리를 관리합니다. 소리를 만들고 바꾸는 기능은 肝木이고, 소리를 내려고 하는 근원, 즉 聲音의 원천은 腎水이고, 발성된 소리는 心火입니다. 말이 명료하지 않은 발성부조는 心肝의 변동입니다. 좀더 깊이 말하면 腎肝心의 영향입니다.

「心은 君主의 官」이라고 하는 것은 문자 그대로 보면 심장이 몸 전체의 군주라는 의미입니다만 필자는 다른 생각을 하고 있습니다. 심장이 군주의 관이라는 말은 2000년 전 선인들이 주장했습니다 다만, 심장만이 군주는 아닙니다. 몸 안에는 오장에 응한 다섯 개의 성이 있고, 거기에는 각각 성주가 있습니다. 이들을 통합하는 군주는 결코 심장이 아닙니다. 신장이나 비장 중 하나입니다. 아마도 命門腎의 뇌일 것입니다.

인체는 腎體이고 腎이 변한 것이기 때문에 腎에는 두 가지 기능이 있습니다. 하나는 君火的인 腎, 즉 腦的인 기능이 있는데 이것을 命門腎이라고 합니다. 두 번째의 기능은 우리들이 알고 있는 腎인데, 이것은 相火的인 기능을 합니다.

25. 心과 병세[22,23]

사계절에 있어서 병세는 다음과 같이 된다.

「심장병은 여름에 치료되기 쉽고, 長夏에 낫지 않으면 겨울에 악화된다. 겨울에 죽지 않으면 봄을 기다려 여름에 일어난다.」

日에 있어서 病理는 다음과 같이 된다.

- 甲・乙의 日—相 : 부담
- 丙・丁의 日—旺 : 가중
- 戊・己의 日—休 : 치유
- 庚・辛의 日—囚 : 정체
- 壬・癸의 日—死 : 악화[24]

22) <素問 藏氣法時論篇第二十二> 病在心, 愈於長夏, 長夏不愈, 甚於冬, 冬不死, 待於春, 起於夏, 禁溫食熱衣.

23) <東醫寶鑑 心門> 【心病間甚】 病在心愈在長夏長夏不愈甚於冬冬不死持於春起於夏 ○心病者愈在戊己戊己不愈加於壬癸壬癸不死持於甲乙起於丙丁○心病者日中慧夜半甚平旦靜<內經>

24) <素問 藏氣法時論篇第二十二> 心病者, 愈在戊己, 戊己不愈, 加於壬癸, 壬癸不死, 待於甲乙, 起於丙丁.

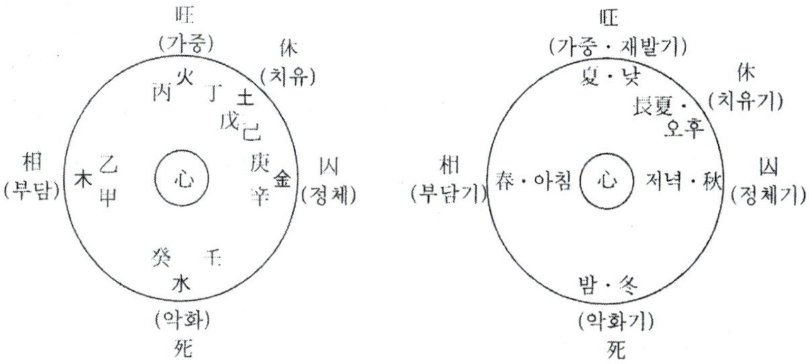

<사계와 시간의 병세>

〈강의〉 심장병의 旺相死囚休

심장병의 경우, 長夏는 旺相死囚休 중 休에 해당하므로 치유기에 속합니다. 가을은 囚期이므로 정체됩니다. 겨울은 相剋이 되기 때문에 악화되는 시기입니다. 봄은 심장 자신이 중심이 되어 왕성하게 활동해야만 되는 여름 바로 앞 계절이기 때문에 부담되는 시기입니다. 그리고 여름이 되면 왕성해지는데, 이 때 힘이 없으면 재발하거나 발병하거나 합니다.

朝·晝·午後·夕·夜의 24시간도 마찬가지입니다. 예를 들어 심장이 나쁜 사람이 낮 동안에 증상이 나빠진다고 하면 정말로 심장이 안 좋은 사람입니다. 오전에 상태가 나빠진다고 하면 간에서 영향받아 심장이 나쁜 것입니다. 한밤중에 상태가 나빠지는 사람은 신장이 약해져 있는 사람이고, 저녁때 상태가 나빠지는 사람은 폐장으로부터 영향받고 있다는 것을 알 수 있습니다.

다음으로 日의 병리에 관해서 서술해 봅시다.

예를 들어 오늘이 甲의 날이라고 합시다. 그러면 木의 旺動으로 간장이 지나치게 운동하는 시기가 됩니다. 심장이 나쁜 사람은 간장 다음으로 좋지 않습니다. 脾의 소화계가 나쁜 사람은 이 날은 악화되는 날입니다. 그러므로 이 날에는 조금이라도 과식해서는 좋지 않지요. 난폭해지면 악화됩니다. 발증하는 날은 脾의 소화계인 戊己날입니다. 요컨대 증상이 나타나는 것은 旺할 때입니다.

26. 心의 實邪[25)]

심장에서 심한 熱邪가 발생하면 逆剋관계에 있는 腎水를 무시하고 順剋의 肺金을 억제시킨다. 이 치료법은 水와 金을 충실하게 하여 邪熱의 火氣를 누르며, 나아가 心邪를 瀉함으로써 肺金을 구한다.

심장병은 寒을 싫어하고 風濕을 좋아한다.

열에 부딪치는 것을 금한다.

쓴맛이 지나칠 때는 心肺를 상하게 한다.

◑ 心實邪의 증상

① 가슴 안쪽이 아프다(胸內痛)

② 가슴이 꽉 차서 메인 듯한 느낌이 난다(胸支滿)

③ 옆구리가 아프다(脇下痛)

④ 어깨 등줄기, 견갑골 밑이 아프다(肩背, 肩胛下痛)

⑤ 팔 안쪽이 아프다(上腕內側痛 : 心經, 心包經, 小腸經絡의 경련과 통증)

⑥ 웃음을 그칠 줄 모른다(지나치게 웃는다)

25) <東醫寶鑑 心門> 【心病虛實】 心藏脉脉舍神心氣虛則悲實則笑不休○心實則胸中痛脇支滿脇下痛膺背肩胛間痛兩臂內痛心虛則胸腹大脇下與腰背相引而痛〈靈樞〉○心藏神神有餘則笑不休神不足則悲〈內經〉

◑ 心虛邪의 증상(心氣不足)

① 胸下와 下腹部, 배와 허리가 함께 당기면서 아프다(脇下及下腹部, 背及腰之相關急痛).

② 가슴이 요동친다(가슴이 두근두근한다).

③ 심장이 심하게 맥박친다(動悸).

④ 얼굴에 생기가 없으며, 안색이 좋지 않다.

⑤ 혀가 둔하다.

⑥ 근심걱정이 많다.

〈강의〉 심장병과 다른 장기와의 관계

질병에는 實邪와 虛邪의 구별이 있습니다. 체력이 충실한 實證유형은 實邪가 붙습니다. 또한 체질이 약한 虛證유형은 虛邪가 붙습니다. 만약 虛證유형에게 實邪가 들어오면 그것은 죽음을 의미하고, 病證으로서는 성립할 수가 없습니다.

▶ 심장에 邪熱이 들어온 경우

심장병에서 熱邪가 왕성하면 腎水를 업신여긴다는 문제에 대해서 먼저 설명해 봅시다.

腎水는 본래 心火를 가장 억제하기 쉬운 성격을 가지고 있습니다. 心火의 힘이 100일 때 腎水의 힘도 똑같이 100이라면 평형을 이루고 있어 좋습니다만, 그럼처럼 心이 100일 때 腎이 70과 같은 상황이 되면 힘의 균형이 무너지게 되어 夫唱婦隨가 거꾸로 됩니다. 즉, 水剋火 현상으로 水가 남편, 火가 부인으로 水인 남편이 火인 부인을 제어하는 것이 정상적인데, 지금과 같은 상태에서는 남편인 水가 힘이 약하므로 火인 부인을 따르지 않으면 안 되게 됩니다. 그래서 「업신여긴다」라고 하는 것입니다. 업신여긴다는 것은 원래는 순종하면서 따라야 당연한 것이지만 따르지 않고 오히려 거역하는 하극상의 상태를 말합니다.

보통 질병의 경우 腎은 肺와 협력해서 일정한 보온과 일정한 滲透壓을 유지하려는 작용을 하고, 心은 발열작용을 함으로써 治病, 克服에 최선을 다합니다. 그러나 心에 병사가 들어가면 心은 36.5℃의 항온을 유지하려고 하는 腎의 힘을 부수고 이상열을 발생시킵니다.

심장질환에서 心이 혼자 항진하고 있는 경우, 심장의 힘이 70에 불과한데도 불구하고 항진하여 100이 되었으나 다른 장기의 힘이 70밖에 유지하고 있지 않은 경우도 있고, 또는 심장이 정상적인 힘 100을 유지하는데 다른 장기의 힘이 70으로 떨어져서 심장이 혼자 항진하고 있는 경우도 있습니다. 결론지으면 심장의 힘이 일과성이든, 또는 체질적이든지 불문하고 항진하고 있을 때에 심장에 病邪가 들어오면 더한층 병적 항진이 더해진다는 것입니다.

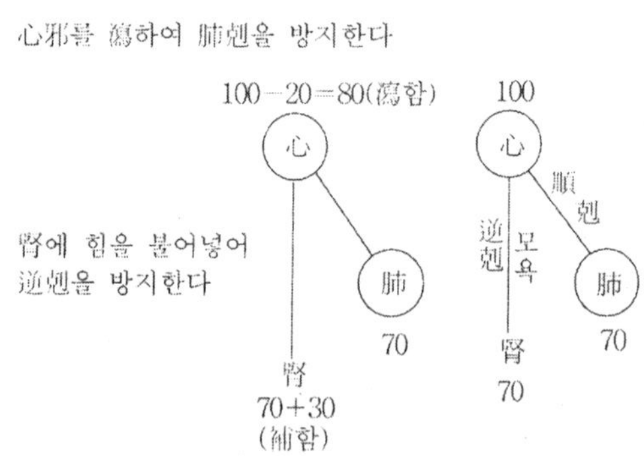

<五臟系의 剋制>

이와 같은 경우의 心熱은 邪熱이며 항온을 만드는 열이 아니므로, 다른 장기를 억제하기 쉬운 이상적인 열입니다. 특히 順剋의

肺金 쪽으로 相剋의 힘이 미치고, 나아가서 逆剋의 남편인 腎水까지 무시하게 됩니다.

이와 같은 경우는 腎水를 도와서(70+30=100으로 한다) 항진한 心熱을 가라앉힙니다. 즉, 일정한 온도를 유지하려고 하는 腎을 보완하여 힘을 강하게 해 주면, 水制火가 되어 心의 邪力을 억제할 수 있습니다. 心을 제어함으로써 肺金을 구할 수 있는 것입니다. 肺金을 구해 주지 않으면 연이어 肺系에 관계되는 병에 걸립니다.

폐에 있어서 가장 무서운 것은 역시 心의 邪熱입니다. 폐가 약한 사람이 뜨거운 방에 들어가면 후텁지근해서 가슴이 답답해지는데, 이것은 다른 어떤 사람보다 더위에 약하기 때문입니다. 이것은 여러분들도 잘 아는 火剋金현상이지요. 그렇기 때문에 폐결핵인 사람의 전지요양은 가을 같은 계절이 가장 좋다고 할 수 있겠지요. 가을이야말로 폐가 가장 활동하기 쉽기 때문입니다. 이와 같은 기본원리를 알면 어디에서 전지요양을 하면 좋은가 하는 것까지 바로 알 수 있을 것입니다.

▶ 「心邪를 瀉한다」라는 것은

心邪를 瀉한다는 것은 심장의 힘을 빼내어 약하게 한다는 것이 아닙니다. 心邪에 의해서 병이 생긴 것이기 때문에 발병을 치료한다는 것도 心邪를 밖으로 내몬다(瀉한다)는 것입니다.

간단히 말하면 머리에서는 머리를 차게 하는 것이 心邪를 瀉하는 것이 됩니다. 차게 한다는 것은 水의 기능이기 때문입니다. 심장계 그 자체를 瀉한다는 것은 대단히 어려운 일이지만, 經絡을 이용해서 심장의 힘을 내리는 것은 가능합니다. 예를 들면 少商穴을 瀉血해서 邪熱을 내립니다.

심장질환에는 심장 본래의 질병은 드물기 때문에 심장에 직접 영향을 미치지 않으면서 그 원인, 방해꾼을 제거해 주는 것이 바로 心의 邪를 瀉한다는 것이지요. 다시 말해서 다른 장기의 힘이 떨어졌을 때에 심장의 항진이 잘 일어나므로 대부분의 경우 다른 장기를 보완해 주면 좋게 됩니다.

心病은 寒을 싫어한다는 것은 水剋火의 相剋현상으로 알 수 있는데, 즉 旺相死囚休로 말하면 寒・水・冬은 死에 해당하여 가장 나쁜 조건이 되기 때문입니다.

바람을 좋아한다는 것은 바람은 木氣인데 이 木氣가 火를 相生하여 심장을 돕기 때문이고 旺相死囚休에서 相에 해당합니다.

濕을 좋아한다는 것은—여름의 火에서는 심장에 힘이 없는데도 왕성하게 활동해야만 합니다만—濕은 土氣이고 火에는 子에 해당하기 때문에 相生의 조건이 되고 旺相死囚休의 休에 해당하기 때문입니다.

熱과 마주치는 것을 금한다는 것은 더위에 맞부딪치면 심장은 왕성하게 활동하지 않으면 안 되기 때문입니다. 심장병이라는 것은 심장에 생리적으로 대처하는 힘이 없기 때문에 그 이상의 활동을 강요당하면 좋지 않습니다. 그러므로 旺하는 것을 싫어합니다. 어떠한 질병이라도 그 질병에 해당하는 臟器가 너무 旺하는 것은 좋지 않지요.

쓴맛이 지나치면 힘이 없는 심장을 旺하게 해서 不正亢進시키므로 결국에는 自剋이 되어 좋지 않게 됩니다. 지나친 쓴맛은 힘이 없는 심장을 旺하게 해서 없는 힘까지 무리하게 움직이게 합니다.

〈강의〉 心實邪의 症狀

▶ 實邪・虛邪라는 것은

實邪는 빼 주고, 虛邪는 보완한다—힘이 없으면 빌려주고, 힘이 지나치면 조금 누그러뜨려 주는 것이 원칙입니다. 다시 말해서 지나친 것은 빼 주고, 부족하면 보충합니다.

사람은 균형을 유지하고 있는 것이 가장 건강하다는 것이고, 균형이 깨지면 질병이 되는 것이지요. 그러므로 補瀉의 목적은 평형・중용을 유지시키는 것입니다. 단지 이미 앞에서도 말했습니다만, 心을 瀉하는 경우에만 직접 心을 瀉해서는 안 된다는 것입니다.

체력이 약한 사람에게 일어나는 증상과 체력이 강한 사람에게 일어나는 증상은 다릅니다. 체력이 강하고 튼튼한 사람이 일단 감기라도 걸리면 큰일입니다. 왜냐하면 병은 깊고, 크고, 통증이 심하게 되기 때문입니다. 그것은 힘이 크기 때문입니다. 그 대신에 이와 같은 사람은 좀처럼 감기에 걸리지 않습니다. 그렇기 때문에 갑자기 죽어 버리는 즉, 돌연사의 경우에는 주로 實證유형에서 많습니다. 이에 반해서 몸이 약한 사람은 조금 아프더라도 민감하게 반응하므로 병 그 자체는 크게 확대되지 않습니다.

통증에도 實痛과 虛痛의 구별이 있습니다. 實痛 쪽은 實유형의 사람에게, 虛痛은 虛유형의 사람에게 일어납니다. 강한 통증은 實痛에 들어갑니다. 아파하는 사람, 즉 實유형 쪽이 병은 잘 낫습니다. 아파서 크게 소란을 피우는 편이 치료되기 쉽다는 것이지요. 그러므로 어린이가 아프다고 난리를 피울 때는 괜찮습니다. 반대로 아무 말 하지 않고 있을 때가 오히려 무섭지요.

▶ 胸支滿

支滿이라는 것은 꽉 찬다는 의미입니다. 胸脇苦滿 등에 사용됩니다. 괴로워서 메인다, 또는 막힌다는 뜻이지요.

심장에 부담이 가면 점점 심장이 비대해져 갑니다. 이 비대해짐에 따라서 支滿현상이 일어납니다. 만약, 심장의 힘이 100일 때, 300으로 사용된다면 심장의 부담은 커지고, 과중노동을 하지 않으면 안 됩니다. 그렇게 되면 심장 그 자체는 비대해지고, 심장 주위의 근육도 비대해져 가슴이 꽉 막히게 됩니다.

心에 생명력 한계 이상으로 부담이 가면, 이번에는 반대로 심장은 경직되어 협심증과 심근경색이 됩니다. 요즈음은 심장병이라고 하여도 간에 기인하고 있는 경우가 많기 때문에 지금 설명한 것과는 다소 차이가 납니다.

▶ 脇下가 아프다

腋窩, 胸脇을 말하는데, 즉 肋骨 옆이 아픈 것입니다. 鳩尾(명치)의 心下痞硬도 포함됩니다. 心下痞硬은 심장과 간이 나쁘기 때문에 일어납니다.

▶ 肩背 · 肩甲 아래가 아프다

肩甲下는 대개 膏肓穴에 해당합니다. 이 膏肓을 일반적으로 '고맹'이라고 잘못 읽는 경우도 많은 것 같습니다. 흔히 「고황에 병들었다」 등으로 사용되기도 합니다. 이것은 병이 고황에까지 들어가면 너무 깊어서 치료하기 힘들다는 의미에서 나왔으며, 이 의미가 바뀌어 현재는 어떤 일에 열중한다든지, 고집스럽게 매달리는 경우에 사용되고 있습니다.

고황까지 아픈 것은 腎 · 肝의 병이 심장에까지 와 있음을 나타내므로 重症입니다. 현대인의 대부분은 고황을 앓고 있습니다. 그러므로 힘이 없고 끈기도 없습니다. 어린아이까지 고황의 통증을 느끼고 있기 때문에 이런 어린아이들이 성인이 된 후를 생각하면 앞으로는 좀더 중증환자, 반건강체가 늘어날 것이라고 생각합니다.

이와 같은 병은 약 등으로는 쉽게 낫지 않습니다. 섭생요법을 위주로 하며, 근육 경련 등의 경우는 침구가 효과가 있습니다.

다시 말하여, 肩甲下 특히 고황 부위의 통증 정도는 심장에 영향을 미치고 있다는 것을 꼭 알아 두십시오.

▶ 上腕內側이 아프다

上腕內側에는 심장계의 經絡인 心經·心包經·小腸經이 달리고 있으므로 심장에 병이 들면 여기에 통증을 발합니다. 心과 소장은 형과 누이동생같이 길항을 하고 있습니다. 그리고 서로 이웃이 되어 經도 지나가고 있기 때문에 이 곳이 아픈 사람은 心·小腸이 안 좋은 사람입니다. 이와 같은 사람은 자주 팔목관절을 구부리고, 새끼손가락을 안쪽으로 해서 가슴으로 물건을 끌어안는 듯한 자세를 취합니다.

<遠心性의 종류>

폐가 나쁜 사람(특히 폐결핵)은 가슴 쪽에서 팔꿈치를 구부리고 손목을 늘어뜨려 마치 유령 같은 모습을 합니다. 이것은 폐·대장

의 經이 橈側·拇指側을 달리고 있기 때문입니다.

옛날에는 폐병(즉, 폐결핵)에 걸린 사람이 많았는데 폐병에 걸리면 폐의 어머니인 脾土의 소화계가 약해지는데 이 때문에 바짝 말라서 사망하는 경우가 많았던 것입니다.

▶「웃음이 지나치다」

심장의 기능은 원심성의 기능인데, 이 기능은 오장 중에서도 心이 가장 강하므로 외측으로 작용합니다. 간은 구심성에서 전환하여 원심성으로의 출발점에 해당합니다. 자동차를 예로 들면 간은 저속에서 2단기어로 바꾸는 경우에 해당하고, 심장은 2단에서 5단기어로 가는 상태입니다.

앞 페이지의 그림과 같이 간은 내면에서 바깥을 향해 활동하고, 심장은 바깥에서 원심성으로 활동하고 있습니다.

예를 들면 木系유형의 겉치레를 좋아하는 사람은 아직 내향성이 있습니다. 대화를 해 보면 심리적인 경우가 많습니다. 그러므로 밖으로 드러내기 위해서 거짓말조차 하는 경우도 있습니다. 火系유형의 겉치레를 좋아하는 사람은 외향성이고, 밖을 치장하려고 합니다. 이것은 나쁜 면입니다. 좋은 면으로 발휘하면 가지고 있는 힘을 멋진 말로 한다든가, 아니면 훌륭한 문장으로 한다든가 하는 표현성의 기능으로 됩니다.

이와 같이 기뻐 웃는다는 것은 원심성을 말합니다. 그것을 木系로 표현하는 경우에는 마음속의 기쁨입니다. 火系는 밖으로 표현하는 기능이므로 火系에서는 밖으로 터져 나오는 기쁜 웃음으로 됩니다.

웃음으로 표현하면 木系는 마음속의 웃음이기 때문에 얼굴표정만을 움직여 웃는 정도의 웃음입니다. 그런데 火系가 되면 표현이 커지기 때문에「와, 하하하」하고 크게 웃는 상황입니다. 양쪽 모두 양방향순환 운동성인 것만은 변함 없지만, 정도가 다르고 표현 상태가 다릅니다. 봄의 간이라는 것은 아직 陰이 들어 있는 陽氣이고, 여름의 심장은 陽中의 陽이기 때문에 양방향순환 운동으로서는 동일성을 가지고 있습니다만, 미묘한 차이가 있는 것이지요.

운명학에서는 木性인 사람도 표현력이 있고, 火性인 사람도 표현력이 있다고 말하고 있습니다만, 이것은 엄밀하게 말하면 동일성을 가지면서도 작용이 다르다는 것을 구별하지 않으면 안 됩니다. 다시 말해서, 기뻐 웃어 마지않는다는 것은 心이 병적으로 크게 亢進하고 있음을 나타내고 있는 것입니다.

〈강의〉 心虛邪의 증상

심장이 약해져 있으면 腹筋과 등허리의 근육이 당기고 아프게 됩니다. 횡격막보다 윗부분은 心·肺가 관리하고 있고, 횡격막보다 아래, 즉 하복부나 허리는 腎·肝이 관리하고 있습니다. 특히 腎의 증상은 小腹이라고 해서 아랫배에 나타납니다. 이 곳을 우리들은 흔히 「丹田」이라고 합니다.

그러므로 단전이라는 것은 腎의 힘입니다. 근본적으로 心이라는 것은 腎의 기능입니다. 신이라는 뿌리에 대하여 심장의 기능은 그 잎의 힘에 해당합니다. 따라서, 본래의 심장은 단전에 있습니다. 단전이 심장의 뿌리입니다. 우리들이 말하고 있는 심장은 하나의 심적 활동을 하는 심장이고, 신장이라는 것은 생명을 담당하는 심장입니다. 그렇기 때문에 이것을 「命門腎」이라 합니다.

아무리 심장이 튼튼하다 하더라도 뿌리에 해당하는 신장의 숨이 끊어지면 끝장이지요. 또한 이 命門腎은 뇌와 관련하고 있습니다. 뇌라는 것은 五行에서 腎인데, 이것을 좀더 정확하게 말하면

腎의 근원을 이루고 있는 「腎元」입니다.

▶ 腰痛의 心下部 당김

腰筋, 背筋, 腹直筋은 모두 연결되어 있습니다. 체력이 없는데 심장조차 약한 사람은 어떤 경우라도 신장의 힘이 약해집니다. 신장과 심장은 상관관계에 있으므로 앞에서 말한 心下部가 당기는 증상은 하복부·복직근의 경련으로 되고, 허리와 배에 이르기까지 경련이 일어나게 되지요.

요통에는 복직근이 硬縮되어 있는 경우와 腰筋이 硬縮되어 있는 경우가 있습니다. 노인에게서 자주 볼 수 있는 앞으로 굽은 자세는 腎이 약함으로써 복직근이 당겨지고, 등이 둥그렇게 되어 아랫배만 나오게 되는 것이지요.

복직근의 경련이 일어나면 복직근의 겉면에 있는 피하지방이 앞의 아랫부분으로 불거져 나옵니다. 그렇기 때문에 하복부가 아래로 쳐지는 것은 복직근이 당겨진 것이고, 또한 腎이 약하다는 증상입니다.

복직근과 허리근육에서 경련이 일어나면 요통이 됩니다. 나아가서 그것이 背筋에 미치고, 下肢에서는 발 근육의 경련으로까지 파급되어 갑니다.

복직근이 당겨서 요통이 된 것은 치료가 몹시 어려워지겠지요. 이 경우 등(背)을 치료하는 것도 하나의 방법이겠습니다만, 복부·발을 치료하지 않으면 안 되며, 어느 정도 腎의 힘이 되살아나지 않으면 복직근의 경련은 고칠 수 없게 됩니다.

일반적으로는 복부의 要穴인 天樞 등에 火鍼을 놔서 따뜻하게 해 줍니다만, 이와 동시에 발도 치료하지 않으면 안 됩니다. 아무튼 무릎관절의 앞쪽에서 경련이 일어난 사람은 반드시 복직근이 당겨져 있습니다.

腹直筋과 大腿四頭筋과 脛骨筋은 대체로 하나의 근육이라고 생각해도 좋습니다. 다시 말해서, 한 부위에서 경련이 일어나면 다른 부위에서도 같이 경련이 일어난다고 생각하면 좀더 이해하기 쉬워질 것입니다. 그리고 어느 쪽에 경련이 일어나는지는 그 사람의 체질과 병의 상태에 따라서 다르며, 증상이 나타나는 부위가 그 사람에게 핸디캡이라는 것을 알 수 있습니다.

이처럼 심장이 약하고 증상이 나쁘면 心下部・腹部가 단단하게 경련이 일어납니다. 이것은 심장과 소장이 형과 누이동생 사이로 길항하고 있고, 소장은 복부의 심장이기 때문에 복직근도 긴장되기 때문입니다.

▶ 가슴이 두근거린다

가슴이 요동을 치는 것은 통증이 나타나기 전의 증상입니다. 가려움증은 이것과는 또 다른 증상인데 虛해져 있을 때에 열이 가해지면 일어납니다. 가려움증이 있는 사람은 心肺의 균형이 나쁘다는 증거입니다. 폐는 수렴하는 기능이고, 심장은 이와 반대로 바깥으로 확장하려는 기능이 있습니다. 이들은 모두 다 피부표면에서 작용합니다만, 심장의 힘이 강하여 폐의 힘을 넘어뜨리면 가려운 증상이 나타납니다. 이것을 다시 한번 확인하기 위해서는 脈診・腹診을 합니다.

훌륭한 의사는 사람의 얼굴색만 봐도 알 수 있습니다. 한방의 진단에는 望聞問切이라는 방법이 있습니다. 이 望聞問切을 하기 위해서는 이와 같은 근본진리를 몰라서야 되겠습니까.

▶ 심장이 심하게 두근거린다(動悸)

심장이 일정한 기능으로 뛰고 있을 때는 動悸는 일어나지 않습니다만, 정상이 아닌 작용을 하면 動悸가 생깁니다.

예를 들어 심장이 정상적인 활동인 100 이상의 작용을 한다든지, 혹은 다른 臟器는 정상인데 심장만이 정상수치를 밑돌아 50밖에 없어 100의 힘을 발휘하지 않으면 안 되는 경우에는 심장이 항진하여 動悸가 일어납니다.

▶ 생기가 없으며 얼굴색이 좋지 않다

어딘가에 홀린 듯하여 멍청하며 얼굴색이 좋지 않은 것은 심장이 약하고 혈액순환이 나쁘다는 것을 뜻합니다. 혈색은 본래 붉은 색입니다만, 혈색이 없다는 것은 심장이 나쁘다든지, 아니면 다른 장기가 심장보다 상회하고 있다는 것을 의미합니다. 혈색이 있고 없다는 것은 얼굴색이 좋고 좋지 않다는 것과 같습니다. 그러므로 희더라도 붉은 기가 없는 것은 다른 장기와 비교해서 심장의 힘이 약하고, 폐의 힘이 심장보다 상회하고 있을 때입니다. 폐가 지나치게 왕성하면 金剋木으로 肝이 약해지고, 움직이는(動) 기능을 담당하고 있는 간의 기능은 억제당합니다. 이와 같은 사람에게 강렬한 운동은 체질적으로 맞지 않습니다.

또한, 표준색보다 붉은 기가 강한 사람은 심장이 왕성하고, 심장이 활발하다는 것을 나타냅니다. 아울러 활동적이면서 발한성이 강하며 정열적이라는 것을 나타내 주므로 앞으로 계속하여 새로운 쪽으로 발전해 갈 사람이라는 것을 알 수 있습니다.

이처럼 아주 작은 증상이라도 여타 모든 것을 알 수 있겠지요. 예부터 얼굴색을 보는 것만으로도 정확한 진단을 한다고 합니다만, 이와 같은 이론적 배경이 있기 때문에 가능하지 않겠습니까. 실제 환자를 대할 때에 환자 자신의 얼굴에서 이와 같은 현상이 나타나므로 수많은 경험을 통하여 안다는 것은 하등 이상한 것이 없다고 생각합니다.

▶ 혀가 굳어진다

혀는 心苗입니다. 혀가 길게 뻗어 나오는 사람은 심장이 강한 사람입니다. 어린아이의 혀는 길게 나옵니다. 이와 같은 사실에서 알 수 있듯이 혀가 길면 심장이 튼튼하다는 증거입니다. 이에 반해서 노인은 혀가 굳어지고 짧습니다. 이것은 심장이 약하다는 것을 나타내고 있습니다. 혀가 굳어지는 상태는 심장이 쇠약해지고 있다는 증거입니다.

▶ 근심걱정으로 슬퍼한다

본래 심장은 陽氣의 장기입니다만, 심장이 허약해서 병으로까지 발전하면 陽氣를 잃고 陰氣가 됩니다. 陰氣라는 것은 슬퍼하고, 근심걱정하는 성질이 있습니다.

원심성은 陽氣인데, 원심성에서 구심성으로 수렴하는 기능은 침착성이 됩니다. 이것은 金性인데 이 단계를 지나면 구심성이 강하게 작용하는 陰氣로 됩니다. 침착성이라는 것은 음방향순환운동 시작이고, 근심걱정으로 슬퍼한다는 것은 음방향순환운동이 강하게 작용하고 있다는 것을 말하지요. 심장은 양방향순환운동의 기능인데, 이와 반대의 기능으로 된다는 사실은 심장이 약해져 있다는 것이지요.

그러므로 심장이 약하든지 혹은 체질적으로 다른 장기에 비해서 심장의 힘이 저하되어 있으면 陽氣가 아닙니다. 만약 陽氣라면 그것은 일과성입니다. 이와 같이 심장이 왕성한 타입이 아닌데 陽氣를 가장하고 있는 사람은 집에 돌아가면 침울해한다는 것을 발견할 것입니다.

요컨대 근심걱정으로 슬퍼하는 것은 음방향순환작용이고, 虛한 심장에 기인하는 것이지요.

이상의 諸症은 심장의 기능 여하에 따라서 발증한 것이므로, 왜 이와 같은 증상이 나타나는가를 또한 알지 않으면 안 됩니다.

심장질환의 증상은 주로 횡격막보다 윗부분에 나타납니다. 上肢의 뿌리는 心肺이고, 발의 증상은 肝腎이 나쁘기 때문에 나타나는 것입니다. 그렇기 때문에 발에 나쁜 증상이 있다는 것을 진단하면 肝腎이 나쁘다는 것을 알고, 그런 다음 다른 장기와의 相生相剋도 생각하여 어느 經을 補瀉할 것인가를 결정합니다. 이런 계산을 할 수 없으면 능숙한 치료도 할 수 없습니다.

27. 心과 脾

心과 脾는 火生土의 母子相生 협력관계에 있으므로 脾胃의 소화력·흡수력의 기능은 혈액순환에 의해서 도움을 받으며, 또한 脾의 힘도 길러 주고 있다(意氣發生).

심장이 약하면 열이 적고, 脾의 힘도 왕성하게 할 수 없으며 소화력·흡수력도 떨어지고 몸이 마르며 살이 찌지 않는다. 脾는 심장과 함께 활동하는데, 심장의 남은 힘이 곧 脾의 힘이 된다.

음식물이 위장으로 들어가면 대량의 혈액이 소화를 위해서 사용된다. 그 때문에 심장의 힘이 약한 사람, 혹은 약해져 있을 때는 몸이 무거워지거나 나른해지기도 하며, 아주 약한 사람은 현기증까지 일으킨다. 대개 이런 환자는 식후 30분 정도 지나면 병의 증상이 심해지는 경우가 많다.

또한 脾胃의 힘이 떨어져 心이 虛한 경우는 아직 덜 소화된 설사 증상이 나타난다(食欲은 많으나, 소화력이 적기 때문에 心을 剋한다).

(好拮抗)	(子剋拮抗)	(母剋拮抗)
心 - 脾	心 - 脾	心 - 脾
100 - 100	150 - 50	50 - 150

주) 相生 : 정상
子剋 : 과식 후의 설사(脾剋心), 未消化의 영양불량(心脾弱)
母剋 : 지나치게 살이 쪄서 가슴이 답답하다

〈강의〉 心과 脾의 길항관계에 대하여

心과 脾의 관계는 心은 脾의 소화·흡수·三焦 기능의 어머니에 해당하여 母子相生관계가 되고 있습니다.

▶ 심장의 활동이 소화력에 영향을 미친다

음식을 먹고 소화를 시키기 위해서는 여력이 있는 혈액은 모두 소화력을 위해서 사용됩니다. 먹으면 졸리는 것은 머리의 혈액조차 소화 쪽으로 옮겨 가기 때문입니다.

옛날사람은 뱃가죽이 팽팽하면(배가 부르면) 눈꺼풀이 풀어진다고 했습니다만, 바로 이것을 말하고 있습니다. 이와 같이 소화계의 기능은 혈액순환에 의해서 좌우되기 때문에 심장은 脾의 어머니인 것입니다.

심장의 힘이 약한 사람은 열 생산이 적고 혈액순환도 나쁩니다. 그렇기 때문에 냉한 체질로 되며, 脾의 힘도 좀처럼 왕성해질 수 없어 음식을 먹어도 활력이 생기지 않고 소화력도 없기 때문에 몸이 여위고 살이 찌지 않습니다.

心의 힘이 50, 脾의 힘이 100인 사람이 살이 찌지 않는 것은 당연한 것입니다. 이와 같은 사람이 만약 살이 찐다면 뒹굴뒹굴 누워 있거나, 할 일 없이 빈둥대고 있기 때문입니다. 더욱이 아무 일도 하지 않고 빈둥댄다는 것은 심장이 약하기 때문이고 본인이 좋아서 그런 짓을 하고 있는 것은 아닙니다. 脾가 왕성한 대신에 심장이 약하면 소화 쪽으로 혈액을 많이 가져가기 때문에 아무 것도 하기 싫어합니다.

뚱뚱한 사람은 심장의 힘이라는 관점에서 보면 무거운 배낭을 짊어지고 있는 것과 같습니다. 그러므로 음식을 먹지 말라. 먹으면 달릴 수도 없고, 움직일 수도 없다고 하는 것입니다. 심장은 脾와 함께 활동하고 있습니다. 그리고 脾의 힘, 즉 소화력이라는 것은 심장의 남아 돌아가는 힘이 소화력으로 되는 것은 당연한 것입니다.

예를 들어 심장의 힘이 100이라고 할 때 체력에 100을 전부 사용해 버리면 여유분이 없어집니다. 만약 100의 힘 중에 80을 일하는 데에 사용하고 나머지 20을 소화에 사용한다면 이 20이 여유분에 해당합니다. 이와 같이 소화력은 심장의 여유분으로 이루어진다는 사실이 중요합니다.

섹스도 마찬가지입니다. 욕정이 발동하는 것은 신장의 여유분으로 하지 않으면 안 됩니다. 식사에도 시간대가 있는 것처럼 섹스에도 시간대가 있고, 운동에도 시간대가 있습니다. 운동은 간의 여유분이 아니면 안 된다는 것입니다. 공부에 관해서도 200의 힘을 가지고 있을 때 100의 공부를 한다면 나머지 100은 여유분이라는 것입니다. 이와 같이 소화력이 없다는 것은 심장에 관계하고 있다는 것을 알 수 있습니다.

▶ 심장의 힘이 약해져 있을 때의 증상

음식물이 胃에 들어가면 대량의 혈액이 소화를 위해서 胃로 모여듭니다. 그러므로 심장의 힘이 약한 사람, 약해져 있을 때에는 몸이 무거워지거나, 나른해지기도 하며, 이보다 더 약한 사람은 음식을 먹으면 현기증까지 일어나기도 합니다.

병에 걸린 사람은 너무 급하게 식사를 하면 증상이 악화됩니다. 그러므로 환자에게는 지나치게 영양가가 높은 음식을 주지 않는 편이 좋습니다. 환자의 식사로서 대표적인 것은 죽입니다. 당질분이 가장 소화되기 쉬운 것이기 때문입니다. 환자는 노동을 하고 있는 것이 아니므로 영양은 그다지 필요로 하지 않습니다. 무엇보다도 腎을 강하게 해서 자연치유의 힘을 높여 주는 편이 좋습니다. 환자에게 맛있는 음식을 먹게 하는 것은 살인행위와 같습니다.

대체로 이런 類의 환자, 특히 심장이 약해져 있는 사람은 식후 30분 정도 지나면 증상이 악화됩니다. 중증인 환자가 악화되는 것은 대개 식후부터입니다. 소화를 위해서 심장이 사용되기 때문입니다.

또, 피곤할 때에는 식사 후 소화에 혈액을 빼앗기므로 빈혈이 일어나 쓰러지는 경우까지 있습니다. 이런 경우는 식사하는 도중에도 일어날 수 있습니다. 물론, 체질적인 원인이 있거나, 천성적으로 타고난 결점을 가지고 있는 경우도 있습니다만, 어쨌든 혈액을 빼앗긴다는 것입니다.

脾胃의 힘이 떨어져 있고, 心이 허한 경우는 소화가 덜 된 설사변을 보게 됩니다. 오랜 동안 설사를 하는 사람은 체력이 약해져 있어 心脾에 상당한 무리를 주게 됩니다. 1년 이상 설사가 계속되면 심장병에 걸리든지, 아니면 결점이 있는 부위에 발병하게 되지요. 그리고 머지 않아 큰 병으로 되기 때문에 주의가 필요합니다.

臟器 사이의 균형입니다만, 당연히 각 장기가 100이라는 균형된 힘을 가지고 있는 것이 완전 건강한 몸입니다. 여기에서는 心과 脾를 예로 들고 있으므로 心의 힘이 100, 脾의 힘이 100인 상태가

相生均衡을 이루고 있다고 말할 수 있겠지요.

▶ 心의 힘이 150이고, 脾의 힘이 50인 경우

이 경우는 心이 정상일 때 힘을 100 가지고 있습니다만, 일과성으로 150까지 항진한 경우입니다.

어머니의 힘이 있으면 있을수록 어린아이는 편안해진다고 생각해서는 안 됩니다. 이 세상에는 평형이 가장 좋습니다. 인체의 경우도 다섯 계통이 평형을 이루고 있는 것이 건강하고, 이 균형이 무너지는 것은 어떤 조건에서도 좋지 않습니다. 특히 이와 같은 상생관계의 경우에서 힘의 차이가 생기면 상극으로 되어 버립니다. 다시 말해서 母剋子현상이 일어납니다.

인간관계에서 예를 들면 교육에 유난히 열성적인 엄마에게 있어서, 만약 이 아이에게 힘이 있으면 괜찮습니다만, 어린이에게 능력이 없어 뒤쳐지는 경우라면 이 아이는 점점 작아지고 결국에는 아이를 망치게 됩니다. 그러므로 아무리 상생관계라고 하더라도 힘의 차이가 너무 나면 안 좋습니다. 결혼 궁합에서도 이와 마찬가지로 상생과 상생의 별은 매우 좋으리라고 생각하지만, 이 둘의 관계에서 힘의 차이가 너무 심하면 망가져 버립니다.

그렇기 때문에 반드시 정신·체력과 인격의 균형이 이루어진 다음에 상생관계가 이루어지지 않으면 안 됩니다. 인격이 제일 밑바탕이 되고 다음으로 상생·상극이나 애정이 오는 것입니다. 이것이 원칙입니다.

▶ 心의 힘이 50이고, 脾의 힘이 150인 경우

이것은 子剋母현상입니다. 즉, 어머니의 힘이 약한데 아이가 너무 강한 경우입니다. 어머니는 아이에게 선수를 빼앗기고, 아이의 힘에 눌리는 경우입니다.

어머니가 병든 몸이고 어린이가 너무 건강한 경우는 어머니가 뒤따라가기도 힘이 듭니다. 이와 같으면 힘의 균형이 무너져 버립니다.

脾가 큰 사람, 즉 相學的으로 코가 큰 사람은 식욕은 왕성합니다만, 만약 심장이 약하게 되면 식욕은 있어도 소화흡수가 충분하지 않아 脾剋心의 子剋母현상이 일어납니다.

소화불량의 영양부족이라는 것도 심장과 脾가 모두 약하여 소화성도, 흡수성도 없기 때문에 일어납니다.

너무 뚱뚱하여 숨쉬기가 힘든 것은 脾만 커지고 심장이 작아졌기 때문입니다. 지나치게 뚱뚱한 사람은 심장에 뭔가 영향을 미치고 있습니다. 어느 정도 표준 체중을 넘으면 심장을 압박하고, 나아가 신장에 영향을 미칩니다. 그러므로 신장에 힘이 없으면 위험합니다. 신장의 기능은 수렴성이므로 지나치게 뚱뚱하다는 것은 폐, 신장의 수렴하는 힘이 적다고도 말할 수 있습니다.

너무 살이 찌는 경우는 크게 나누면 신장에 힘이 없어서 살이 찌든가, 아니면 脾가 왕성해서 살이 찌든가 하는 둘 중에 하나입니다.

脾의 힘이 왕성해서 살이 찌는 경우는 비교적 근육질입니다. 이에 반하여 만져 봐서 물살처럼 말랑말랑하면 폐·신장의 수렴하는 힘이 약해서 살이 찐 것임을 알 수 있습니다. 어쨌든 중용을 잃어서는 안 됩니다.

28. 心과 肺

심장과 폐는 부부길항 협력관계에 있으며, 양쪽 모두 동등한 힘을 가지고 있을 때 好拮抗을 이룬다. 조금이라도 심장의 힘이 강하여 폐의 힘에 부담이 가면 폐가 剋制를 받는다. 그러나 심장의 힘이 작고, 폐의 힘이 강하면 심장의 힘을 상하게 한다.

(好拮抗)	(剋 制)	(逆 剋)
心 - 肺	心 - 肺	心 - 肺
100 - 100	150 - 100	50 - 200

주) 逆剋은 힘의 차이가 많지 않으면 이기지 못한다.

◑ 心剋肺의 증상

너무 뜨거우면 가슴이 답답해지고 폐호흡이 곤란하게 되어 서늘한 곳을 찾게 된다.

◑ 肺剋心의 증상

心이 약한데 매운 것을 너무 많이 먹으면 매운 맛에 의해서 肺氣가 항진하고, 心의 박동을 빠르게 시켜 肺剋心이 된다.

〈강의〉 心과 肺의 길항관계에 대해서

동양의학에서는 일단, 다섯 개의 조직으로 인체가 성립되어 있다는 사고방식을 기초로 하여 이론을 전개하고 있습니다.

여기에서는 심과 폐, 즉 심장계의 조직과 폐장계의 조직이 어떠한 협동성을 가지고 있는가에 대해서 설명해 보겠습니다.

심과 폐는 부부길항 협력관계에 있고, 양쪽 모두 동등한 힘을 가지고 있으면 好拮抗을 하고 있다고 할 수 있습니다. 그러나 심장의 힘이 폐의 힘보다 강하여 차이가 생기면 心剋肺로 肺力에

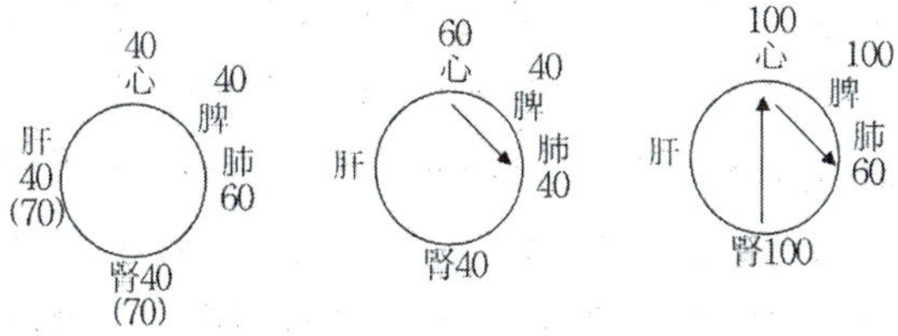

부담을 줍니다. 다시 말해서 폐가 剋制를 받습니다. 힘의 차이가 크지 않다면 인체라는 것은 심장과 폐의 관계만이 아니고 다른 장기와의 관계도 있으므로 일단, 다른 장기가 도와 주므로 剋害까지는 입지 않습니다. 물론 세세한 것까지는 각자의 체질에 따라 달라집니다.

▶ 心의 힘이 100이고, 肺의 힘이 60인 경우

위의 그림을 보아 주십시오. 이와 같이 심장의 힘이 100이고, 폐의 힘이 60이라고 하면 心剋肺가 일어납니다만, 이 경우 腎의 힘이 100이 있으므로 腎이 심장을 극제하여 심장의 과잉된 힘을 막아 줍니다. 이와 함께 또 하나의 현상은 심장은 脾 쪽으로 힘을 보내 주고, 나아가 脾가 폐 쪽으로 힘을 늘려 주기 때문에 심장의 기능이 한꺼번에 폐 쪽으로 부담을 주지 않습니다.

요컨대 오장이 팀워크를 이루어 가면서 서로 얽혀서 돕고 있습니다. 지금은 심장과 폐의 두 장기만을 확대해서 생각하고 있습니다만, 이럴 때 늘 오장이 서로 관련을 맺고 있다는 것을 기억해 두십시오.

이것을 全體性·一元性이라는 것입니다. 다시 말해서 심장의 힘이 조금이라도 강하면 폐에 부담을 줍니다만, 그 剋制하는 차이는 사람에 따라서 다르고 그 차이는 오장이라는 힘의 관계에 의해서 생겨나는 것입니다.

또 하나의 요소로서 체력의 순위가 있습니다. 순위가 낮은 사람 예를 들면 앞 페이지의 그림(중앙)처럼 심장이 60, 脾가 40, 폐가 40, 腎이 40으로 평형을 유지하고 있는 사람이 달리거나, 계단을 빨리 올라가는 등 조금이라도 심장을 항진시키면 증상이 곧 나타나게 됩니다. 앞에서 말했던 심장의 힘이 100이고 폐의 힘이 60인 사람도 그 나름대로의 증상은 있습니다만, 체력점수가 크기 때문에 질병으로까지는 발전시키지 않을 뿐입니다.

그러나 이와 같이 60, 40, 40인 사람은 최저 건강점수가 평균 50이므로 실제로는 그 평균 50을 나누어서 평형을 유지하고 있는 半健康體인 것입니다. 이와 같이 점수가 낮은 사람은 相剋이 현저히 나타나기 쉽고 곧바로 증상으로 나타납니다. 건강한 사람이 아무렇지 않게 할 수 있는 일이라도, 또는 누구든지 먹어도 아무렇지 않은 것이라도 半健康體인 사람은 약간만 무리를 하더라도 바로 이상을 초래합니다. 이와 같이 체력이 없으면 곧바로 결점이 있는 부분에 증상이 나타납니다.

▶ 心의 힘이 50이고, 肺의 힘이 150인 경우

이번에는 심장에 힘이 적고, 폐의 힘이 지나친 경우에 심장을 상하게 한다는 것을 설명해 봅시다. 이것은 肺剋心이죠. 심장과 폐의 관계에서 원래 심장은 폐를 이기기 쉽습니다만, 폐의 힘이 150 정도로 크고, 심장의 힘은 50 정도로 적어서 그 차이가 현저할 때는 오히려 逆剋현상이 초래됩니다. 이 경우도 앞에서 이야기한 것과 마찬가지로 체력의 점수가 낮을수록 아주 조그마한 차이에서도 증상이 초래됩니다. 단지 보통의 경우에는 逆剋의 힘 차이가 크게 나타나지 않으면 증상은 그다지 나타나지 않겠지요.

앞 페이지의 그림(좌측)처럼 낮은 점수에서 폐만이 60이고, 다른 장기가 40인 경우는 간이 40이기 때문에 폐가 항진해도 逆剋·

肺剋으로는 되지 않고 肺剋肝이 됩니다. 逆剋이 되는 데에는 반드시 간의 힘이 폐의 힘보다 크거나, 또는 동등한 힘을 유지할 때입니다. 그렇지 않은 경우는 반드시 金剋木의 흐름으로 나아갑니다. 다시 말해서 木 쪽으로 오더라도 木이 튼튼하면 결점이 있는 쪽으로 부담이 갑니다.

간의 힘이 크면 클수록 어머니인 간으로부터 자식인 심장에게 상생의 힘이 가기 때문에 폐와 심장의 剋現象은 적어집니다. 만약 신장의 힘이 강해 70이고, 심장의 힘이 약하면 逆剋現象이 일어나서 심장은 억제당합니다.

이와 같이 오장은 서로 관련을 맺고 있고, 더욱이 旺相死囚休의 시간적 요소가 서로 얽혀 있습니다. 요컨대 사계절과 생활조건에 의해서도 변화되는 것입니다.

▶ 心剋肺의 증상

더운 방 안에서 많은 옷을 껴입고 있으면 가슴이 답답해집니다. 말하자면 호흡곤란까지 느낍니다. 일반적으로는 산소가 부족해서라고 생각합니다만, 이것만이 아니고 폐가 열을 싫어하는 하나의 증상일 수도 있습니다. 이것이 火剋金현상입니다. 즉 肺金은 수렴기능으로 단단해지려는 작용이 있는데, 이것이 열 때문에 열려 버려 수렴기능이 정지되기 때문입니다. 폐가 더운 곳을 싫어하는 것은 그 때문입니다. 폐는 가을 같은 상태를 좋아합니다. 이 상태가 폐의 힘을 발휘할 수 있는 온도조건인데, 우리들은 肺旺이라고 하지요. 즉 수렴현상, 가냉현상의 조건 아래에서 폐는 활발하게 됩니다. 이것이 肺旺입니다. 그러므로 너무 더우면 폐는 旺相死囚休의 死의 상태에 놓이게 되어 더 힘들어지는 것은 당연합니다.

旺相死囚休의 관련은 사계절과 24시간 속에만 있는 것이 아니고 생활 속에서도, 먹는 것에서도 어디에서도 작용하고 있습니다.

예를 들어 하루에 커피를 몇 잔이고 마시면 심장이 항진해서 폐장이 힘들어집니다. 이것을 旺相死囚休의 死의 상황이라고 합니다. 이와 같이 旺相死囚休는 어디에도 있는데, 이것은 상생·상극의 응용원리입니다.

이야기가 조금 옆으로 빗나갔습니다만, 커피 같은 것을 양이 적다고 해서 매일 언제나 마시는 것은 좋지 않습니다. 물론 이것은 사람의 체질·체력에 의해서 다르겠습니다만, 이 모두를 전부 꿰뚫어보지 않으면 완전한 치료는 할 수 없게 됩니다. 이것이 진단하는 힘입니다. 아무리 훌륭한 치료를 하더라도 집에 돌아가 조심을 하지 않으면 치료가 되지 않습니다. 좋지 않은 攝生이 치료 이상으로 악영향을 끼칩니다. 대부분의 환자는 본인 스스로 전혀 주의를 하지 않으면서 의사만을 비난하는 경향이 있습니다.

그러므로 치료보다 진단이 중요해집니다. 진단하는 능력이 있으면 그 질병의 근원을 가르쳐 주고, 이것과 이것이 병의 원인이기 때문에 주의하라고 지도해 주면 좋습니다. 설득력이 있으면 환자는 攝生을 위주로 하고, 치료약을 먹지 않더라도 질병의 원인을 차단하기 때문에 어느 정도 치료효과가 나타납니다. 이것이 참된 자연치료요법이라고 하는 것이지요.

질병의 원인이 되는 것을 끊게 하고, 제거해 주면 우리 인간이 가지고 있는 자연치료능력에 의해 본래의 건강상태로 돌아가게 됩니다. 환자에게는 각각의 병의 원인이 있는데, 이 원인이 자연치료능력에 제동을 걸고 있는 것입니다. 이것이 무엇인가를 찾아내는 일이 가장 좋은 치료방법입니다.

뛰어난 진단능력을 가지고서 환자에 대하여 설득력이 있는 의사를 「上工」, 그러한 능력이 없는 의사를 「下工」이라고 『素問』에서는 말하고 있습니다.26)

26) <素問 寶命全形論> 上工救其萌牙, 必先見三部九候之氣, 盡調不敗而救之, 故曰上工. 下工救其已成, 救其已敗.

그럼 본론으로 돌아갑시다.

너무 더우면 가슴이 답답해져 서늘한 곳을 찾습니다. 加冷現象을 찾는 것이지요. 이것은 폐가 좋아하는 旺氣를 요구하고 있는 것입니다. 지나치게 더우면 폐는 열을 꺼리고 폐가 旺氣하는 서늘한 곳을 찾게 됩니다.

▶ 肺剋心의 증상

肺剋心은 逆剋의 경우인데 즉, 심장이 약하고 폐가 너무 지나치게 왕성할 때의 증상입니다.

심장이 약할 때에 매운맛의 음식을 너무 많이 먹으면 폐를 항진시킵니다. 원래 매운맛은 폐를 영양합니다만, 지나치면 좋지 않은 영향을 미치게 되지요. 폐를 너무 활발하게 만들면 氣의 흐름이 빨라지게 되고, 이와 동시에 빠른 氣의 흐름에 혈액의 흐름도 빨라지게 되며, 결국에는 심장의 활동도 자연적으로 항진되지요. 이때 원래의 심장이 약하면 약할수록 심장에 더 부담을 느낍니다. 그렇기 때문에 일상생활 속에서도 심장이 겨우 지탱되고 있을 때에 심장이 항진하게 되면 부담은 더 커지고, 또한 肺剋心이 되기 쉽습니다. 이것은 하나의 예입니다만, 음식물의 예가 아니어도 괜찮습니다.

이번에는 온도를 가지고 예를 들어 보겠습니다. 심장이 별로 튼튼하지 않은 사람이 옷을 얇게 입고 에어컨이 켜진 방에 들어가면 가냉현상이 작동하게 되겠지요. 이것은 金이 항진한 현상과 같습니다. 심장이 튼튼하지 않은 사람은 곧장 心悸亢進현상이 초래됩니다. 그러므로 심장이 약한 사람은 언제라도 따뜻한 옷차림을 하고 金氣의 가냉현상으로부터 剋制당하지 않도록 해야 합니다. 그다지 건강하지 않은 노인은 항상 차지 않도록 하고 있어야 할 것입니다.

金氣라는 것은 우주현상 속에서 金氣의 기능을 총칭하는 부호입니다. 즉 다섯 가지 맛에서는 매운맛, 온도에서는 냉현상, 천지의 기능에서는 庚·辛·申·酉의 年, 日, 時 등이 모두 金氣이고, 九星에서는 六白金星·七赤金星 등이 金의 旺氣를 가지고 있습니다.

木火土金水의 五行은 우주의 모든 기능을 상징하는 부호입니다. 五行을 단순히 추상론이라고 말하는 사람은 스스로 사리에 어둡다고 말하는 것에 지나지 않습니다.

29. 心과 腎

심장과 신장은 신장이 남편이고, 심장이 부인인 길항협력관계를 형성하면서 腎心 一體가 되어 활동하고 있다. 신장의 힘이 강하면 심장의 힘이 손상되고, 이와 반대로 신장의 힘이 없고 심장의 힘이 지나치면 신장의 힘을 상하게 한다.

(好拮抗)	(剋 制)	(逆 剋)
心 - 腎	心 - 腎	心 - 腎
100 - 100	100 - 150	150 - 50

주) 逆剋은 힘의 차이가 많지 않으면 일어나지 않는다.

운동을 지나치게(心勞) 하면 피로가 쌓여 고달프다(腎虛).

편도선에서 계속해서 높은 열이 나면(心過), 腎盂炎(腎虛)이 된다.

밤늦게 공부하면(腎過), 낮에 피곤해지기 쉽고(心虛), 식은땀을 흘리기 쉽다.

신장은 혈관을 관리하고, 간·폐는 운동을 관리하고 있으므로 순환하는 힘은 심장만이 아니고 혈관 자체의 박동으로도 순환되고 있다. 이 혈관운동은 낮 동안에는 腎·肝의 힘, 밤에는 肺·腎의 힘으로 이루어지고 있다. 이와 같이 순환하는 힘은 腎·肝·肺도 크게 관여하고 있다.

〈강의〉 心과 腎의 길항관계에 대해서

심장과 腎은 水剋火의 길항관계로서 주종의 관계에 있습니다. 그리고 심장과 腎은 다른 길항관계보다도 더 강력하게 하나가 되어 길항하고 있습니다.

▶ 길항은 균형이 중요하다

어떠한 경우라도 가장 순조로운 길항은 100과 100, 50과 50, 30과 30, 10과 10인 것처럼 균형을 이루고 있을 때입니다. 점수가 낮으면 낮을수록 평형성이 필요하고 힘의 차이가 있어서는 안 됩니다.

人相을 예로 들어 말하면 코만이 크고 다른 오관이 작다고 하면 이것은 脾만이 크고, 다른 장기의 기능이 작다는 것을 의미합니다. 즉 脾가 왕성한 유형으로 脾가 중심이 되어 작용하고 있다고 할 것입니다.

인간은 반드시 어떤 특징을 가지고 있으면 그 특징을 중심으로 해서 자신이 가지고 있는 최고의 힘을 발휘하고 싶어합니다. 자기 자신을 잘 아는 사람은 特長이 갖는 최대의 힘을 저축하여 여분의 힘을 남겨 놓으려고 합니다.

이 경우처럼 脾가 왕성한 타입은 脾를 100% 사용하고 싶어서 다른 장기와의 균형을 무너뜨리기 쉽습니다. 그러므로 많다고 해서 좋은 것만은 아닙니다. 균형이 깨져 그 차이가 크면 클수록 더 나빠지게 되지요.

이러한 것을 알기 위해서는 相學이 필요합니다. 相學이라는 것은 우리들이 말하는 望診입니다. 相學을 알고 있으면 균형의 차이를 바로 알 수 있습니다. 脾는 코, 腎은 귀이므로 예를 들어 복스러운 귀를 가지고 있어도 너무 크면 腎剋心이 되기 쉽다는 것을 알 수 있겠지요.

脾만이 큰 사람은 식욕이 왕성해서 소화력이나 운동력과의 균형을 유지하기 어렵게 됩니다. 胃腸은 고장내지 않더라도 腎系統을 상하게 하는 등 土剋水현상이 생기기 쉽습니다. 이 때, 腎水의 힘이 크고 간이 약하면 逆剋이 이루어져 土剋水가 됩니다. 어쨌든 약육강식처럼 약한 쪽으로 피해가 가게 됩니다.

앞에서 서술한 것처럼 母子의 상생관계에서도 어머니의 사랑이 과대하면 아이에게 부담이 됩니다. 자식이기 때문이라고 해서 어머니의 사랑이 완벽하게 자식에게 전달된다고는 말할 수 없습니다. 힘의 차이가 나면 날수록 어려운 문제가 발생합니다. 이 세상은 중용·수평·균형을 유지함으로써 영위되는 것이므로 가장 중요한 것은 균형·평형을 유지하면서 사는 것입니다.

인체에 있어서도 다섯 개의 장기가 동적 평형을 유지하도록 생성·영위하고 있습니다. 예를 들면 먹는 양과 소화력과의 평형이 깨지면 몸의 어딘가에 증상이 나타납니다. 생리작용만이 아니고 정신작용도 마찬가지입니다. 즉 五系의 균형이 무너져 있는 사람은 개성은 강할지라도 어딘가에 커다란 결점을 가지고 있습니다.

相學·望診으로 간장을 보는 경우, 간장은 눈썹·눈을 지배하고 있으므로 이 부위에 주목하여야 합니다. 간은 촉각기능을 생리하고 있는 장기이므로, 그 기능을 잘 알기 위해서는 눈, 눈썹을 보면 됩니다. 그리고 얼굴형태가 길면 간이 강하다는 사실을 알 수 있습니다.

인체를 頭部와 體幹으로 크게 나누면 두부는 후천 가운데 선천의 힘을 나타냅니다. 體幹은 후천적으로 성장·신장성이 강하기 때문에 머리와 얼굴은 體幹에 비교해서 변화가 그다지 없습니다.

예를 들어 선천적으로 100의 힘을 가지고 있다고 한다면 體幹은 120까지도 성장할 수 있습니다. 또 반대로 70으로밖에, 혹은 30으로밖에 성장할 수 없을 수도 있습니다. 어쨌든 體幹은 후천적으로 변화하는 정도가 큽니다. 따라서, 선천과 후천의 차이를 비교해 보는 경우에는 體幹과 頭部의 차이를 보면 알 수 있습니다.

얼굴만 보면 간은 運動伸長性이므로 안면을 길게 늘리려고 하는 힘이 작용합니다. 그래서 얼굴이 긴 사람은 간이 강하다고 보는 것입니다.

▶ 얼굴형으로 오장의 힘 관계를 알 수 있다

얼굴형으로써 오장의 힘 관계를 알 수 있습니다. 긴 얼굴에 눈썹이 예쁘고 멋진 눈이면, 이것은 간이 왕성한 것입니다. 그리고 만약 다른 오관이 나쁘면 이것은 항진된 肝旺입니다.

건전하게 간이 왕성한 유형은 얼굴형이 어느 정도 길고, 어느 정도 턱뼈가 나와 있어 얼굴 전체로서는 평면얼굴이 아니면서 그렇게 길지도 않은 중용형입니다. 반대로 항진하고 있는 경우는 얼굴형이 아무래도 길어져 버리고, 눈썹에도 위험이 나타나게 됩니다. 그리고 金氣의 억제가 없기 때문에 턱이 좁고 낮습니다.

다음 페이지의 그림(오른쪽 끝)과 같은 얼굴형은 간이 왕성한 유형의 긴 얼굴이더라도 顴骨(광대뼈)이 튀어나와 폐의 힘이 왕성함을 알 수 있습니다. 이 얼굴형은 肺氣와 肝氣가 강하기 때문에 지배성이 강하고 자아가 강하여 지기를 싫어합니다. 다른 사람에게 명령받는 것을 싫어합니다.

觀骨이 튀어나와 있지 않아도 金氣의 星을 가지고 있는 사람은 선천적으로 이와 똑같은 성질을 가지고 있습니다.

心系인 얼굴형은 장기의 駒形(말)으로 尖頭型이면서 턱뼈가 나와 있어 귀의 위치가 높습니다. 귀의 위치는 눈과 코의 사이에 있는 것이 표준입니다. 히로히토 천황은 귀가 낮은 위치에 있습니다. 귀의 위치가 낮은 것을 下情이라 하고, 아랫사람이나 어린이나, 불쌍한 사람에게 마음이 잘 갑니다. 九星으로 말하면 一白水性的인 성질입니다.

귀의 위치가 높은 것은 上情이라 하고 윗사람에게 신경을 쓰고, 아랫사람을 자칫하면 무시하고 윗사람만 따르는 타입입니다. 그렇기 때문에 승려로 말하자면 신불만을 따르는 신앙심이 깊은 사람입니다. 머리가 평평한 사람은 신불보다 살아 있는 인간 쪽을 중요시하는 현실적인 대처승이라는 것입니다.

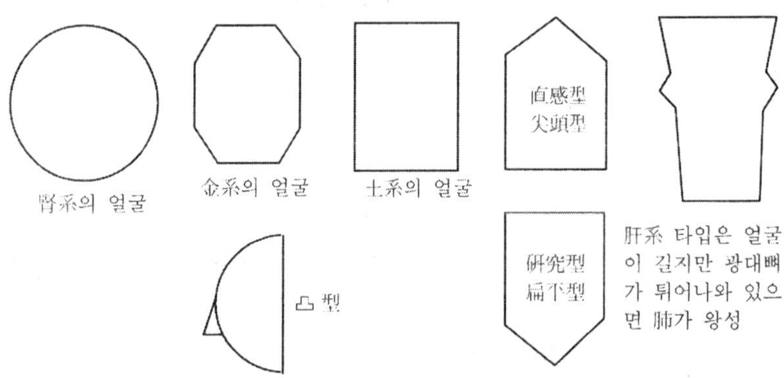

<여러 가지 얼굴형>

尖頭型은 이유를 달지 않고 신불을 모시거나 믿거나 하는 타입으로, 무엇인가의 연구에는 어울리지 않습니다. 尖頭型은 火性이고 심장의 활동이 왕성하며 혈액순환이 빠르므로 동적 유형이기 때문에 사물을 냉정하게 생각하는 타입은 아닙니다. 단지 직감력

은 뛰어납니다.

土系의 얼굴은 얼굴면이 크고, 나막신형태의 얼굴로서 이마와 턱이 사각형으로 뻗어 있어 비교적 평면얼굴이면서 코가 큰 것이 특징입니다. 코는 脾가 관리하므로 소화, 흡수력을 상징합니다. 여기에도 中庸, 過·不及이 있습니다.

얼굴의 크기가 다른 것과 함께 균형을 유지하고 있으면 중용이고, 얼굴이 사각인데 코가 지나치게 크면 脾가 너무 왕성한 것입니다. 不及은 코가 작으면서 사각형의 얼굴 모퉁이가 각지지 않습니다. 그리고 土系의 사람은 목이 통통합니다.

金系의 얼굴은 다이아몬드형으로 觀骨(광대뼈)이 튀어나와 있고, 다른 木火土水系의 얼굴과 비교해서 작은 얼굴입니다. 그리고 여자는 목이 긴 것이 특징입니다.

觀骨(광대뼈)이 앞으로 튀어나와 있는 사람은 적극성이 풍부한 사람이므로 유명인이나 인기인에게 많습니다. 觀骨(광대뼈)이 옆으로 튀어나와 있는 사람은 고집이 세고 적극성이 조금 부족합니다. 그렇기 때문에 무언가 하려고 생각하더라도 상대방을 뭔가 나쁘다고 생각하고서는 그만둬 버립니다. 그런데도 어떤 사람이 해버리면 아깝게 생각합니다. 이런 반면, 일단 일을 시작하면 아무리 힘들다 하더라도 가만히 참아 내는 좋은 점도 있습니다.

얼굴형으로써 또 하나의 특징은 옆으로 보면 볼록하면서 입체성을 가지고 있는 경우입니다.

水系의 얼굴은 둥근형이고 특징은 귀와 귀 앞이 둥글게 살이 쪄 있습니다. 이것은 귀 앞의 腺體, 耳下腺이나 顎下腺이 잘 발달되어 있기 때문에 얼굴이 둥그렇게 통통한 것입니다. 그리고 비교적 내려앉은 눈썹이고, 더 세밀하게 보면 귓밥도 크게 부풀어 있습니다.

▶ 腎系의 補法

여성은 남성에 비해서 腎의 힘이 더 필요합니다. 왜냐하면 여성은 남성에 비해서 호르몬계의 失調로부터 오는 병이 상당히 많기 때문입니다. 그러므로 여성을 치료하는 경우는 腎을 돕우는 일이 필요하게 됩니다.

腎系의 補法이라는 것은 腎兪, 志室을 보완하는 것만이 아니고 몸을 따뜻하게 하는 것도 신장을 돕는 일입니다. 모든 병은 추위에서 오기 때문이지요.

『傷寒論』이라는 문헌은 장티푸스에 관해서만 설명하고 있는 것이 아니고, 추위에 손상을 입은 모든 병에 대해서 말하고 있습니다. 장기의 기능이 저하되면 활동이 떨어지고 자연적으로 냉기가 발생하게 되겠지요. 물론 차가워진 음식을 먹어도 그렇습니다. 그리고 99%까지 질병은 내장기능의 저하로 인한 냉증에서 일어난다고도 할 수 있습니다.

▶ 순환력은 心腎一體

상당히 본래의 문제에서 벗어났습니다만, 지나치게 운동을 하면 심장에 부담이 가고, 그것을 계속하면 피로가 쌓여 고달퍼지고, 결국에는 신장의 위축으로 이어집니다.

편도선에 걸리면 심장이 항진합니다. 그리고 편도선열이 계속되면 腎盂炎이 됩니다. 요컨대 극도로 腎이 虛해지기 때문입니다.

또한 밤늦게 공부를 하면 심장이 쉬어야 할 시간에 활동하게 되어 신장은 항진합니다. 그렇게 되면 심장이 완전히 지배를 받아 낮 동안 쉽게 피곤해지고 심장이 허한 상태로 되겠지요.

신장은 혈관을 관리하고, 간・폐는 운동을 담당하고 있습니다. 그러므로 순환하는 힘은 심장만으로 이루어지고 있는 것은 아닙니다.

순환하는 힘에는 腎・肝・肺가 크게 관여하고 있습니다. 그 중에서도 腎의 힘이 중요하며 心腎一體를 이루고 있습니다.

더 큰 관점에서 보면 인체는 腎精體이므로 이 안에서의 심장은 腎이라는 나뭇잎 한 장이라고 할 수 있습니다.

편집위원 후기

『동양의학 강좌 제1권 우주와 인체의 생성원리』가 사고방법론이었다면 제2권부터는 그 사고방법을 길잡이로 하여 복잡한 인체생리의 뿌리부터 줄기, 그리고 지엽으로 더듬어 가게 된다. 동양의학에서 이 길은 「五臟의 色體表」로서 알려져 있지만, 오늘날까지 그 내용을 알기 쉽게 해명하고, 나아가서 발전시킨 책이 한 권도 없다고 해도 과언이 아닐 것이다.

본서는 이와 같은 상황을 한 발자국이 아닌 세 발자국, 다섯 발자국을 진전시킨 것이라고 말할 수 있다. 그런데도 선생님은 「이것은 출발점에 불과하며 서양의학적 검토를 포함해서 제군들에게 남겨진 문제는 아직도 많다」라고 말씀하신다. 선생님 자신이 열어 놓으신 길이 많은 사람에 의해서 더욱더 풍부하게, 심도 있게 되어 가는 것을 진심으로 바라고 계시는 것 같다.

지속적인 인내가 요구되는 녹음 테이프에서 원고를 정리하고 보니 절실히 생각나는 것은 자신들의 강의 노트가 얼마나 많이 소중하고 중요한 점을 놓치는가 하는 것이다. 정신을 바짝 들게 하는 말을 여기저기에서 발견하기 때문이다. 이미 한 번 들은 강의임에도 불구하고 실로 많은 공부를 한 것 같은 생각이 든다. 또 이미 알고 있는 것이라도 그것이 단순한 지식으로서가 아니고, 응용할 수 있는 형태로 자기 것이 되었다는 생각이 든다. 이것은 편집에 임했던 모든 사람이 얻을 수 있었던 기쁨일지도 모르겠다.

그런데 강의 테이프를 정리한 것은 강의라고 하는 성질상 문맥이 매끄럽게 계속되지 않거나 그것만으로는 내용이 불충분하거나 해서 불만을 느낄지도 모르겠다. 그러나 다른 부분에서 같은 말이 반복 전개되기도 하고, 생각해 가는 방법의 절차가 전개되어 있는 경우도 있기 때문에 전편에 걸쳐서 내용을 파악하면 이해될 것이라고 생각한다.

이러한 의미에서 신입생을 맞이하여 선생님의 강의에도 열의가 들어가 있어 기초적인 부분부터 설명이 시작되는 『간장 · 심장편』부터 읽는 것이 좋을지도 모르겠다.

현재 3권째인 『비장 · 폐장 · 신장편』의 정리 · 편집에 임하고 있지만, 이번의 2권은 脾와 腎이라는 중요한 장기를 포함하고 있기 때문인지 매우 재미있는 책이 될 것 같다. 오장을 살펴보고 나서 겨우 한 사람의 인체를 알 수 있을 것이다. 다음 권(1980년 3월 발간 예정)도 기대해 주길 바란다.

1979년 初冬

岡部　紀子
後藤　惠康
海老原 讓治
福田 惠美子

지은이 소개

고바야시 산고(小林三剛)

1931년 태생. 본명은 敏夫. 나가노(長野)縣 출신. 동양침구전문학교 졸업.
加藤大岳師에게 易經을 배우고, 도쿄(東京)易占학교를 창설하여 운명학 전반을 지도·양성.
이어서 동양의학에 대한 연구를 계속하면서동양의학 원론연구회 회장을 역임.
또한 치바(千葉)시에서 간토(관동)침구전문학교를 경영하면서 침구사 양성에 힘씀.
미국 캘리포니아주 골든 스테이트대학 철학박사.
저서: 『현대 역점술』 전3권(自然社), 『점 백과』(日東書院), 『운·불운·개운』(講談社),
『家相學입문』(永岡書店), 『병을 치료하는 비법 100』(나쓰메사). 이외에 40여 권이 있음.

옮긴이 소개

조기호(曺基湖) 경희대학교 한의학과 졸업
경희의료원 한방병원 수련의과정 수료
경희대학교 대학원 한의학 석사, 박사학위 취득
일본 토야마(富山)의약과대학 의학부 화한진료학 교실
객원연구원(한국학술진흥재단 교수 해외파견)
현재 경희의료원 한방병원 연구부장
경희의료원 한방병원 2내과학교실 과장
경희대학교 교수
저서: 『한방처방의 동서의학적 해석방법론』, 『동의심계내과학』(공저),
『동서의학진료 가이드북』
역서: 『서양의학자의 한방진료학』(공역), 『한방진료의 레슨』(공역),
『우주와 인체의 생성원리』(공역), 『간장 · 심장』(공역), 『비장 · 폐장 · 신장』(공역)

김형규(金亨奎) 경희대학교 한의학과 졸업
경희대학교 대학원 석사, 박사학위 취득
대한한방내과학회 이사 역임
현재 형상의학회 지도교수
世奉한의원(부산) 원장
역서: 『우주와 인체의 생성원리』(공역), 『간장 · 심장』(공역), 『비장 · 폐장 · 신장』(공역)

곽 영(郭 煐) 경희대학교 한의학과 졸업
경희대학교 대학원 석사, 박사학위 취득
대한 한방 내과학회 부회장 역임
대한 중풍학회 감사 역임
현재 仁壽한의원(의왕시) 원장
역서: 『우주와 인체의 생성원리』(공역), 『간장 · 심장』(공역), 『비장 · 폐장 · 신장』(공역)

동양의학 강좌 제2권

간장 · 심장

-『동의보감』으로 배우는 간장·심장의 기능과 상관-

값 17,000원

2002년 5월 1일 1판 1쇄
2013년 4월 30일 2판 1쇄
2015년 9월 10일 2판 2쇄

저　　자 고바야시 산고(小林三剛)
옮 긴 이 소기호 · 김형규 · 박영
발 행 인 임 동 규
발 행 처 **집 문 당**
주　　소 03134 서울특별시 종로구 돈화문로 82
등　　록 1971. 3. 23. 제300-2012-69호
영 업 부 (02)743-3192~3 팩스(02)742-4657
전자우편 sale@jipmoon.co.kr
편 집 부 (02)743-3096~7 팩스(02)743-0227
전자우편 edit@jipmoon.co.kr
홈페이지 www.jipmoon.co.kr

ISBN 978-89-303-1593-7
978-89-303-1595-1 (전3권)